W0264106

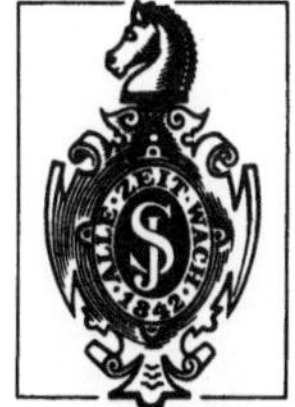

Max Georgi

Einführung in die Angiographie

Unter Mitarbeit von
H.-P. Busch, W. Jaschke, D. Neumann,
P. Prager, B. Stegaru, K. Tornow

Mit einem Geleitwort von Lothar Diethelm

Mit 97 Abbildungen

Springer-Verlag
Berlin Heidelberg New York Tokyo

Prof. Dr. med. MAX GEORGI
Direktor des Instituts für Klinische Radiologie
Klinikum der Stadt Mannheim
Fakultät für Klinische Medizin der Universität Heidelberg
Theodor-Kutzer-Ufer, 6800 Mannheim 1

ISBN-13:978-3-642-70470-3   e-ISBN-13:978-3-642-70469-7
DOI: 10.1007/978-3-642-70469-7

CIP-Kurztitelaufnahme der Deutschen Bibliothek
Georgi, Max:
Einführung in die Angiographie/Max Georgi. Unter Mitarb. von H.-P. Busch ...
Mit e. Geleitw. von Lothar Diethelm. – Berlin; Heidelberg; New York; Tokyo:
Springer, 1985
    ISBN-13:978-3-642-70470-3

Den deutschen Wegbereitern der Angiographie

Dietrich von Keiser
und Lothar Diethelm

Geleitwort

Die ständige Verfeinerung der radiologischen Diagnostik erfordert eine vollendete Beherrschung ihrer Indikation und Technik. Dies gilt vor allem für die invasiven Methoden, wenn das Risiko dieser Verfahren in einem vertretbaren Verhältnis zu ihrem Nutzen bleiben soll. Deshalb besteht auch das Bedürfnis nach einer didaktisch guten und umfassenden Anleitung für die Angiographie, ein invasives Röntgenverfahren, welches nach seinen großartigen diagnostischen Erfolgen seine besondere Eignung auch für bestimmte therapeutische Eingriffe nachgewiesen hat. Prof. Georgi hat schon während seiner Tätigkeit in Mainz auf beiden Gebieten überzeugende und anerkannte Ergebnisse erreicht, die er in Mannheim mit Hilfe des von ihm aufgebauten Teams und in enger Zusammenarbeit mit den dortigen Klinikern fortführen und weiterentwickeln konnte. So ist unter seiner Führung ein wichtiges Grundlagenwerk entstanden, das eine Lücke im deutschen Schrifttum schließen und die Arbeit der Radiologen weiter verbessern kann. Dies ist ein wichtiger Schritt in Richtung auf eine Standardisierung der Weiterbildung zum Facharzt, an deren Ende auch in der Bundesrepublik Deutschland eine Überprüfung der Kenntnisse und Fähigkeiten mit einem entsprechenden Nachweis stehen sollte.
In diesem Sinne wünsche ich dieser Einführung einen guten Start.

Mainz 1985   Prof. Dr. L. DIETHELM

Inhaltsverzeichnis

Mitarbeiter

Dr. med. Hans-Peter Busch
Dr. med. Werner Jaschke
Dipl.-Phys. Dieter Neumann
Priv.-Doz. Dr. med. Peter Prager

Institut für Klinische Radiologie
Klinikum der Stadt Mannheim
Theodor-Kutzer-Ufer
6800 Mannheim 1

Priv.-Doz. Dr. med. Beatrice Stegaru

I. Medizinische Klinik
Theodor-Kutzer-Ufer
6800 Mannheim 1

Prof. Dr. med. Klaus Tornow

Leiter der Neuroradiologischen Abteilung
Theodor-Kutzer-Ufer
6800 Mannheim 1

Einleitung

Die Entwicklung eines einfachen perkutanen Kathetereinführungsverfahrens durch Seldinger 1953, die Herstellung gut verträglicher trijodierter nierengängiger Kontrastmittel und die Einführung des Röntgenbildverstärkers waren Grundlage der weltweiten Verbreitung der Angiographie in den darauffolgenden Jahren. Mit sich ständig verbessernder Technik und wachsender Erfahrung wurden praktisch alle Gefäßregionen des menschlichen Körpers röntgenologisch darstellbar. Die Technik der Katheterangiographie wurde nach 1970 zunehmend nicht nur diagnostisch, sondern auch therapeutisch sowohl im Hinblick auf die Embolisation als auch auf die Dilatation verengter oder verschlossener Gefäßabschnitte benutzt. Die angiographischen Möglichkeiten führten zu einer derartigen Verbesserung der konventionellen röntgenologischen Diagnostik, daß hierfür die zweifellos bestehenden Risiken der Angiographie in Kauf genommen wurden.

Die Einführung der Computertomographie sowie Fortschritte in der Ultraschalldiagnostik stellten ab 1975 erst langsam, dann aber in zunehmendem Maß die Indikation zur Angiographie in Frage und ließen die Zahl ihrer Durchführung abnehmen. Im Gegensatz zur Angiographie besteht bei diesen Verfahren keine direkte Gefahr für den untersuchten Patienten, wenn man von den Risiken des oft intravenös applizierten Kontrastmittels und der Strahlenbelastung bei der Computertomographie absieht.

Inzwischen existiert mit der Kernspinresonanztomographie bereits eine neue Technik, mit der wahrscheinlich mit noch geringeren Folgewirkungen, aber noch wesentlich größerem, apparativem Aufwand nichtinvasiv über die rein morphologische Diagnostik hinausgehende Aussagen möglich sind. Nachdem die Computertomographie wegen hoher Investitions- und auch nicht geringer Betriebskosten bisher großen Krankenhäusern und Röntgenpraxen vorbehalten blieb, ist sicher nicht damit zu rechnen, daß dieses neue Verfahren in kürzerer Zeit überall Anwendung finden wird.

Dagegen nimmt die Angiographie in den vergangenen drei Jahren durch die Übernahme der Digitaltechnik in Form der digitalen Subtraktionsangiographie (DSA) einen neuen Aufschwung. Mit diesem Verfahren ist es möglich, nach intravenöser Kontrastmittelapplikation das arterielle Gefäßsystem risikoarm darzustellen. Die hierbei erzielten Fortschritte in der Bildqualität werden ständig größer. Neben der bildhaften Darstellung erlaubt die moderne Rechnertechnik auch Aussagen über die Durchblutungsgrößen der untersuchten Gefäßabschnitte. Ein Ende dieser Entwicklung ist vorläufig nicht abzusehen.

Auch die konventionelle Angiographie hat bisher ihre Daseinsberechtigung nicht verloren. In Kombination mit der DSA führt die intraarterielle Kontrastmittelapplikation zu einer wesentlichen Herabsetzung der benötigten Kontrastmitteldosis und des Filmverbrauchs, wobei immer dünnere, den Patienten weniger traumatisierende Katheter verwendet werden könneh. Auch der Einsatz der Angiographietechnik zu therapeutischen Zwecken vermag weiterhin risikoreichere und aufwendigere operative Verfahren in manchen Bereichen zu ersetzen. Schließlich dient die Angiographietechnik auch der Sondierung des Venensystems stoffwechsel- bzw. hormonaktiver Organe, so daß aus der Analyse des gewonnenen Venenbluts diagnostische Aussagen erhalten werden.

Das Erlernen der Technik der Angiographie setzt als wichtigste Bedingung neben manuellem Geschick eine sehr gute Anleitung und Übung voraus. Während letztere eng mit der Untersuchungsfrequenz verknüpft ist, muß die Anleitung von einem besonders angiographieerfahrenen Radiologen erfolgen. Aus eigenem Erleben verspürt der Lernende oft den Wunsch, mündlich Vermitteltes, Gesehenes oder auch selbst Erlebtes nachlesen zu können oder sich vor Beginn einer Angiographieausbildung über deren Grundprinzipien zu informieren. Das Wissen um heutige Einsatzbereiche, typische Befunde, Vermeiden, Erkennen und Behandlung angiographischer Komplikationen sind für ihn ebenso wichtig wie Untersuchungstechnik und die Kenntnis der verschiedenen Angiographieanlagen.

Es soll nicht verschwiegen werden, daß es v. a. im angelsächsischen Schrifttum hervorragende Lehrbücher der Angiographie gibt. Auch die z. T. schon älteren deutschen Monographien erfüllen noch immer ihren Zweck, wenngleich sie überwiegend nur Teilbereiche der Angiographie behandeln und sowohl Indikation als auch Technik im Laufe der Zeit nicht unerhebliche Wandlungen erfahren haben. Aus diesen Gründen erscheint es nicht vermessen, den Versuch zu wagen, mit einer möglichst knappen, den heutigen Stand der Angiographietechnik würdigenden „Einführung in die Angiographie" hervorzutreten. Zielgruppe dieses Buchs soll v. a. der in Ausbildung befindliche junge Radiologe sein, dem hiermit Hilfen in die Hand gegeben werden. Es wäre für die Verfasser schmeichelhaft, wenn auch der erfahrene Radiologe gelegentlich hiernach greifen würde.

A. Allgemeiner Teil

1 Zugänge zum Gefäßsystem

M. GEORGI

Die Darstellung des Gefäßsystems mit Kontrastmittel (KM) erfordert einen Zugang, über den dieses verabreicht werden kann. Die einfachste Form des Zugangs ist die *Direktpunktion* von Arterien und Venen, deren Strombahn dargestellt werden soll. Das KM wird über die liegende Kanüle direkt injiziert. Beispiele hierfür sind die translumbale Aortographie, die Extremitätenarteriographie, die Karotisangiographie einschließlich der Brachialisgegenstromarteriographie sowie die aszendierende Phlebographie der unteren und oberen Extremität.

Mit diesem Verfahren sind viele Gefäßregionen nicht erreichbar oder nicht ausreichend darstellbar. Das gilt für das Herz, die thorakale Aorta sowie fast alle Organe des Abdominalbereichs. Deren Darstellung erfolgt heute indirekt mit der *Katheterangiographie.* Der Zugang zum Gefäßsystem wird dabei in Regionen gewählt, in denen die Punktion der Gefäße leicht und risikoarm möglich ist. So sind inguinal A. und V. femoralis durch den Arterienpuls gut lokalisierbar. Ihre Punktion hat im Gegensatz zur Direktpunktion nicht die Einführung von KM über die Punktionskanüle, sondern die Insertion eines Kunststoffkatheters zum Ziel. Dieser kann im Röhrensystem der Gefäße von außen durch Schieben, Ziehen und Drehen bewegt werden. Hat die Katheterspitze die gewünschte Position erreicht, wird das KM gezielt über den Katheter appliziert. Die Entwicklung einer schonenden und einfachen perkutanen Kathetereinführungstechnik durch den schwedischen Radiologen S. I. Seldinger 1953 hat dazu geführt, daß heute praktisch alle Gefäßbereiche und Organe angiographisch darstellbar sind.

1.1 Direktpunktion

Wie für jede Angiographie ist auch für die Direktpunktion Sterilität unbedingte Voraussetzung. Während oberflächliche Venen mit dünnen Nadeln ohne Lokalanästhesie punktiert werden können, erfordert die Punktion der meist tieferliegenden Arterien und Venen eine örtliche Betäubung. Einige Untersucher bevorzugen diese auch bei der translumbalen Aortographie, während die meisten diese Untersuchung in Vollnarkose oder Lumbalanästhesie ausführen.

Das für die Direktpunktion erforderliche Instrumentarium unterscheidet sich je nach der darzustellenden Gefäßregion ganz wesentlich und wird für bestimmte Bereiche im speziellen Teil eingehend besprochen.

So werden Kaliberstärke und Lumen einer Punktionskanüle v. a. vom Durchmesser des zu punktierenden Gefäßes sowie von der KM-Dosis und der Flußrate bestimmt, die zur Darstellung des gewünschten Gefäßbereichs erforderlich sind. Die Länge der Kanüle hängt davon ab, wie tief das zu punktierende Gefäß unter der Hautoberfläche liegt.

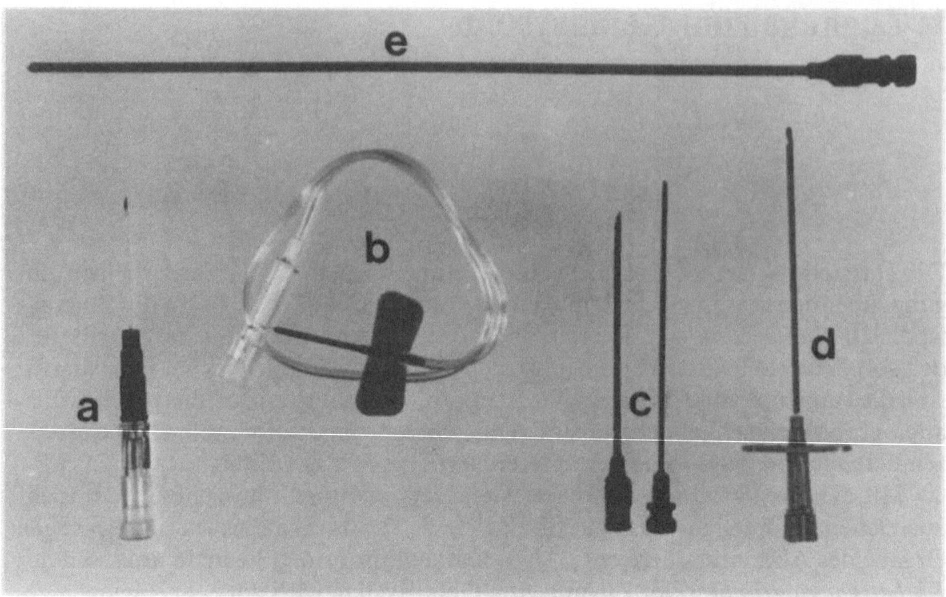

Abb. 1 a–e. Kanülen zur Direktpunktion von Venen und Arterien. **a** Katheternadel (Abbocath), **b** Butterflyset (**a** und **b** sehr gut für Venenpunktion geeignet), **c** Karotiskanüle (mit stumpfem Mandrin zum Verschluß nach Punktion), **d** Seldinger-Kanüle, **e** Kanüle für die translumbale Aortographie

Zur direkten Punktion von Arterien werden überwiegend Kanülen verwendet, die einen das Lumen ausfüllenden Mandrin besitzen (Abb. 1). Dieser kann mit einem schrägen Anschliff der Kanülenspitze abschließen, kann aber auch das stumpfe Kanülenende mit spitzem oder schrägem Anschliff überragen, wie es bei Punktionskanülen nach Seldinger üblich ist. Letztere weist zur besseren Handhabung an ihrem hinteren Ende einen Flügelansatz auf und eignet sich auch vorzüglich für Direktpunktionen (Abb. 1 d). Wird nach der Punktion und der nachfolgenden KM-Injektion die Kanüle für einige Zeit im Gefäß belassen, kann in manche Kanülen statt des angeschliffenen ein stumpfer Mandrin eingeführt werden, der die Verletzung der Gefäßintima durch unbeabsichtigte Bewegungen der Kanüle verhindern soll.

Die weitaus größte Zahl der heute verwendeten Punktionskanülen ist mit Luer-Lock-Anschlüssen versehen, so daß die mit KM gefüllte Spritze oder ein angesetzter Verbindungsschlauch sich durch den Injektionsdruck nicht lösen kann. Durch Drehen lassen sich Luer-Lock-Verbindungen zuverlässig herstellen und lösen.

Während die Punktion oberflächlich sichtbarer Venen zur Vermeidung einer Perforation der Gefäßhinterwand in möglichst horizontaler Richtung erfolgt, werden tieferliegende Arterien oder Venen wesentlich steiler, etwa im Winkel von 45° punktiert. So ist im Leistenbereich das Durchstechen von Gefäßvorder- und -hinterwand beim Vorführen der Punktionskanüle fast die Regel. Erst beim Zurückziehen derselben nach Entfernen eines evtl. vorhandenen Mandrins zeigt der

Rückstrom des Bluts die exakte Lage der Kanülenspitze im Gefäßlumen an. Während bei der Arterienpunktion der Blutaustritt stoßweise pulssynchron erfolgt, muß bei Venen nicht selten ein Valsalva-Preßversuch des Patienten vorgenommen werden, um die korrekte Nadellage zu erkennen. Bei nicht kooperativen Patienten empfiehlt es sich, das Zurückziehen der Kanüle mit aufgesetzter Spritze unter ständiger Aspiration vorzunehmen. Wenn dabei zügig Blut gewonnen wird, liegt die Kanülenspitze richtig. Sowohl bei der Arterien- als auch bei der Venenpunktion empfiehlt es sich, danach einen weichen Führungsdraht in das Gefäß einzuführen und auf diesem die Kanüle noch 2–3 cm vorzuschieben. Nach Entfernen des Drahts ist dann die korrekte intravasale Kanülenlage garantiert, wie die mühelose Aspiration von Blut oder eine Testinjektion von wenigen Millilitern KM beweisen. Verbleibt die Kanüle für längere Zeit im Gefäß, muß sie und ein eventuelles Schlauchverbindungssystem regelmäßig mit heparinisierter physiologischer NaCl-Lösung gespült werden (5000 I.E. auf 500 ml physiologische NaCl-Lösung).

1.2 Perkutane Kathetereinführung

Dieses Verfahren erfordert ein Instrumentarium, das in seinen wesentlichen Bestandteilen immer noch aus der von Seldinger angegebenen Punktionskanüle, einem aus einer Drahtspirale gebildeten Führungsdraht und einem oder mehreren Kunststoffkathetern besteht. Die Punktionskanüle ist abweichend von der Seldinger-Kanüle von Hettler variiert worden. Das von ihm entwickelte Gerät wird in Kap. 1.2.2 eingehender beschrieben.

1.2.1 Seldinger-Technik

Das hierfür benötigte Instrumentarium zeigt Abb. 2. Es besteht aus der bereits besprochenen Punktionskanüle, deren Mandrin früher zweiteilig, heute meist einteilig ausgebildet ist. Er überragt im eingeführten Zustand die stumpf endende Kanüle mit schrägem oder spitzem Anschliff (Abb. 2a).

Der Führungsdraht oder "guide" ist eine 80 bis 150 cm lange Drahtspirale, die bis auf eine 3–4 cm lange weiche Spitze mit einer zentral befindlichen Drahtseele versteift ist. Die meisten Führungsdrähte weisen heute eine Kunststoffbeschichtung auf, die die Gleitfähigkeit des darüber laufenden Katheters verbessern und die Abscheidung von Blutgerinnseln verhindern soll. Die in das Gefäßsystem einzuführende weiche Spitze des Führungsdrahts wird gerade oder in Form eines auf dem Kopf stehenden „J" ausgebildet. Durch Verwendung eines solchen J-Drahts soll eine Unterminierung oder Dissektion der Gefäßintima vermieden werden, die bei altersbedingten Gefäßveränderungen wie Elongation, Kinking (Abknickung) oder Stenose bei ausschließlicher Verwendung gerader Führungsdrähte häufiger vorkommt. Der Durchmesser der J-Krümmung beträgt 5–8 mm (Abb. 2b). Bei einigen Führungsdrahttypen ist die Drahtseele nach hinten verschiebbar ausgeführt, so daß die vordere weiche Spitze beliebig lang gemacht werden kann ("movable core"). Nach eigenen Erfahrungen können so gestaltete Führungs-

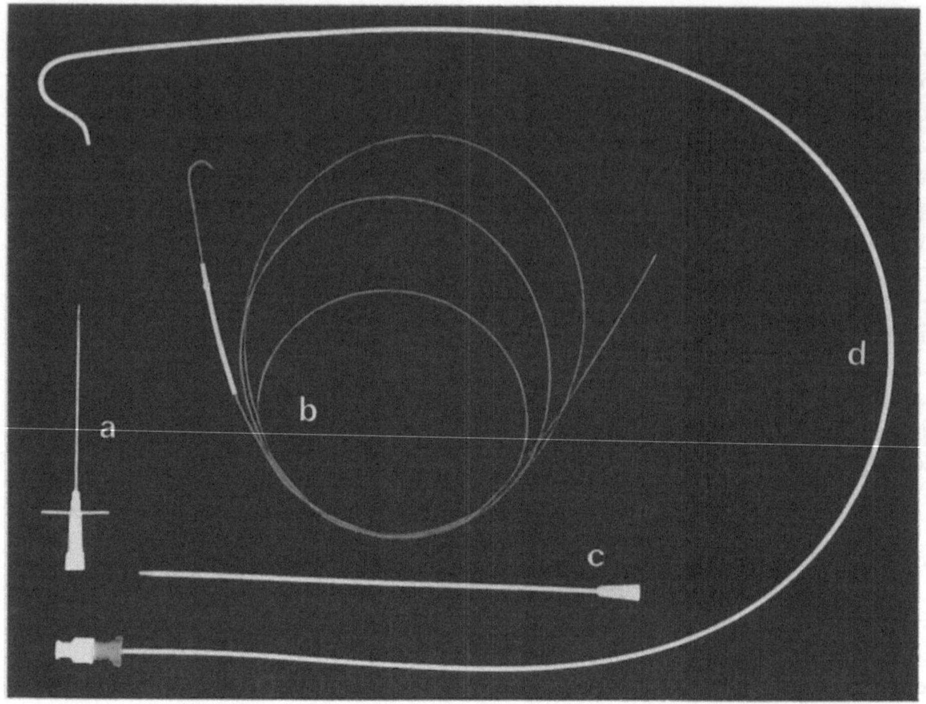

Abb. 2 a–d. Instrumentarium für die Seldinger-Technik. **a** Seldinger-Kanüle, **b** J-Führungsdraht („guide"), **c** Dilatator, **d** Katheter

drähte bei diffizilen selektiven Phlebographien – v. a. der Nebennieren – von Vorteil sein.

Die Durchmesserangabe von Führungsdrähten erfolgt häufig in "inches". Eine sehr gebräuchliche Größe sind 0,035 inch = 0,9 mm.

Das Material der für die Seldinger-Technik verwendeten Gefäßkatheter bestand früher ausschließlich aus Polyäthylen (PE), das sich durch seine Weichheit und thermische Verformbarkeit auszeichnet. Ursprünglich wurden die Polyäthylenschläuche in 5-m-Rollen in mehreren Größen geliefert, aus denen nach Ablängen, Herstellen einer ausgezogenen und rund angeschliffenen Spitze sowie Formen derselben in Wasserdampf die Katheter für jeden Verwendungszweck hergestellt wurden. Die Sterilisierung erfolgte anfangs meist in antiseptischen Lösungen, später mit der Gassterilisation.

Heute werden die Katheter fertig konfektioniert und steril verpackt von zahlreichen Herstellerfirmen angeboten. Neben Polyäthylen sind als Kathetermaterial v. a. Polyurethan und Polyamid hinzugekommen. Letzteres besitzt eine glattere Oberfläche und ist rigider als die vorher genannten Materialien. Aus der Kombination von Polyurethan und Polyamid werden in jüngster Zeit sehr dünnwandige, kleinkalibrige Katheter hergestellt, die einen hohen KM-Fluß ermöglichen.

Die Außendurchmesser von Angiographiekathetern werden überwiegend in der dem Englischen entlehnten Maßeinheit "french" = F angegeben. Diese ursprünglich aus dem Französischen kommende Abkürzung für «Charrière» ist mit $^1/_3$ mm gleichzusetzen. So besitzt ein 6-F-Katheter einen Außendurchmesser von 2 mm. Die Innendurchmesser sind dabei entsprechend den Gepflogenheiten bei den Führungsdrähten auf "inches" normiert.

Die thermische Verformbarkeit der meisten Kathetermaterialien erlaubt es, die Katheterspitze während einer Angiographie der individuellen Gefäßanatomie eines untersuchten Patienten anzupassen. In Anlehnung an die berühmte Angiographieschule der Universität Lund (Schweden) verwenden wir hierfür folgendes Verfahren:

Bereits während einer Angiographie, die superselektiv ausgeführt werden soll, wird in einer Nierenschale auf einem Elektrokocher physiologische NaCl-Lösung kochend bereitgehalten. In die Spitze eines sterilen Polyäthylenkatheters wird auf einer Länge von mehreren Zentimetern ein das Lumen füllender Kupferdraht eingeführt. Mit diesem kann die Spitze in die gewünschte Form gebogen werden. Danach wird diese in das kochende Wasser getaucht. Nach Abkühlen auf Raumtemperatur, das durch Eintauchen in eine bereitstehende Schüssel mit steriler NaCl-Lösung beschleunigt werden kann, wird der Kupferdraht entfernt. Die Katheterspitze behält nun ihre Form bei, und der Katheter läßt sich ohne Unterbrechung der notwendigen Sterilität sofort verwenden.

Durchführung der Seldinger-Technik

Der am häufigsten gewählte Zugang zum Gefäßsystem ist die Leistenregion, da hier A. und V. femoralis sehr gestreckt verlaufen und in der Weise nebeneinander liegen, daß die Arterie sich etwas oberflächlicher lateral und die Vene sich etwas tiefer medial befindet (Abb. 3). Zunächst soll die retrograde Arterienpunktion beschrieben werden.

Nach häufig erforderlicher Rasur und gründlicher Desinfektion der Haut (Abwaschen mit 70%iger Alkohollösung und anschließender Jodierung o.a.) wird der Punktionsbereich auf einer maximal 10 × 10 cm großen Fläche mit sterilen Tüchern abgedeckt. Wir bevorzugen die retrograde Arterien- und Venenpunktion ca. 1 cm unterhalb des Leistenbands und befinden uns damit meist

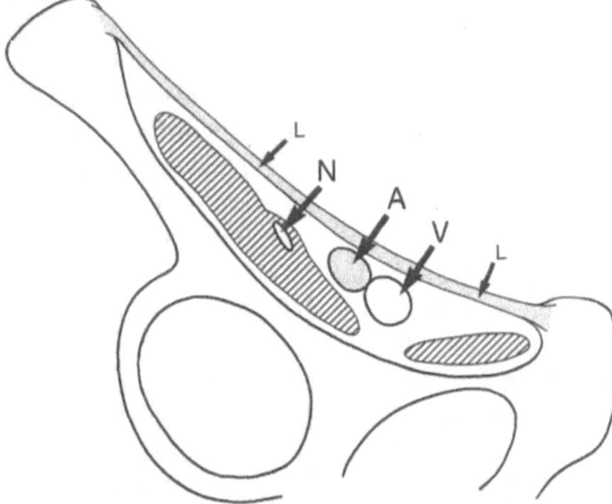

Abb. 3. Topographische Anatomie der Lacuna vasorum im Leistenbereich am Übergang zur Iliakaregion. *A* Arteria femoralis, *V* Vena femoralis, *N* Nervus femoralis, *L* Ligamentum inguinale, *Gestreift* Muskulatur. (Nach Kahle et al. 1984)

knapp oberhalb der Bifurkation über dem Stamm der A. femoralis communis. Wird oberhalb der Inguinalfalte punktiert, kann die Arterie als A. iliaca externa schon sehr rasch nach dorsal ziehen, so daß kein genügendes Gewebsgegenlager gewährleistet ist und Blutungen in den recht lockeren Retroperitonealraum nach der Katheterentfernung möglich sind (Kap. 5).

Für die Lokalanästhesie werden 5–10 ml eines 0,5- bis 1%igen Anästhetikums verwendet, das zweckmäßig in eine 10-ml-Spritze aufgezogen wird, die mit einer 1er Kanüle armiert ist. Nach Setzen einer Hautquaddel folgt die Nadelspitze dem tastenden Finger, der sich am Puls über die Lage der Arterie orientiert. Dabei ist es angezeigt, im späteren Punktionswinkel von ca. 45° die Region der Vorderwand und der seitlichen Begrenzungen der Arterie zu infiltrieren, ohne sie bereits hierbei zu durchstechen.

Im Bereich der vorher gesetzten Hautquaddel wird nun mit einem spitz angeschliffenen Skalpell eine kleine Stichinzision vorgenommen, die das spätere Durchführen des Katheters durch Haut und Faszie erleichtert. Danach kann die Punktion mit der Seldinger-Kanüle erfolgen, wobei sich Zeige- und Mittelfinger um die Vorderfläche des Flügelansatzes legen und der Daumen fest auf den Knopf des Innenmandrins am Kanülenende preßt und ihn dieser Position fixiert (Abb. 4a).

Das Vorschieben der Kanüle sollte mit gleichmäßigem Druck ohne Ruck und Kraftaufwand erfolgen. In der Regel werden Vorder- und Hinterwand des punktierten Gefäßes durchstochen (Abb. 4a). Bei richtig zentral getroffener Arterie ist die gleichmäßige axiale pulssynchrone Bewegung der Kanüle nach ihrem Loslassen typisch. Wurde zuweit seitlich punktiert, beschreibt die Kanüle nach lateral gerichtete Bewegungen. Das nun erfolgende Zurückziehen der Kanüle sollte äußerst langsam und vorsichtig erfolgen, da bei zu schnellem Ziehen und arteriosklerotischer Gefäßwand die Kanüle oft die Tendenz hat, ruckartig aus der Arterie herauszugleiten. Kommt in gutem Strahl stoßweise das Blut aus der Kanüle, kann der mit der anderen Hand schon bereit gehaltene Führungsdraht über die Kanüle in das Gefäßlumen retrograd vorgeschoben werden, was ohne Widerstand möglich sein muß. Hierfür ist die Kanülenlage solange zu ändern (bei sehr schlanken Patienten meist in die Horizontale zu senken), bis das Einführen des Drahts leicht gelingt. Anderenfalls ist nach Entfernen der Kanüle und längerer Kompression (5 min) zu einem neuen Punktionsversuch zu raten.

Nach dem ersten, ca. 15–20 cm langen Einführen des Führungsdrahts sollte dessen weitere Passage unter Bildverstärkerfernsehdurchleuchtung kontrolliert werden, um Passagehindernisse wie Stenosen oder ein Kinking (Knick) im Gefäßverlauf sofort zu erkennen. Wenn nicht von vornherein ein J-Draht verwendet wurde, sollte dieser beim ersten Widerstand in den Beckenarterien über die noch liegende Kanüle eingewechselt werden. Der Führungsdraht muß sich leicht bis in die Mitte der Aorta abdominalis (etwa Höhe L 2/L 3) einführen lassen (Abb. 4 b). Danach wird bei in dieser Position liegenbleibendem Führungsdraht die Punktionskanüle über diesen entfernt und dabei unmittelbar anschließend mit der freien Hand die Punktionsstelle komprimiert. Eine assistierende Hilfskraft sollte nun den gewünschten Katheter mit der Spitze voran vom Führungsdrahtende her auffädeln und dem Untersucher bis wenige Zentimeter vor dem Eintritt in die Haut vorschieben. Der Führungsdraht muß so lang sein, daß er das Katheterende um

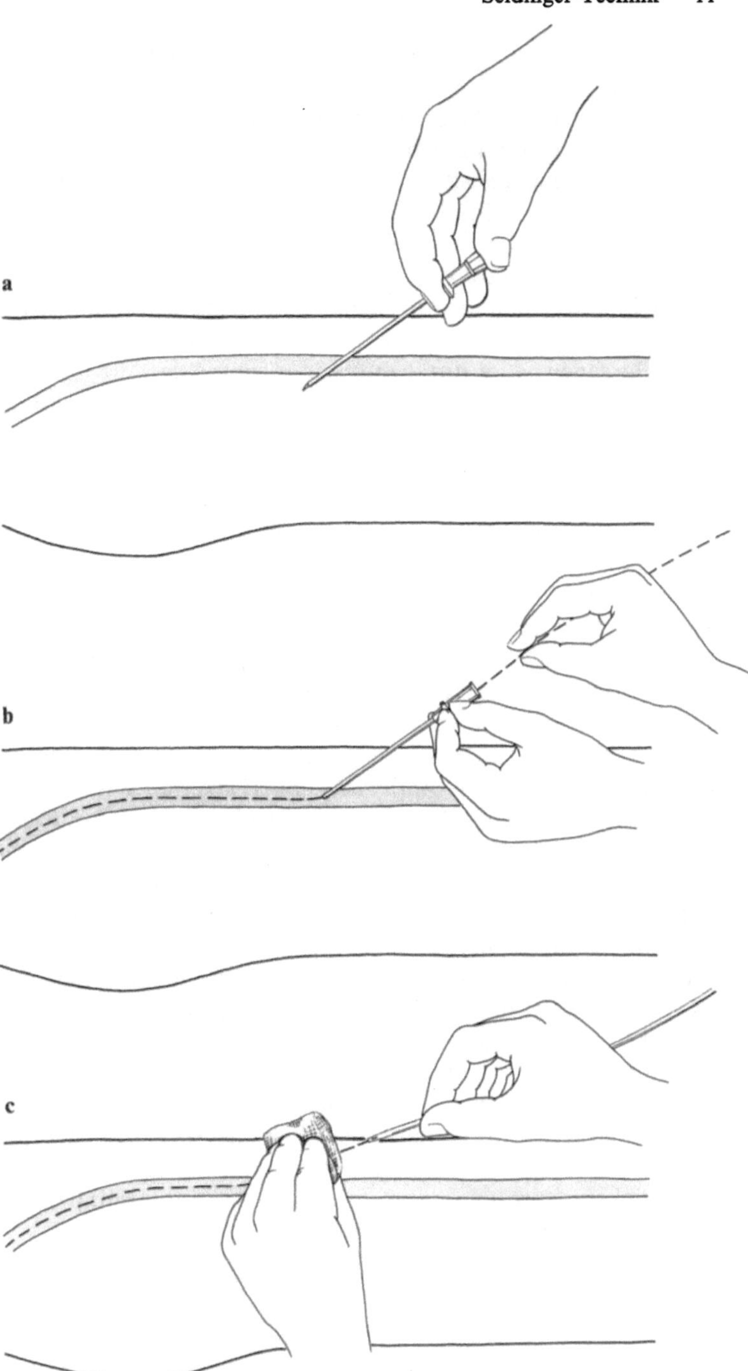

Abb. 4 a–c. Seldinger-Technik. **a** Punktion des Gefäßes knapp unterhalb des Leistenbandes. Das Gefäß wird meist durchstochen. **b** Nach Entfernen des Mandrins Einführen des Führungsdrahts bei Absenken der Punktionskanüle. **c** Nach Entfernen der Punktionskanüle: Kompression der Punktionsstelle und Einführen des Katheters mit der anderen Hand. Anschließend Entfernen des Führungsdrahts

einige Zentimeter überragt (Abb. 4c). Bei starker Krümmung der Katheterspitze (z. B. Pigtailkatheter) oder sehr rigider Gefäßwand kann es sinnvoll sein, das Punktionsloch in der Arterienvorderwand mit einem Dilatator aufzudehnen. Dieser besteht aus einem kurzen Stück Schlauch, das dem Kaliber des Angiographiekatheters angeglichen ist, aber aus härterem Material besteht. Seine Spitze ist lang ausgezogen (s. Abb. 2c). Wie der Angiographiekatheter wird der Dilatator in einem flacheren Winkel als die Punktionskanüle (ca. 20°) zwischen Daumen, Zeige- und Mittelfinger gefaßt und mit gleichmäßigem Schub durch die Haut in das Gefäß geschoben. Nach erforderlicher Dilatation wird dann der Dilatator auf dem noch liegenden Führungsdraht gegen den Angiographiekatheter ausgetauscht, dessen Passage wieder durchleuchtungskontrolliert erfolgt. Wenn seine Spitze in der Aorta abdominalis den Führungsdraht einige Zentimeter überragt, kann letzterer entfernt werden. Der Katheter wird mittels Luer-lock-Hähnchen am hinteren Ende verschlossen, und die Spülung mit heparinisierter physiologischer NaCl-Lösung beginnt sofort. Für diese werden 5000 I.E. Heparin in 500 ml physiologischer NaCl-Lösung gegeben. Je nach Katheterlänge und Innendurchmesser werden in Abständen von 1–2 min bis zum Entfernen des Katheters 3–5 ml Spülflüssigkeit injiziert.

Am Ende einer Angiographie wird der Katheter gezogen und die Punktionsstelle knapp oberhalb des Einstichs manuell komprimiert. Bewährt hat sich hierfür eine doppelt gefaltete Kompresse, die mit Mittel- und Zeigefinger gezielt so auf die Arterie gepreßt wird, daß der Arterienpuls gerade noch tastbar ist. Durch Auflegen der anderen Hand kann der Druck noch verstärkt werden. Die durchschnittliche Dauer der Kompression nach arterieller Kathetereinführung in Seldinger-Technik beträgt 10 min, die mit einer gut sichtbaren Uhr im Untersuchungsraum kontrolliert werden sollten. Bei hohem Blutdruck oder nach mehrfachen Katheterwechseln muß die Kompressionsdauer u. U. verlängert werden. Sollte die Blutung auch nach 45 min noch anhalten, ist ein gefäßchirurgisches Eingreifen in Erwägung zu ziehen.

Das Einführen eines Venenkatheters in die V. femoralis unterscheidet sich etwas von dem eben beschriebenen Vorgehen. Zur Lokalanästhesie wird die Hautquaddel über der getasteten Arterie gesetzt. Danach sollte dann nach medial an der Arterie vorbei mit einer 1er Kanüle unter ständiger Injektion bis fast auf den horizontalen Schambeinast anästhesiert werden. Im Rückzug wird aspiriert. Meist kann hierbei durch das plötzlich in die Spritze einströmende Blut die Vene genau lokalisiert und die spätere Punktionsrichtung bestimmt werden. Beim weiteren Rückzug wird dann noch einmal Anästhetikum injiziert. In der Regel werden nicht mehr als 5–10 ml benötigt.

Die Venenpunktion mit der Seldinger-Kanüle erfolgt in der bei der Anästhesie ermittelten Richtung. Beim Zurückziehen wird nach Entfernen des Mandrins mit einer aufgesetzten Spritze ständig gesaugt, bis der leichte Rückstrom von Blut die korrekte Lage der Kanülenspitze anzeigt. Das Einführen des Führungsdrahts und der weitere Ablauf entspricht dem bei der arteriellen Katheterinsertion. Nach Ziehen des Katheters ist für die Blutstillung der V. femoralis eine 5minütige Kompression der Punktionsstelle ausreichend.

Kommt der Inguinalbereich als arterielle Zugang für die Kathetereinführung nicht in Betracht, so bevorzugen wir die Punktion der A. axillaris. Der sich in

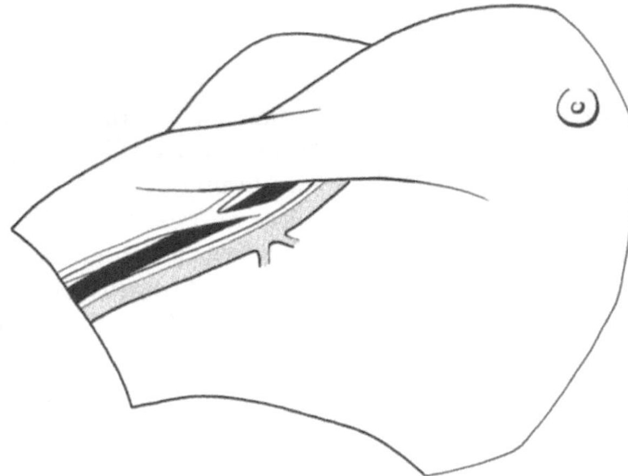

Abb. 5. Anatomie der Fossa axillaris bei abduziertem Arm. *Schwarz:* A. axillaris, *weiß:* N. medianus, N. ulnaris; *grau:* V. brachialis, V. axillaris)

Rückenlage befindende Patient hält den Arm abduziert und mit der Hand hinter dem Kopf in der Ellenbeuge gebeugt, so daß die A. axillaris in der Achselhöhle möglichst gestreckt verläuft (Abb. 5). Die Lokalanästhesie erfolgt wie in der Leiste durch Umspritzen der zu punktierenden Arterie, die nicht so gut fixiert ist wie die A. femoralis. Um größere Gefäßläsionen zu vermeiden, sollten Katheter der Größe 7 F nicht überschritten werden. Zur möglichst reibungslosen Passage des Führungsdrahtes über die A. subclavia in den Aortenbogen haben sich J-Führungsdrähte sehr bewährt. Die wahlweise Katheterisierung der Aorta ascendens oder descendens gelingt mit einem von Hoevels (1983) angegebenen Verfahren sehr leicht, das mit einem Katheter in Sidewinderform arbeitet (s. Abb. 8). Die Dauer der Gefäßkompression im Axillarbereich nach der Katheterentfernung beträgt ebenfalls ca. 10 min.

Die A. brachialis ist auch nach eigener Erfahrung als Zugang für die Katheterangiographie weniger geeignet, weil aufgrund ihres geringeren Kalibers und ihrer Neigung zu Spasmen thrombembolische Komplikationen relativ häufig vorkommen. Dagegen bietet sich die Ellenbeuge zur Insertion von Venenkathetern an, die v. a. bei der „Digitalen Subtraktionsangiographie (DSA)" auch in Seldinger-Technik erfolgt. Auch die Passage von Venenkathetern im Arm-, Schulter- und Thoraxbereich sollte durchleuchtungskontrolliert erfolgen.

Nicht selten ist während einer arteriellen oder venösen Gefäßdarstellung ein Katheterwechsel erforderlich. Hierbei muß nach Öffnen des Hähnchens am Katheterende ein so langer Führungsdraht über den Katheter in das Gefäßlumen (meist Aorta oder V. cava) eingeführt werden, daß nach Entfernen des Katheters mindestens 30 cm des Führungsdrahts im Gefäß verbleiben und das äußere Ende lang genug ist, um den neu einzuwechselnden Katheter aufzufädeln. Bis zum Durchschieben des neuen Katheters muß die Punktionsstelle gut komprimiert werden. Nach unseren Erfahrungen sind auch im arteriellen Bereich mehrmalige Katheterwechsel ohne besonderes Risiko vorzunehmen. Manchmal treten größere Hämatome im Punktionsbereich auf. Der Austausch venöser Katheter ist noch weniger problematisch.

1.2.2 Schleusentechnik

Kurz nach Seldingers Veröffentlichung seines Kathetereinführungsverfahrens beschrieb in Deutschland Hettler ein Gefäßpunktionsbesteck, mit dem ebenfalls perkutan eine Schleuse in das punktierte Gefäß eingeführt werden konnte. Diese erlaubte die Verwendung endständig geschlossener Katheter und das mehrfache Wechseln von Kathetern, ohne daß die Gefäßwand traumatisiert wurde. Dieses Hettler-Besteck hat auch heute noch zahlreiche Anhänger und wird in seinem Aufbau und seiner Anwendung nachfolgend beschrieben.

Wie Abb. 6 zeigt, ist das Hettler-Besteck dreiteilig aufgebaut. Sein innerster Bestandteil ist eine ca. 1,5 cm starke, knapp 20 cm lange Punktionsnadel mit angeschliffenem Innenmandrin. Beim Zusammensetzen des Geräts wird diese in eine ca. 12 cm lange, enganliegende Flügelkanüle mit an der Spitze konischem Anschliff geschoben. Diese wird von der Punktionskanüle um ca. 5 cm überragt und fungiert als Dilatator. Beide werden nun durch die eigentliche Schleuse geschoben, die aus einem auf äußeren Federdruck öffnenden Schloß und einem Polyamidschlauch besteht, der mit einer Feststellschraube am Schloß vorn befestigt wird. Der Kunststoffschlauch endet unmittelbar vor dem konischen Anschliff des Dilatators und verjüngt sich auf diesen zu. Er hat einen Außendurchmesser von 8 F und erlaubt das Einführen von 7-F-Kathetern. Die Verwendung von größeren Hettler-Bestecken dürfte heute kaum noch erforderlich sein. Weiteres Zube-

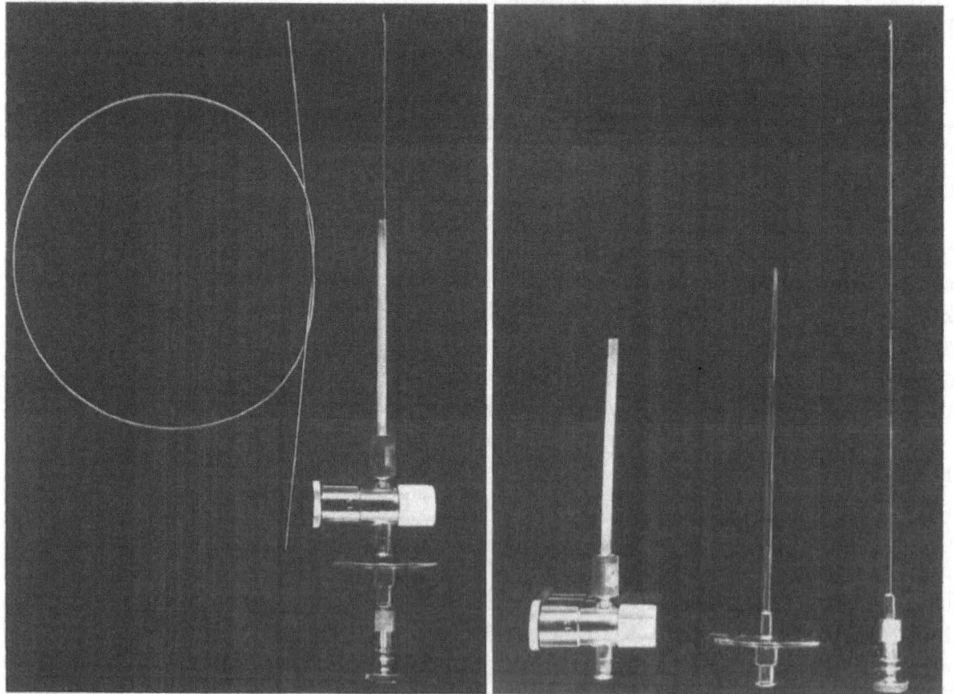

Abb. 6 a, b. Hettler-Besteck. **a** Zusammengesetztes Punktionsbesteck und ca. 40 cm langer Führungsdraht. **b** Einzelbestandteile des Hettler-Bestecks. Von rechts nach links: Punktionskanüle, Dilatator, Schleuse

hör zum Hettler-Instrumentarium sind ein ca. 40 cm langer Führungsdraht und eine perforierte Gummikappe, die auf das Schleusenende vor Einführen eines Katheters aufgesetzt werden muß.

Eine Hettler-Schleuse wird wie folgt eingebracht: Ähnlich der Seldinger-Kanüle wird die quer zur Punktionsrichtung liegende Schleuse zwischen Zeige- und Mittelfinger gefaßt, wobei der Daumen die Punktionskanüle mit Mandrin in Position hält (Abb. 7). Mit der anderen Hand wird die Arterie getastet und diese in einem Winkel von 30°–40° retrograd punktiert. Wie bei der Seldinger-Technik wird auch hierbei das Gefäß meist vollständig durchstochen, so daß nach Entfernen des Mandrins erst im Zurückziehen am Blutausstrom die intravasale Kanülenlage erkannt wird. Bedingt durch die Länge des Bestecks ist der pulsatile Blutausfluß nie so heftig wie bei der Seldinger-Kanüle. Anschließend wird der Führungsdraht 20–30 cm in das punktierte Gefäß eingeführt, so daß er ein gutes Widerlager für die nachfolgenden Manipulationen findet. Zunächst empfiehlt es sich, die Kanüle selbst 2 cm tief in die Beckenarterie vorzuschieben. Nun wird nach Lockerung auf der Kanüle der Dilatator mit Kunststoffschlauch und Schleuse mit gleichmäßigem Schub soweit in das Gefäß geschoben, daß sich Dilatatorspitze und Schlauchende 2–3 cm im Gefäßlumen befinden. Die Gefäßwand setzt dabei dem Dilatator einen sehr deutlichen Widerstand entgegen, der überwunden werden muß. Anschließend kann die Schleuse mit Schlauch auf dem Dilatator vorsichtig gelockert und bis zum Anschlag an der Haut vorgeschoben werden. Die Schleuse wird dann mit einer Hand festgehalten, während die andere Hand mit einem Mal Führungsdraht, Punktionskanüle und Dilatator entfernt. Die Schleuse schließt danach mit Federdruck selbsttätig, muß aber zum späteren Einführen des Katheters bei offener Schleuse mit einem perforierten Gummihütchen am äußeren Ansatz abgedichtet werden. Nach eigenen Erfahrungen kann ein Katheter mit stark gebogener Spitze leichter eingeführt werden, wenn diese mit einem Führungsdraht im Katheterlumen gestreckt wird.

Die Vorteile des Hettler-Bestecks liegen in seiner ständigen Wiederverwendbarkeit und der Gefäßschonung bei häufigem Katheterwechsel. Im Gegensatz zum Seldinger-Verfahren können auch endständig geschlossene Katheter für die Etagenaortographie eingeführt werden.

Nachteile sind das schwere und schwieriger als die Seldinger-Kanüle zu handhabende Punktionsgerät und das aufgrund der stärkeren Dilatation größere Loch in der Gefäßvorderwand. Kompressionszeiten von 15–20 min nach Entfernung der Schleuse sind normal.

Möglicherweise hat das Hettler-Besteck zur Konstruktion einiger Gefäßschleusen angeregt, die in Seldinger-Technik eingeführt werden können. Dabei bilden Dilatator und Schleuse eine Einheit, die nach dem Einlegen des Führungsdrahts und dem Entfernen der Punktionskanüle zusammen eingeführt werden. Nach eigener Erfahrung gelingt das leichter, wenn zuvor mit einem kräftigeren Dilatator auf den Außendurchmesser der Schleusenhülse aufgeweitet wurde. Da diese Schleusen als Einmalartikel vertrieben werden, verursacht ihr Gebrauch zusätzliche Kosten, der sich nach unseren Erfahrungen nur bei der Insertion besonders fragiler Katheter wie z. B. Ballonkatheter lohnt. Vorteilhaft ist, daß im Gegensatz zum Hettler-Besteck einige dieser Schleusen über einen seitlich angeflanschten Schlauch gespült werden können.

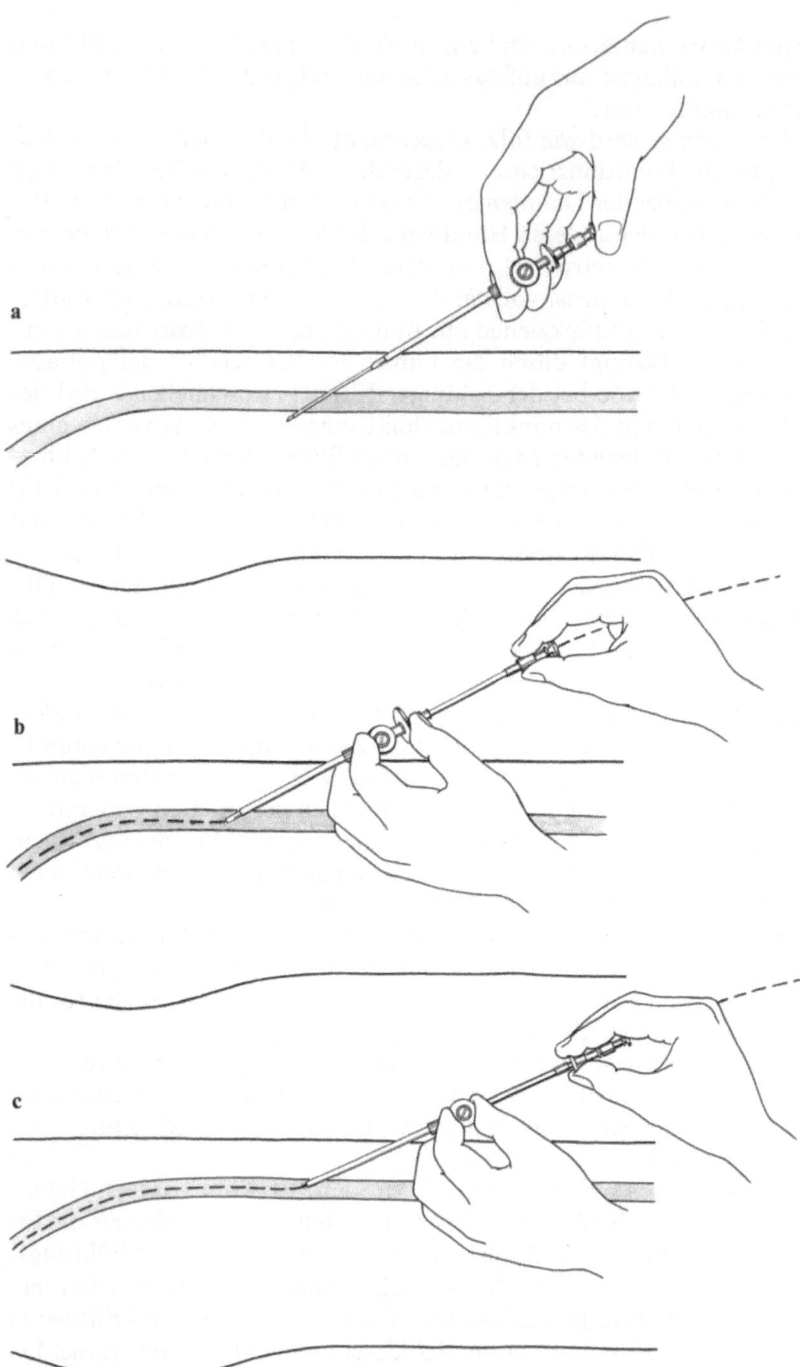

Abb. 7 a–c. Handhabung des Hettler-Bestecks. **a** Punktion des Gefäßes im Leistenbereich. Gefäßvorder- und -hinterwand werden in der Regel durchstochen. **b** Nach Einbringen des Führungsdrahts wird der Dilatator mit der Schleuse auf der Punktionskanüle in das Gefäßlumen geschoben. **c** Auf dem Dilatator wird die Schleuse bis zum Anschlag der Haut vorgeschoben und anschließend Kanüle, Draht und Dilatator mit einem Mal entfernt

Literatur

Hettler MG (1969) Die perkutane Kathetermethode nach Hettler. Fortschritte in Technik und Instrumentarium – Ergebnisse. Fortschr Röntgenstr 110:553–563
Hoevels J (1983) Single catheter technique for transaxillary aortofemoral angiographiy. Acta Radiol [Diagn] 24:381–384
Kahle W, Leonhardt H, Platzer W (1984) Taschenatlas der Anatomie, Bd 1, S 101. Thieme, Stuttgart New York
Seldinger SI (1953) Catheter replacement of the needle in percutaneous arteriography; a new technique. Acta Radiol (Stockh) 39:368–376
Wenz W (1972) Abdominale Angiographie. Springer, Berlin Heidelberg New York

2 Kontrastmittel

P. Prager

Die Applikation eines Kontrastmittels (KM) erhöht die Abgrenzbarkeit anatomischer Strukturen durch Anhebung (positive KM) oder Reduktion (negative KM) der Strahlenabsorption im Körper. Substanzen, die sich für die Angiographie eignen, müssen einen deutlichen Kontrast erzeugen, dürfen jedoch, trotz hoher Dosierung, keine nachteilige pharmakologische oder sonstige schädliche Nebenwirkung entfalten. Diese Forderungen werden heute am besten durch jodhaltige Lösungen, die die Absorption der Röntgenstrahlen erhöhen, erfüllt. Die Verfügbarkeit entsprechender Substanzen zur Injektion ist eine der grundlegenden Voraussetzungen, auf die sich die moderne Angiographie stützt.

2.1 Ionische KM

Die meisten modernen KM sind Salze auf der Grundlage des Trijodbenzols. So wurde Diatrizoat zur Grundlage der meisten noch heute verwendeten KM, das sich durch gute Verträglichkeit und seine renale Ausscheidungsfähigkeit auszeichnet. KM dissozieren in Lösung, wie alle Salze, in positive und negative Teilchen (Anion und Kation). Alle wässerigen, injizierbaren KM, die gegenwärtig in der Angiographie zur Anwendung kommen, sind gegenüber dem Blut hyperton. Nebenwirkungen, die auf die Dissoziation zurückzuführen sind, können unterteilt werden in:
1. Folge der Hyperosmolarität,
2. Folge der Anionwirkung,
3. Folge der Kationwirkung.

Die Hyperosmolarität ist verantwortlich für die Vasodilatation, durch sie entsteht die Rötung und das warme Gefühl nach der KM-Injektion. Die Hyperosmolarität verursacht auch Flüssigkeitsverschiebungen aus dem extra- in den intravasalen Raum sowie aus den Erythrozyten.

Die am meisten verbreiteten Anionen sind Diatrizoat, Iothalamat und Metrizoat. Die Struktur des Anions wird für die sog. idiosynkratischen Reaktionen, d.h. für die Mehrzahl der bedrohlichen Nebenwirkungen, verantwortlich gemacht. Die genauen Zusammenhänge sind jedoch bislang unklar.

Als Kation sind üblicherweise Natrium, Methylglukamin oder eine Kombination von beiden in Anwendung. Natriumsalze verursachen stärkere lokale Schmerzen, haben eine geringere Löslichkeit und eine stärkere Wirkung auf den Kreislauf als die Megluminsalze. Diese wiederum haben eine höhere Viskosität, eine stärkere diuretische Wirkung und setzen eher Histamin frei (verantwortlich z.B. für Bronchusspasmus) als die Natriumsalze.

Alle diese Effekte der Dissoziation des KM-Salzes können durch drei Möglichkeiten gemildert werden:
1. Verdünnung der Lösung zur Senkung der Osmolarität,
2. Synthese dimärer Moleküle und
3. Verhinderung der Dissoziation.

Hierbei sind der Verdünnung wegen der abnehmenden Jodkonzentration Grenzen gesetzt.

2.2 Nichtionische KM

KM-Salze, die nicht dissoziieren, bezeichnet man als nichtionische KM. Mit der Einführung von Metrizamid in die klinische Praxis stehen seit 1972 solche nicht-dissoziierende KM zur Verfügung. Gegenüber den klassischen ionischen KM bieten diese Substanzen den Vorteil einer entscheidend reduzierten Osmolarität bei gleichem Jodgehalt und lassen darüber hinaus einen Rückgang der Nebenwirkungen erwarten, die als Effekt des Anions oder des Kations angesehen werden. Solche KM bieten sich deshalb für solche Untersuchungen wie die Angiographie an, bei denen die physikochemischen Parameter der KM-Lösung für die Nebenwirkungsrate mitentscheidend sein können.

Iopamidol, Iohexol und Jopromid sind die gegenwärtig meistgebrauchten trijodierten monomeren nichtionischen KM, die sich klinisch durch ihre hervorragende Verträglichkeit auszeichnen.

Die gegenwärtig angewendeten nichtionischen KM sind bei einer Jodkonzentration oberhalb von etwa 150 mg Jod/ml gegenüber Blut hyperton, wenn auch wesentlich weniger als die ionischen KM. Um die Osmolarität und Osmolalität weiter zu senken, sind hexajodierte, nichtionische, dimäre Moleküle synthetisiert worden (Iotrol und Iodekol), die bei einer Jodkonzentration von 300 mg/ml in ihrer Osmolarität nur wenig über der des Bluts liegen.

Nichtionische KM sind gegenwärtig etwa 3- bis 5 mal so teuer wie die klassischen ionischen KM. Ausgedehnte klinische Prüfungen sind im Gange, um zu untersuchen, ob die höheren Kosten nicht nur eine bessere lokale Verträglichkeit, sondern darüber hinaus auch eine entscheidende Reduktion der schwerwiegenden Reaktionen erbringen werden.

2.3 Kinetik, chemische Struktur, physikochemische Eigenschaften und Verträglichkeit von KM

Alle gegenwärtig in der Angiographie verwendeten wasserlöslichen organischen Verbindungen auf der Grundlage des Trijodbenzols werden relativ rasch durch die Nieren ausgeschieden. Der gewünschte Kontrast erreicht ein Maximum direkt am intravaskulären Injektionsort, seine Intensität ist abhängig einerseits von der pro Zeiteinheit applizierten Dosis, andererseits von der lokalen Größe des intravasalen Raums und von der intravasalen Strömungsgeschwindigkeit. Durch den Abstrom des KM mit dem zirkulierenden Blut verliert sich die Kontrastwirkung. Für diesen Abstrom gelten am Injektionsort ähnliche Bedingungen wie für die örtliche Blutzirkulation. Das KM unterliegt dabei einem Verdünnungsprozeß durch Verteilung auf entferntere Gefäßgebiete und Mischung mit dem zirkulierenden Plasmavolumen sowie durch Diffusion in den extravasalen Raum. Mit dem Eintritt des KM in die Niere beginnt sofort dessen Filtration in den Urin, mit dem die Ausscheidung aus dem Körper stattfindet. Die KM-Halbwertzeit im Serum beträgt bei Gesunden 30–60 min, über 90% der injizierten KM-Volumina sind nach 24 h bereits ausgeschieden. Bei normaler Nierenfunktion geschieht dies zu 99% durch glomeruläre Filtration. Die extrarenale KM-Ausscheidung über Leber- und Gastrointestinaltrakt spielt nur bei gestörter Nierenfunktion eine gewisse Rolle.

Moderne KM werden bei der Angiographie häufig in sehr hoher Dosierung appliziert. Trotzdem beobachtet man nur selten Nebenwirkungen. Diese können ausgelöst werden durch:

1. die spezifische KM-Struktur (toxisch),
2. die physikochemischen Eigenschaften oder
3. eine „Idiosynkrasie", die als allergoide oder anaphylaktoide Reaktion bezeichnet wird.

Während es zwischen den idiosynkratischen Reaktionen und der applizierten KM-Dosis kaum Beziehungen gibt, wirken sich die chemische Struktur und die physikochemischen Eigenschaften, die für die Verträglichkeit eines KM mitentscheidend sind, dosisabhängig aus. Von Bedeutung sind hierbei v. a. die Löslichkeit, die Viskosität, die Lipo- bzw. die Hydrophilie, die elektrische Ladung, die Proteinaffinität und die Osmolarität der KM-Lösung.

Die Osmolarität einer KM-Lösung bestimmt den osmotischen Druck und damit die örtliche Verträglichkeit derselben. Sie ist von der Anzahl an Ionen und Molekülen, die zur Herstellung einer definierten Jodkonzentration notwendig sind, abhängig.

Die klinisch erkennbaren *Symptome der Reaktionen* auf das KM können unterteilt werden in solche, die lokal (Schmerz, Vasodilatation, Rötung) und solche, die generalisiert (Juckreiz, Urtikaria, Blutdruckabfall) vorkommen. Schädliche Reaktionen können darüber hinaus organbezogen (Niereninsuffizienz, Herzrhythmusstörungen, zerebrale Krampfanfälle) oder systemisch (Gerinnungsstörungen, Erythrozytenagglutination oder Komplementverbrauch) beobachtet werden. Abhängig vom *Manifestationsorgan* unterscheidet man: kardiovaskuläre, respiratorische, neurologische, renale, gastrointestinale, dermale u. a. Reaktionen, die häufig in gemischter Form auftreten (Tabelle 1).

Im Hinblick auf ihre klinische Bedeutung und Therapiebedürftigkeit, d. h. aus klinischer Sicht, kann man die KM-Reaktionen unterteilen in:

1. *leichte Reaktionen,* wie z. B. Hitzegefühl, Juckreiz, Übelkeit, leichte Tachykardie, Erbrechen, lokale Rötung und Schmerzhaftigkeit oder leichter Hautausschlag, die ohne Therapie abklingen;

2. *mäßige Reaktionen,* wie stärkere Schleimhautödeme, Dyspnoe, Hypotension, starkes urtikarielles Exanthem, die eine Therapie erfordern,

3. *schwerwiegende Reaktionen,* wie Schock, Atemstillstand, Krampfanfälle oder akutes Nierenversagen, die ohne konsequente Therapie Dauerschäden hinterlassen, u. U. einen letalen Ausgang nehmen können.

Die Therapie der mäßiggradigen und schweren KM-Reaktionen richtet sich nach der Art, Schwere und Lokalisation der Symptomatologie. Alle Reaktionen

Tabelle 1. Schwere anaphylaktoide KM-Reaktion evtl. mit Schock

Akute Symptome, die sich Sekunden bis Minuten nach intravasaler Gabe eines KM einstellen können:

1. Allgemein: Juckreiz, Unruhe, Tremor, Schwindel
2. Haut: Rötung, Urtikaria, Ödem
3. Kardiovaskuläre: Tachykardie oder Bradykardie von mehr als 20/min, Rhythmusstörungen, Blutdruckabfall von mehr als 20 mm Hg (2,7 kPa), Schock, Kreislaufstillstand
4. Respiratorische: Beklemmungsgefühl, Dyspnoe, Bronchospastik, Atemstillstand
5. Gastrointestinale: Kratzen im Hals, Übelkeit, Erbrechen, Leibschmerzen
6. Neurologische: Kopfschmerz, Krampfanfälle, Bewußtseinsstörung.

Akute Therapie bei Schockanzeichen:

1. Sicherstellung von Kreislauf und Atmung, notfalls Herzmassage und/oder Intubation, Sauerstoffgabe
2. Adrenalin 0,1 mg i.v. (1 ml aus einer Spritze mit 10 ml NaCl und 1 mg Amp. Adrenalin. Nach 1–2 min evtl. zu wiederholen)
3. Kortikosteroide hochdosiert (z. B. 200 mg Triamcinolonacetonid-dikaliumphosphat i.v.)
4. Volumensubstitution (z. B. 5% Humanalbumininfusion. Keine kolloidalen Lösungen verwenden, die allergen wirken können)
5. Antihistaminica (z. B. Tavegil 1 Amp. à 2 mg oder Fenistil)
6. Weitere Maßnahmen je nach Befund und Ansprechen auf die Therapie (z. B. Noradrenalindauertropf mit 1–10 mg/min i.v., wenn Hypotension persistiert trotz Infusion. Natriumbikarbonat bei nachgewiesener Azidose, Euphyllin 0,5–1 Amp. bei starkem Bronchospasmus

erfordern Pulskontrollen, Blutdruckmessungen und u. U. EKG-Überwachung, um den Zustand des kardiovaskulären Systems beobachten zu können. Die Möglichkeit einer 100%igen Sauerstoffbeatmung sollte stets gegeben sein. Unabhängig von der Art der Symptomatologie sollte prophylaktisch ein stabiler venöser Zugang geschaffen werden, da im Kollaps eine Venenpunktion sehr schwer sein kann. Der venöse Zugang kann mit einer langsamen Infusion (z. B. 5-%-Glukose- oder Humanalbuminlösung) offengehalten werden. Ein in der Notfalltherapie erfahrener Arzt (z. B. Anästhesist), der die Betreuung des Patienten sofort übernehmen kann, sollte herangezogen werden.

Hohe Dosen von Kortikoiden (1 000–2 000 mg) sollten v. a. bei allergoiden Reaktionen, wie z. B. beim Glottisödem oder beim schweren urtikariellen Exanthem intravenös verabreicht werden. Die Bekämpfung des Schocks (Tabelle 1) verlangt einerseits die intravenöse Verabreichung von Flüssigkeit als Volumenersatz, andererseits die Gabe geeigneter Medikamente (z. B. Adrenalin 0,1–0,3 mg i.v.). Eine nachgewiesene Azidose sollte mit Natriumkarbonat bekämpft werden.

Beim Atemstillstand muß eine sofortige Intubation mit künstlicher Beatmung möglich sein. Der Herzstillstand muß durch eine wirksame Herzmassage und intravenöser Gabe von Katecholaminen (z. B. Adrenalin) sofort behandelt werden. Arrhythmien müssen entsprechend dem EKG-Befund medikamentös, z. B. mit Xylocain, u. U. jedoch auch durch Defribillation behandelt werden. Die akute Herzinsuffizienz erfordert die Gabe von Katecholaminen (z. B. Dopamin) intravenös. Krampfanfälle sind Ausdruck einer zentral nervösen Schädigung und müssen medikamentös, z. B. mit Promethiazin oder evtl. mit Barbituraten (cave Atemdepression) behandelt werden.

Wichtig ist in erster Linie die sofortige Verfügbarkeit aller Behandlungsmaßnahmen. Der Patient muß während und nach KM-Gabe stets beobachtet werden, das Auftreten von Prodromi sollte einleitende Therapiemaßnahmen und genaue Patientenbeobachtung sofort nach sich ziehen.

Vorbeugende Schritte zur *Verhütung* eines KM-Zwischenfalls können nur in beschränktem Maße zur Anwendung kommen. Die Vortestung der Reaktionsneigung des Patienten mit intravenöser, intrakutaner, subkutaner, konjunktivaler oder sublingualer KM-Applikation hat sich nicht bewährt. Statistisch ist ein Zusammenhang zwischen allergischer Diathese und Neigung zur KM-Reaktion erwiesen. Vorbelastete Patienten, z. B. solche mit Asthma bronchiale oder Heuschnupfen, sollten nur nach kritischer Würdigung der Fragestellung und unter besonderen Kautelen einer KM-Injektion unterzogen werden. Empfohlen wird eine Prämedikation mit H_1- und H_2-Histaminrezeptorenblockern sowie evtl. auch eine mehrtägige Vorbehandlung mit Kortikosteroiden.

Besondere Berücksichtigung verdienen die *Kontraindikationen* zur KM-Gabe. Als solche gelten die nachgewiesene Jodüberempfindlichkeit und ein vorausgegangener schwerer KM-Zwischenfall. Das Vorliegen einer latenten Hyperthyreose sollte vor der KM-Injektion nach Möglichkeit ausgeschlossen sein. Urämie, schwerwiegende Herzerkrankungen, Leberinsuffizienz und andere vorbestehende Leiden sind keine absoluten Kontraindikationen, bedürfen jedoch erhöhter Aufmerksamkeit und einer angepaßten schonenden Untersuchungstechnik (geringe KM-Volumina und -Flow, ausreichende Selektivität der KM-Injektion, Mindestanzahl an Projektionen, kurze Untersuchungsdauer etc. Des weiteren kann durch die Wahl der KM-Art und -Konzentration der besonderen klinischen Situation Rechnung getragen werden.

Literatur

Abrams HL (1971) The opaque media: Physiologic effects and systemic Reactions. In: Abrams HL (ed) Angiography. Little, Brown & Co, Boston, p 15

Amiel M (1982) Contrast media in radiology. Springer, Berlin Heidelberg New York

Ansell G (1983) Komplikationen in der Röntgendiagnostik. Enke, Stuttgart

Elke M, Schmitt HE, Brune K (1982) Kontrastmittel in der Röntgendiagnostik. Untersuchungen, Komplikationen, Behandlung. Thieme, Stuttgart New York

Taenzer V, Zeitler E (1983) Contrast media in urography, angiography and computerized tomography. Thieme, Stuttgart New York

3 Angiographieanlagen

M. GEORGI und H.-P. BUSCH

Die Durchführung von KM-Untersuchungen am Gefäßsystem erfordert apparative Voraussetzungen, die unterschiedlich groß sind. So können Phlebographien im Bereich der Extremitäten wegen des langsamen Blut- und damit KM-Abflusses an normalen Durchleuchtungsgeräten im Zielaufnahmebetrieb ausgeführt werden. Das KM wird hierbei manuell injiziert. Die rasche Strömung in den größeren Arterien erfordert dagegen fast immer die maschinelle Injektion großer KM-Volumina in kurzer Zeit, um eine ausreichende Kontrastierung zu erhalten. Außerdem wird eine Serienaufnahmevorrichtung benötigt, um alle Phasen des KM-Transports zu erfassen.

Die zur Angiographie verwendeten Röntgenanlagen haben daher mehrere Aufgaben zu erfüllen. Die Einführung und Steuerung eines Angiographiekatheters oder auch einer Punktionskanüle wie bei der translumbalen Aortographie erfordert eine Durchleuchtungseinheit. Diese besteht aus einer Röntgenbildverstärkerfernsehkette, die auch zur Magnetaufzeichnung des Durchleuchtungsbilds, zur Röntgenkinematographie und nicht zuletzt auch für die digitale Subtraktionsangiographie (DSA) benötigt wird. Die Bildaufzeichnung nach der KM-Injektion erfolgt üblicherweise mit großformatigen Blattfilmwechslern, die Bildfrequenzen bis 6 Bilder/s zulassen. Zum Teil wird bereits auf die Großaufnahme verzichtet und auf die indirekte Bildverstärkerphotographie zurückgegriffen. Das hierbei überwiegend verwendete 100 × 100 mm große Mittelformat bietet bei einer dem Großformat entsprechenden Auflösung den Vorteil der geringeren Strahlenbelastung und Filmkosten. Von Nachteil ist, daß für eine Demonstration in größerem Kreise Projektionshilfen benötigt werden.

Für die direkte Angiographie im Bereich der Extremitäten ist die Durchleuchtungsmöglichkeit nicht unbedingt erforderlich. So wurden für die Bein- und Armarteriographie Kassettenfilmwechsler konstruiert, mit denen mehrere 20 × 96 cm große Aufnahmen im Abstand von 1–6 s belichtet werden.

3.1 Grundmodelle von Angiographieanlagen

Ein wichtiger Bestandteil einer Angiographieanlage ist ein leistungsfähiger Generator, der bei 100 kV Spannung 100–150 kW abgeben kann. Entsprechend hohe Anforderungen werden an die Röntgenröhren im Serienaufnahmebetrieb gestellt. Sie müssen eine große Wärmebelastung aushalten.

Moderne Angiographieeinrichtungen bestehen aus dem Patientenlagerungstisch, einer Durchleuchtungseinheit und der Serienaufnahmevorrichtung. Als Notlösungen werden für die Angiographie mitunter auch normale Durchleuchtungsgeräte eingesetzt, die mit einem Zusatz zur Ausfertigung von Serienaufnahmen ausgerüstet sind. In der Regel werden ausschließlich für die Angiographie konzipierte Anlagen verwendet.

3.1.1 Angiographieeinrichtung mit getrenntem Durchleuchtungs- und Serienaufnahmebetrieb

Einen weit verbreiteten Typ von Angiographieanlagen zeigt Abbildung 8. Der Patient befindet sich auf einem Lagerungstisch, dessen Tischplatte nach allen Seiten verschiebbar „schwimmend" angeordnet ist. Diese ist darüber hinaus mit einem Schrittschaltwerk versehen, das sie bei aortofemoralen Angiographien dem KM-Abstrom mit dem Blutfluß angepaßt in Längsrichtung fußwärts verschiebt.

Im Sockel des Patententisches befindet sich eine Untertischröntgenröhre, die zusammen mit einem Übertischbildverstärker die Durchleuchtungseinheit bildet. Das Bildverstärkerausgangsbild wird mit einer Fernsehkamera auf ein Sichtgerät

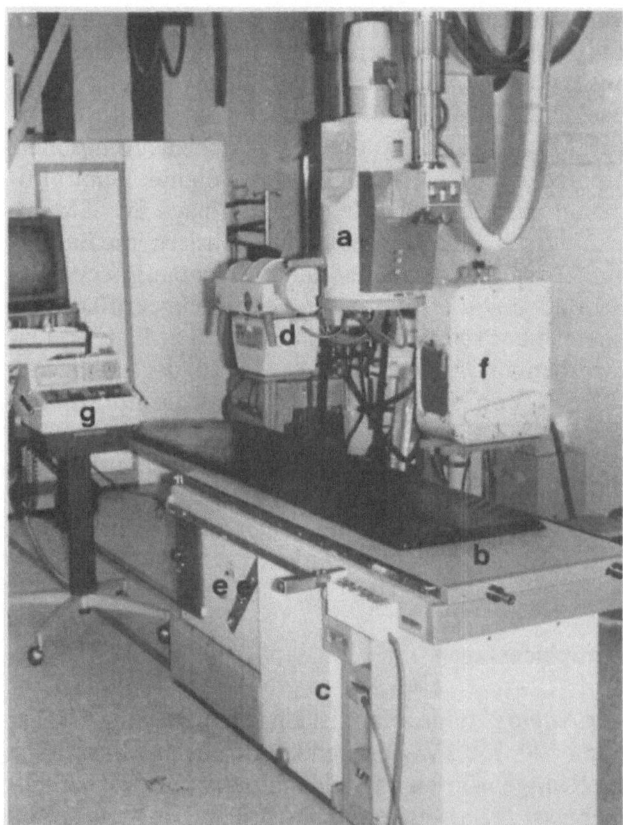

Abb. 8. Angiographieanlage mit getrennter Durchleuchtungs- und Serienaufnahme-Einheit. *a* Röntgenbildverstärker, *b* Patientenlagerungstisch, *c* Untertischröntgenröhre (verkleidet), *d* Übertischröntgenröhre, *e* Blattfilmwechsler a. p., *f* seitlicher Blattfilmwechsler, *g* Hochdruckinjektor

übertragen. Bei Vorhandensein eines optischen Lichtverteilers kann es mit einer Mittelformatkamera für die spätere Aufnahmeserie nach KM-Injektion benutzt werden. Überwiegend dient heute noch diese Durchleuchtungseinheit dem kontrollierten Einführen des Katheters oder in speziellen Fällen der Punktionskanüle. Haben diese die gewünschte Position erlangt, wird der Patient mit der Tischplatte in der Weise verschoben, daß die zu untersuchende Gefäßregion sich zwischen der Serienaufnahmevorrichtung befindet. Meistens besteht diese aus einer Übertischröntgenröhre und einem Untertischblattfilmwechsler. Diese arbeiten mit den Filmformaten 35 × 35 cm oder bei vorwiegend neuroradiologischen Fragestellungen im Format 24 × 30 cm. Mit dem AOT-Blattfilmwechsler (Fa. Elema-Schönander, Schweden) können bis zu 6 Bilder/s angefertigt werden. Der weniger voluminöse PUCK-Wechsler derselben Herstellerfirma erlaubt nur eine maximale Bildfrequenz von 3 Bildern/s, die für die meisten Fragestellungen ausreicht.

Für den simultanen Zweiebenenbetrieb wird mit einer zweiten Röntgenröhre ein weiterer, seitlich und oberhalb des Lagerungstisches befindlicher Filmwechsler betrieben. Durch alternierendes Belichten der Filme in beiden Wechslern können mit einer KM-Injektion Aufnahmen im sagittalen und frontalen Strahlengang angefertigt werden. Diese Betriebsform findet routinemäßig bei zerebralen Angiographien Anwendung.

Der Vorteil des beschriebenen Anlagetyps besteht darin, daß der Patient von allen Seiten gut zugänglich ist und die Bedingungen seitens des Strahlenschutzes bei der Übertischbildverstärkerposition günstig sind. Nachteilig ist, daß der Patient erst mit der Tischplatte verschoben werden muß, um in die Position für Serienaufnahmen zu gelangen. Bei manchen diffizilen selektiven Angiographien erhöht sich dadurch das Risiko einer Katheterdislokation. Außerdem sind Schrägprojektionen senkrecht zur Körperlängsachse nur durch Umlagerung des Patienten zu erreichen.

3.1.2 Angiographieanlagen mit U- oder C-Bögen

Es wurden Angiographieeinrichtungen entwickelt, bei denen Röntgenröhre und der gegen einen Filmwechsler motorisch schnell austauschbare Bildverstärker einander gegenüberliegend auf den Armen eines U- oder C-Bogens montiert sind (Abb. 9). Der Patient befindet sich auf einer Tischplatte im Drehpunkt der möglichen Kreisbewegung. Neben Schrägprojektionen senkrecht zur Körperlängsachse sind bei einigen Konstruktionen auch solche in dieser durchführbar. Wegen des beträchtlichen Gewichts werden diese U- oder C-Bögen meist an Bodenstativen befestigt. Der Durchleuchtungs- und Serienaufnahmebetrieb ist bei einigen Anlagen in allen Röhrenpositionen möglich.

Das Durchleuchtungsbild ist wegen des größeren Fokusbildverstärkerabstands besser als bei der Untertischposition der Röntgenröhre. Sowohl für die Bildverstärkerphotographie im Mittelformat als auch für die DSA ist diese Qualitätssteigerung von großem Vorteil. Ein schon angedeuteter Nachteil der Übertischröntgenröhrenanordnung ist die höhere Strahlenbelastung des Personals durch Streustrahlung (s. Kap. 6).

Fortschritte in der Technologie des Röntgenbildverstärkers haben dazu geführt, daß heute Angiographiearbeitsplätze installiert werden, die unter Verzicht

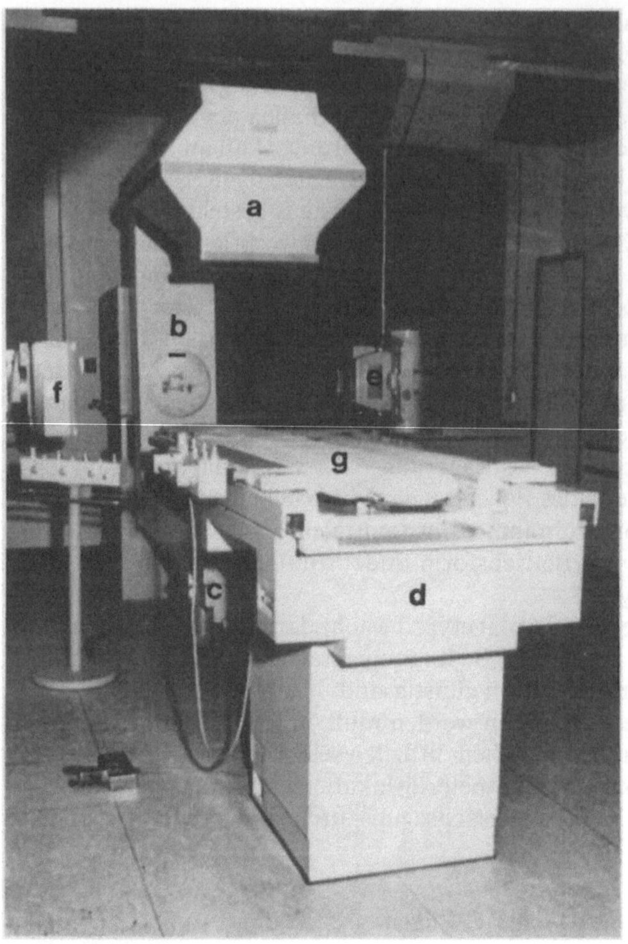

Abb. 9. Angiographiearbeitsplatz mit U-Bogen. *a* Röntgenröhren, *b* U-Bogen, *c* Untertischbild-verstärker, *d* Lagerungstisch, *e* Röntgenröhre für seitliche Projektion, *f* Blattfilmwechsler seit-lich, *g* Tischplatte

von Blattfilmwechslern ausschließlich mit der Bildverstärkerphotographie arbei-ten. Wir verwenden einen Großbildverstärker, der über einen Eingangsschirm-durchmesser von 57 cm verfügt. Seine Ortsauflösung entspricht mit 2,3 Lp/mm bei Anwendung der Mittelformattechnik derjenigen konventioneller Blattfilm-wechsler. Sein großes Eingangsformat und die gute Auflösung lassen ihn beson-ders gut für die DSA im Aortofemoralbereich geeignet erscheinen.

3.2 KM-Injektoren

Die für die KM-Applikation verwendeten Kanülen und Katheter setzen aufgrund ihres begrenzten Lumens und ihrer Länge der raschen Injektion einen Widerstand entgegen, der manuell oft nicht zu überwinden ist. Das gilt v. a. für das arterielle

Gefäßsystem, bei dem häufig große Volumina in kurzer Zeit für eine ausreichende Kontrastdarstellung injiziert werden müssen. Neben auf dem Hebelprinzip beruhenden mechanischen Injektionsapparaten wurden auch solche entwickelt, die Preßluft als treibende Kraft verwendeten. Mit diesen Geräten kann durch Vorwahl des Volumens und des Drucks die KM-Dosis und die Flußrate dem darzustellenden Gefäßbereich nur grob angepaßt werden. Zur Vermeidung von Fehlinjektionen wie Organüberspritzung oder Gefäßintimaläsionen wurden diese Injektionen vorwiegend für Übersichtsaortographien angewendet.

Moderne KM-Applikatoren arbeiten elektronisch gesteuert mit elektromechanischem Antrieb. Im Gegensatz zu pneumatischen Geräten werden hierbei unabhängig von Lumen, Länge und Anzahl der Endlöcher des Katheters bei exakter Flow- und Volumensteuerung definierte Injektionsabläufe erzielt. Diese können der darzustellenden Gefäßregion optimal angepaßt werden und lassen sich auch exakt reproduzieren. Durch einstellbare Druckbegrenzung und Angabe des tatsächlich aufgetretenen Drucks können auch englumige Katheter ohne Gefahr des Platzens verwendet werden (Abb. 10).

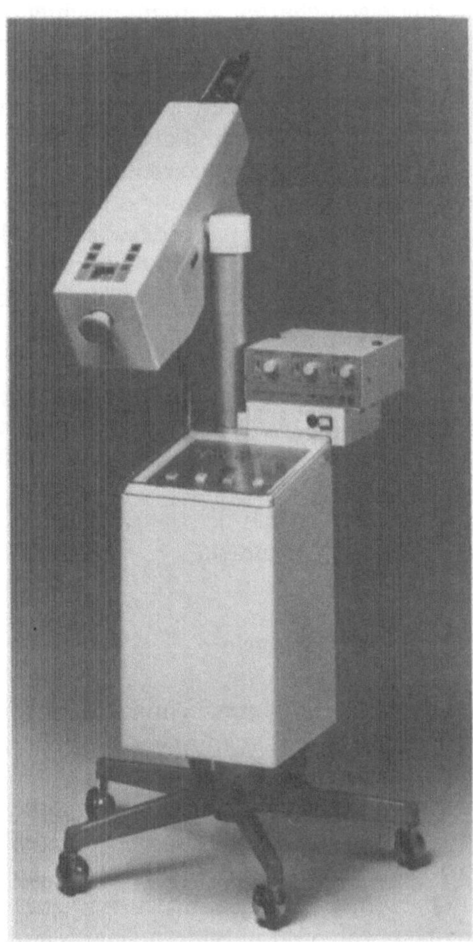

Abb. 10. Volumenflowgesteuerter KM-Injektor SIMTRAC (Fa. Siemens)

Die Auslösung der Druckspritze erfolgt automatisch gekoppelt mit der Filmserie, wobei deren Start mit einer am Injektor einstellbaren Verzögerung möglich
ist. Da sich auch kleinste Teilmengen und niedrigste Flußraten einstellen lassen,
kann von der ungenaueren und mit Strahlenbelastung verbundenen manuellen
Injektion weitgehend abgesehen werden. Bei bestimmten Fragestellungen, v. a. im
kardiologischen Bereich, ist auch eine EKG-getriggerte KM-Injektion möglich.

3.3 Magnetbandspeicherung

Bei Röntgendurchleuchtungsbetrieb wird der Ausgangsschirm des Bildverstär-
kers durch eine Fernsehkamera auf Sichtgeräte (Monitore) im Angiographie-
raum übertragen. Entsprechend der europäischen Fernsehnorm besteht ein Videobild aus 625 Zeilen bei einer Bildfrequenz von 25 Bildern/s. Durch das Zeilen-
raster und die Übertragungseigenschaften der Videokette (Bandbreite 5 MHz) ist
die örtliche Auflösung bei einem BV-Durchmesser von 23 cm etwa um einen Faktor 3 geringer als bei konventionellen Röntgenbildern. Zur Verbesserung der Abbildungseigenschaften werden zunehmend hochauflösende Fernsehanlagen benutzt, die mit einer Zeilenzahl von 1 249 Zeilen (Bandbreite 25 MHz) eine Verbesserung der Auflösung um 50% erreichen.

Bei angiographischen Untersuchungen dient die Durchleuchtung nicht nur
der Katheterkontrolle und der Auswahl geeigneter Bildausschnitte, sondern auch
der hämodynamischen Beurteilung der Durchblutung. Der Magnetbandspeicher
ermöglicht eine Aufzeichnung der KM-Passage parallel zur Darstellung auf dem
Videomonitor. Hohe Anforderungen an die Bildqualität erfordern leistungsfähi-
ge Videorecorder, wie sie speziell für röntgenologische Anwendungen entwickelt
wurden (Bandbreite 10 MHz). Durch mehrmalige Wiederholung der gespeicherten Durchleuchtungsszene und eine Betrachtung in Zeitlupe ("slow motion") und
bei Bildstillstand werden zusätzliche Informationen ohne erneute Strahlenbelastung gewonnen. Bei Befundbesprechungen und Lehrveranstaltungen kann die
Magnetbandaufzeichnung über Monitore einem größeren Zuschauerkreis de-
monstriert werden. Mit einer Aufzeichnungsdauer von etwa 2 h/Band ist eine
langfristige Archivierung möglich.

In letzter Zeit hat die Magnetbandspeicherung im Rahmen der DSA erneut
an Bedeutung gewonnen.

3.4 Videodensitometrie

Angiographische Untersuchungen ermöglichen neben der Gefäßdarstellung die
Beurteilung hämodynamischer Veränderungen. Während eine Betrachtung der
Durchleuchtungsszene die Festlegung der Strömungsrichtung und eine grobe Ab-
schätzung der Strömungsgeschwindigkeit erlaubt, erfordert eine quantitative
Analyse der Gefäßdurchblutung zusätzliche apparative Voraussetzungen. Seit et-
wa 15 Jahren werden Blutflußmessungen mit der Kine- und Videodensitometrie
durchgeführt. Bei der Kinedensitometrie wird die Bewegung des KM mit einer
Frequenz von 50–150 Bildern/s auf Kinofilm aufgezeichnet. Während der Rück-

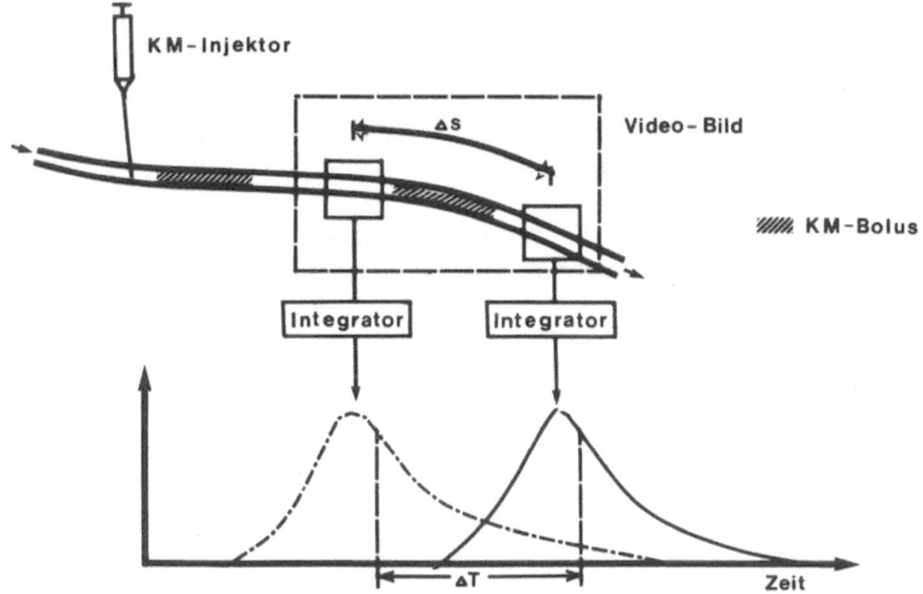

Abb. 11. Meßprinzip der *absoluten* Blutflußmessung

projektion registrieren Photoelemente die Änderung der Lichtintensität an entsprechenden Gefäßstellen als „Densitometriekurve". Der hohe organisatorische Aufwand der Entwicklung, Projektion und Auswertung von 500–1 000 Bildern führte in den letzten Jahren zu einer Bevorzugung der Videodensitometrie. Nach Aufzeichnung der KM-Passage auf einem Videorecorder werden bei einer Wiedergabe der Durchleuchtungsszene Meßfenster auf die entsprechenden Gefäße gelegt. Die Videoamplitude wird innerhalb dieser Meßfenster integriert und mit einer Frequenz von 50 Bildern/s abgespeichert (Abb. 11).

Für eine absolute Flußmessung müssen als Parameter die Passagezeit ($\triangle T$) des KM-Bolus zwischen zwei Meßfenstern, der Abstand der Meßorte ($\triangle s$) und der Gefäßradius (r) bekannt sein. Der Blutfluß (F) wird bestimmt durch die Gleichung:

$$F = \pi r^2 \cdot \triangle s \cdot 60 / \triangle T.$$

Zur Berechnung der Passagezeit werden in der Literatur unterschiedliche Auswertekriterien der Densitometriekurven beschrieben. Eigene Testmessungen ergaben gute Ergebnisse bei Auswertung der zeitlichen Verschiebung der Kurvenschwerpunkte ("mean transit time") zwischen den Meßfenstern ($\triangle T$). Während die Messung der Gefäßstrecke ($\triangle s$) aus dem Videobild erfolgen kann, ist wegen der erforderlichen Genauigkeit eine Messung des Gefäßdurchmessers über Maßstabsfaktoren aus dem Röntgenbild notwendig.

Relative Durchflußmessungen erfordern keine Bestimmung der Gefäßdimensionen. Beispiele für die klinische Anwendung der beschriebenen relativen und absoluten Flußmessungen sind die Beurteilung der hämodynamischen Wirkung von Gefäßstenosen, der Auswirkung von transluminalen Gefäßerweiterungen (PTA) und die Bestimmung der Leberdurchblutung als prognostisches Kriterium vor Shunt-Operationen bei Leberzirrhose.

3.5 Angiographische Filmsubtraktion

Bereits seit Mitte der 30er Jahre (Ziedses des Plantes) wird die Filmsubtraktion zur Darstellung kleiner Unterschiede zwischen zwei Röntgenaufnahmen angewandt. Bei angiographischen Untersuchungen kann die Auslöschung überlagernder Hintergrundstrukturen zu einer besseren Darstellung der Gefäße führen. Zur Filmsubtraktion wird ein Röntgenbild vor der KM-Injektion als Leerbild von einem Füllungsbild subtrahiert. Das Ergebnis ist eine Gefäßdarstellung bei weitgehender Unterdrückung von Knochen- und Weichteilstrukturen.

Mit einem speziellen Belichtungsgerät (Cronex-Printer, Du Pont) und einem entsprechenden Film (Cronex Subtraction Film, Du Pont) wird im ersten Arbeitsgang eine Kontaktkopie der Leeraufnahme mit umgekehrter Schwärzung als Maskenbild hergestellt. Durch das Leerbild hindurch wird der Maskenfilm 4–6 s belichtet. Im zweiten Arbeitsgang wird das Füllungsbild auf den Maskenfilm gelegt. Durch diese Kombination hindurch wird ein entsprechender Film (Cronex Print Film, Du Pont) 8–12 s belichtet. Nach Entwicklung der Subtraktionsaufnahme kann die Gefäßdarstellung am Leuchtkasten beurteilt werden.

Ein Vergleich der Filmsubtraktion mit der digitalen Subtraktionstechnik (s. Kap. 14) ergibt als Vorteil der Filmsubtraktion den geringen apparativen Aufwand, als Nachteil den zusätzlichen Zeitaufwand von etwa 15 min. Bei größerer örtlicher Auflösung besitzt die Filmsubtraktion jedoch im Vergleich zur digitalen Subtraktionstechnik eine geringere Kontrastverstärkung.

Für arterielle Gefäßdarstellungen stellt die Filmsubtraktion neben der digitalen Subtraktionstechnik auch weiterhin eine einfache und preisgünstige Methode zur Verbesserung der angiographischen Information dar.

Literatur

Amplatz K (1983) Rapid film changers. In: Abrams angiography. 3rd edn, vol I. Little, Brown & Co, Boston, pp 105–125

Frommhold W, Gajewski H, Schoen HD (1979) Medizinische Röntgentechnik. Thieme, Stuttgart

Gebauer A, Lissner J, Schott O (1974) Das Röntgenfernsehen. Thieme, Stuttgart

Heintzen PH, Bürsch JH (1978) Roentgen-video-techniques. Thieme, Stuttgart

Heuck FHW (1983) Radiological functial analysis of the vascular system. Springer, Berlin Heidelberg New York Tokyo

Lantz BMT, Foerster JM, Link DP, Holcraft JW (1980) Determination of relative blood flow in single arteries – new video dilution technique. AJR 134:1161–1168

Rutishauser W (1969) Kreislaufanalyse mittels Röntgendensitometrie. Huber, Bern

Schlungbaum W (1979) Medizinische Strahlenkunde, 6. Aufl. Gruyter, Berlin New York, pp 125–144, 231–237

4 Vorbereitung des Angiographiepatienten und Nachsorge

M. GEORGI

4.1 Aufklärung

Mit Ausnahme von Notfällen erfolgt die Durchführung einer Angiographie nicht unter akutem Zeitdruck. Die so untersuchten Patienten können und müssen über den geplanten Eingriff aufgeklärt werden und ihr Einverständnis dazu geben. Bei Kindern und Jugendlichen unter 18 Jahren wird dieses von den Eltern oder dem gesetzlichen Vormund erteilt. Von dieser Aufklärungspflicht werden von juristischer Seite nur bewußtlose, akut lebensgefährdete Patienten ausgenommen. Von diesen wird angenommen, daß sie bei Bewußtsein ihre Einwilligung in den absolut notwendigen Eingriff gegeben hätten.

Eine umfassende Aufklärung setzt voraus, daß der Patient die Notwendigkeit der vorgesehenen Untersuchung einsieht. Ihm muß verständlich gemacht werden, welche Bedeutung die geplante Gefäßuntersuchung für seine weitere Behandlung hat und welche nachteiligen Folgen ihre Unterlassung haben kann. Dagegen sind die Risiken der geplanten Angiographie abzuwägen und zu erläutern. Hierbei ist es sinnvoll, ihre Häufigkeit in Prozenten anzugeben. Auf den Patienten wirkt es sehr beruhigend, wenn ihm – natürlich wahrheitsentsprechend – mitgeteilt wird, daß sich solche oder bestimmte Zwischenfälle bei eigenen Untersuchungen äußerst selten, schon lange nicht mehr oder bisher gar nicht ereignet haben.

Nach Kern u. Laufs (1982) sollte die Aufklärung eines Patienten formfrei und am besten im persönlichen Gespräch mit dem später untersuchenden Arzt erfolgen. Als Gesprächsunterlagen können Merkblätter dienen, die als Vordrucke auch kommerziell erhältlich sind. Allerdings wird betont, daß der Beweiswert einer vom Patienten unterschriebenen Einverständniserklärung stark davon abhängt, wie genau der aufklärende Arzt die Aufklärung auf den Einzelfall abgestimmt hat. Dabei sollte dem Patienten Zeit gelassen werden, seinen Entschluß in Ruhe zu fassen. Die Aufklärung sollte daher spätestens am Tag vor der Untersuchung erfolgen. Nicht nur nach eigenen Erfahrungen führt die „totale" Aufklärung zur Verunsicherung v. a. ängstlicher Patienten. Nicht selten bleibt dann die Zustimmung zu einem klinisch indizierten Eingriff aus, wofür die überweisenden oder den Eingriff anordnenden Ärzte nur wenig Verständnis aufbringen. Der die Gefäßdarstellung ausführende Radiologe sollte daher nicht nur die Untersuchung, sondern auch die Aufklärung so schonend wie möglich vornehmen.

4.2 Körperliche Voraussetzungen für die Durchführung der Angiographie

Neben der klaren und eindeutigen Indikation zur Durchführung einer Angiographie müssen auch Mindestanforderungen an den Zustand des zu untersuchenden

Patienten gestellt werden. Diese können sich von einer zur anderen Art der Gefäßdarstellung durchaus unterscheiden. In Notfällen – wie bei Unfallverletzten – sind die Voraussetzungen zur Vornahme einer Angiographie meist schlechter als bei einem Tage vorher zu planenden Eingriff.

Da die Angiographie einen Eingriff in das Gefäßsystem darstellt, kommt dessen Funktionsparametern die größte Bedeutung zu. Neben einem möglichst stabilen Kreislauf, der bei Notfallpatienten von Intensivmedizinern hergestellt werden muß, spielt eine intakte Blutgerinnung die Hauptrolle. Die wichtigste Laboruntersuchung ist hierbei der Quick-Wert, ohne den keine arterielle Angiographie oder Punktion eines parenchymatösen Organs vorgenommen werden sollte. In komplizierten Fällen sollten auch Hb-Wert, Thrombozytenzahl und evtl. Blutungszeit bekannt sein.

Für die Vornahme einer Direktpunktion der Aorta bei der translumbalen Aortographie (TLA) muß ein Quick-Wert von über 60% gefordert werden. Entsprechendes gilt für Leber- und Milzpunktionen im Rahmen angiographischer Untersuchungen.

Als Voraussetzung zur Arterienpunktion im Leisten- und Axillarbereich sollte der Quick-Wert über 30% betragen. Andernfalls kann der Untersucher durch eine erhebliche Verlängerung der Kompressionszeit der Punktionsstelle überrascht werden. Auch die gefäßchirurgische Versorgung ist dann u. U. erforderlich. Für eine Venenpunktion im Leistenbereich gelten dieselben Bedingungen, da hierbei unbeabsichtigt die A. femoralis punktiert werden kann.

Die Punktion peripherer Venen ist ab einem Quick-Wert über 10% zu verantworten, da sie unter Sicht komprimiert werden können.

Bei zu niedrigem Quick-Wert ist eine Anhebung durch Vitamin-K-Gabe an den Vortagen möglich. Kurzfristig kann eine Prothrombinkonzentratinfusion (PPSB) unmittelbar vor der Untersuchung die Gerinnungssituation verbessern.

Auch Thrombozytenzahlen unter 50000/mm^3 stellen eine Kontraindikation zur Angiographie dar und müssen notfalls durch Infusion von Thrombozytenkonzentrat angehoben werden.

Eine schwere Anämie mit Hb-Werten unter 8 mg-% (ca. 5 µmol/l) stellt eine Kontrastdarstellung des arteriellen Systems oder eine Organpunktion mit Blutungsgefahr in Frage. Müssen sie dennoch notfallmäßig durchgeführt werden, ist die Bereitstellung schon gekreuzter Blutkonserven und intensivmedizinisches Stand-by erforderlich. Eine Einschränkung der Nierenfunktion sollte bekannt sein, um das benötigte KM auf ein Minimum zu begrenzen.

Wegen der Möglichkeit von Zwischenfällen mit Aspirationsgefahr muß der Patient zur Angiographie *nüchtern* bleiben.

4.3 Analgesie

Die überwiegende Zahl angiographischer Untersuchungen im Erwachsenenalter kann in Lokalanästhesie des Punktionsorts ausgeführt werden. Zur Vermeidung psychischer Traumen und im Interesse einer vollständigen Ruhigstellung führen wir die Katheterangiographie bei Kindern unter 10 Jahren grundsätzlich in Vollnarkose durch. Bei älteren Kindern muß von Fall zu Fall entschieden werden, ob die Untersuchung auch in Lokalanästhesie möglich ist.

Die direkte Karotisangiographie und die Brachialisgegenstromangiographie wird von zahlreichen Untersuchern in Vollnarkose durchgeführt. Gleiches gilt für die translumbale Aortographie, bei der wir die Spinalanästhesie bevorzugen. Im Rahmen einer Angiotherapie kann die Embolisation arterieller Gefäße sehr schmerzhaft sein. Hier hat sich bei der Embolisation der Nierenarterien die Periduralanästhesie bewährt, die über im Periduralraum liegende Kunststoffkanülen gesteuert werden kann.

Eine medikamentöse Ruhigstellung des Patienten vor einer Katheteruntersuchung ist nur selten erforderlich. Bei unruhigen Patienten empfiehlt es sich, ca. 15 min vor Beginn der Untersuchung 5 mg Valium i.m. zu verabreichen. Entwickelt der Patient erst während der Untersuchung eine stärkere Unruhe, können ihm auch 5–10 mg derselben Substanz i.v. gegeben werden, die dann in der Regel sofort wirkt. Da hierbei eine Senkung des Blutdrucks möglich ist, muß dieser vorher und nachher kontrolliert werden.

Ist bei einem angiographischen Eingriff von vornherein mit stärkeren Schmerzen zu rechnen, sollte mit der Vollnarkose nicht gezögert werden. Wird wie bei der perkutanen Gallengangdrainage nach Feinnadelcholangiographie aus einem diagnostischen ein therapeutischer, mit Schmerzen verbundener Eingriff, kann nach intravenöser Gabe von 30 mg Fortral in wenigen Minuten eine gute Analgesie erzielt werden. Wichtig ist auch hierbei die Kontrolle des Blutdrucks.

4.4 Nachbehandlung des Angiographiepatienten

Die Vornahme einer Angiographie stellt einen den Patienten physisch und psychisch belastenden Eingriff dar. Dieser besteht aus dem mehr oder weniger großen Trauma des Zugangs zum Gefäßsystem und der Verabreichung einer meist hohen Dosis nierengängigen Kontrastmittels. Die Versorgung der Punktionsstelle erfolgt sofort nach Abschluß der Untersuchung. Wurde ein größeres Gefäß wie die Aorta, die A. oder V. femoralis oder die A. axillaris punktiert, hat der Patient eine mehrstündige bis eintägige Bettruhe einzuhalten, damit Nachblutungen und Hämatome möglichst vermieden werden.

Wurde die Aorta abdominalis bei der translumbalen Aortographie direkt punktiert, muß der Patient eine 24 stündige Bettruhe haben. Während der ersten drei Stunden sollte halbstündlich Puls und Blutdruck gemessen werden, um einen durch Nachblutung bedingten Kreislaufkollaps früh zu erkennen. Auch nach Punktion der A. femoralis empfehlen wir eine 24 stündige Bettruhe mit Belassen des sofort nach der Angiographie angelegten Druckverbands. Nach Punktion der V. femoralis zur Katheterangiographie sollte der Patient mit leichtem Druckverband 6 h liegen. Das danach erlaubte Aufstehen beugt thrombembolischen Komplikationen vor.

Da die bei Angiographien verabreichte KM-Gesamtdosis oft 2 ml/kg Körpergewicht übersteigt, sollte der Patient danach zum reichlichen Trinken aufgefordert werden, um über eine gesteigerte Diurese die KM-Ausscheidung zu fördern. Eine Einschränkung der Nierenfunktion schließt die Durchführung einer Angiographie nicht aus. Sie muß vorher bekannt sein, damit schon bei der Planung des Eingriffs eine Minimaldosis KM einkalkuliert wird.

Nach Punktion parenchymatöser Organe wie der Leber bei der Cholangiographie oder der Milz bei einer Splenoportographie muß der Patient ebenfalls eine 24 stündige Bettruhe einhalten. Nach einer Milzpunktion sollte der Patient Linksseitenlage einnehmen, damit die Milz durch den Druck der Abdominalwand im Punktionsbereich etwas komprimiert wird. Zur frühzeitigen Erkennung einer Nachblutung sind auch hier Puls- und Blutdruckkontrollen in halbstündigem Abstand über 3 h angezeigt.

Nicht zuletzt soll darauf hingewiesen werden, daß dem Patienten selbst diese Verhaltensmaßregeln genau mitgeteilt werden. Aus negativer Erfahrung muß ausdrücklich betont werden, daß die angeordnete strenge Bettruhe auch den WC-Besuch ausschließt.

Literatur

Kern BR, Laufs A (1982) Die ärztliche Aufklärungspflicht bei der diagnostischen Anwendung jodhaltiger Kontrastmittel. Röntgenpraxis 35:33–38

5 Angiographische Komplikationen

M. Georgi

Die Angiographie ist wie jedes invasive Verfahren mit Risiken verbunden. Die dabei auftretenden Zwischenfälle können unterschiedliche Ursachen haben.

So hat bereits die Untersuchungsart Einfluß auf die Komplikationsrate. Zwischenfälle bei der Arteriographie sind häufiger und meist folgenschwerer als bei der Venographie.

Einen großen Einfluß auf die Häufigkeit von Komplikationen hat die Untersuchungstechnik, die wesentlich vom manuellen Geschick und der Übung des Untersuchers abhängt. Hessel et al. (1981) konnten statistisch gesichert nachweisen, daß ein direkter Zusammenhang zwischen der Zahl jährlicher Angiographien und der Zwischenfallrate besteht. Diese ist um so höher, je geringer die Untersuchungsfrequenz und je schlechter die Anleitung ist.

In Kap. 4 wurde bereits darauf hingewiesen, daß der Zustand des untersuchten Patienten nicht ohne Einfluß auf mögliche Komplikationen ist. Neben allgemeinen körperlichen Voraussetzungen ist hierbei v. a. eine intakte Blutgerinnung zur Vermeidung von Zwischenfällen erforderlich.

KM-bedingte Zwischenfälle können auf Unverträglichkeit, lokaler Schädigung, Überdosierung oder Nierendysfunktion beruhen. Auf sie wurde im Kap. 2 bereits näher eingegangen.

Das weitestmögliche Vermeiden von Komplikationen bei der Angiographie erfordert eine sorgfältige Voruntersuchung des Patienten und die einwandfreie Durchführung des Eingriffs. Ereignen sich dennoch Zwischenfälle, müssen diese rasch erkannt werden, damit die richtige Behandlung so schnell wie möglich erfolgt.

5.1 Komplikationen bei der arteriellen Gefäßdarstellung

Vor jeder Arteriographie sollte ein sorgfältiger Pulsstatus erhoben werden. So hat sich vor der Katheterinsertion in die A. femoralis die Markierung der Fußpulse mit Farbstrichen (Filzstift, Kugelschreiber) bewährt. Bei einem Verlust des Pulses während oder nach der Angiographie muß dieser nicht lange gesucht werden. Die Pulskontrolle wird durch diese einfache Maßnahme wesentlich erleichtert.

5.1.1 Komplikationen am Punktionsort

Die Wahl des Punktionsortes hat ebenfalls Einfluß auf die Häufigkeit von Zwischenfällen. In einer Sammelstatistik von 118 591 Untersuchungen konnten Hessel et al. (1981) feststellen, daß bei transfemoralen Angiographien in 1,73%, bei der translumbalen Aortographie in 2,89% und bei der transaxillären Katheterangiographie in 3,29% aller Fälle Komplikationen auftraten.

Die häufigsten Komplikationen am Punktionsort sind das *lokale Hämatom* und die *Nachblutung*. Beide werden durch Hypertonus, schwere Arteriosklerose, Störungen des Gerinnungsstatus und sehr traumatische Gefäßpunktion begünstigt. Zur letzteren sind zahlreiche Punktionsversuche und die Wahl zu kaliberstarker Kanülen und Katheter zu zählen. Kommt eine Nachblutung nach einer Kompressionsdauer von 1 h nicht zum Stehen oder entwickelt sich ein immer größer werdendes Hämatom von Überfaustgröße, muß eine chirurgische Behandlung erfolgen. Gleiches gilt, wenn bei Entstehung eines pulsierenden Tumors ein falsches Aneurysma anzunehmen ist.

Zu den gefürchtesten Komplikationen am Punktionsort gehört die *arterielle Thrombose*. Sie wird häufiger bei Arteriographien im Kindeslater wegen der erhöhten Spasmusneigung und bei der schweren Arteriosklerose beobachtet. Auch die sehr traumatische Punktion (s. oben) oder Katheterinsertion kann sie begünstigen.

Bei Eintritt einer arteriellen Thrombose sind Kältegefühl, Schmerzen und Parästhesien in der betroffenen Extremität erste Hinweise auf dieses Ereignis. Daneben ist neben dem Pulsverlust und einer zunehmenden Weiß-Blau-Verfärbung auch eine fortschreitende Abnahme der Hauttemperatur zu beobachten. Diese kann durch vergleichendes Befühlen mit der anderen Extremität leicht erkannt werden. Da der Thrombose meist ein schwerer Spasmus vorausgeht, können bis zu 2 h konservative Behandlungsversuche unternommen werden. Diese bestehen in der Tieflagerung der betroffenen Extremität, wobei nach eigener Erfahrung bis zum Aufsitzen mit Hängenlassen des Beins gegangen werden kann. Eine gleichzeitige manuelle Kompression der Punktionsstelle ist möglich, aber wegen des bestehenden Spasmus meist gar nicht erforderlich. Weitere Behandlungsverfahren sind: Watteverband, Schmerzbekämpfung (falls erforderlich auch mit Morphin) und die intraarterielle Applikation von Vasodilatatoren wie Tolazolin. Ist hiermit die Wiederherstellung der Durchblutung nicht zu erzielen, muß eine gefäßchirurgische Behandlung erfolgen. Eine Fibrinolyse verbietet sich wegen der stattgehabten Arterienpunktion.

Bei unsachgemäß zu schräger Punktion oder atypischer Anatomie mit übereinander liegender Arterie und Vene ist die Ausbildung einer *arteriovenösen Fistel* möglich. Durch genügend lange Kompression der Punktionsstelle ist sie fast immer zu vermeiden. Andernfalls – v. a. bei hämodynamischer Wirksamkeit – ist eine Sanierung durch den Gefäßchirurgen notwendig.

Die bei der translumbalen Aortographie auftretenden Komplikationen sind dem Auge entzogen und erfordern eine sorgfältige Nachbeobachtung des Patienten. Das immer in geringem Ausmaß vorhandene, manchmal aber langsam größer werdende *retroperitoneale Hämatom* sollte durch Puls- und Blutdruckkontrollen frühzeitig erkannt werden. Dabei ist auf das subjektive Beschwerdebild des Patienten zu achten. Zunehmende Rückenschmerzen, Kollapsneigung und Subileuszustände bis zum vollständigen paralytischen Ileus deuten auf eine Nachblutung hin, die chirurgisch zu behandeln ist.

KM-Paravasate bei der Punktion der Aorta verursachen meist nur passagere Schmerzzustände und resorbieren sich rasch. Auch *Dissektionen* der Aortenwand mit subintimaler oder intramuraler KM-Depotbildung führen häufig, aber nicht immer zu Schmerzen, die in der Regel bald abklingen.

Die Punktion größerer Organarterien bei der translumbalen Aortographie bleibt meistens folgenlos. Nach versehentlicher Punktion der Nieren kann es allerdings zu bedrohlichen Hämaturien oder Blutungen in das Retroperitoneum kommen.

Gefürchtet ist v. a. die *Schädigung des Rückenmarks* mit nachfolgender Paraplegie, die nach Dissektion oder KM-Überflutung der A. radicularis magna Adamkiewicz auftreten kann. Diese Arterie geht von den unteren Interkostalarterien oder den oberen Lumbalarterien der Aorta ab. Die Häufigkeit dieser sowohl bei der translumbalen Aortographie als auch bei Katheterangiographie möglichen Komplikation wurde 1971 von MacAfee mit 0,03% beziffert. Wird das Ereignis bei noch liegender Kanüle oder noch liegendem Katheter bemerkt, kann versucht werden, durch Injektion von physiologischer NaCl-Lösung das KM zu verdünnen. Meist dürfte jeder Therapieversuch zu spät kommen.

5.1.2 Komplikationen der Katheterarteriographie

Neben den besprochenen Komplikationen am Punktionsort ist bei der Katheterangiographie mit weiteren Zwischenfällen zu rechnen, die durch das verwendete Instrumentarium oder die meist weit entfernte KM-Injektion bedingt sein können.

Trotz des relativ weichen Endes des bei der Seldinger-Technik verwendeten Führungsdrahts sind hiermit Verletzungen der Gefäßintima möglich. So v. a. bei arteriosklerotisch veränderten Arterien, bei denen die relativ weichen beetförmigen Plaques leicht unterminiert werden können. Führungsdraht und der darüber nachgeschobene Katheter liegen dann kurz- oder längerstreckig intramural (Abb. 12). Der dabei auftretende Widerstand ist oft gering und wird wegen des Kinking v. a. der Beckenarterien von Anfängern nicht genügend beachtet. Wie in Kap. 1.2 besprochen, sollte beim geringsten Widerstand in der Beckenetage auf den J-Sicherheitsdraht übergegangen werden.

Es soll hier noch einmal darauf hingewiesen werden, daß die Punktion der A. femoralis zur Katheterinsertion am sichersten unterhalb des Leistenbandes erfolgt. Andernfalls sind nicht ohne weiteres erkennbare Blutungen und Hämatome im Retroperitonealraum möglich (Abb. 13a, b).

Beim Einführen des Führungsdrahts über die liegende Punktionskanüle kann es in seltenen Fällen vorkommen, daß der Draht sich im Punktionsloch an der Arterienrückwand verhakt und nicht mehr gewaltlos herausgezogen werden kann. Um einen Einriß und damit eine durch Kompression nicht stillbare Blutung zu vermeiden, kann über den fest sitzenden Draht ein Katheter mit dünn ausgezogener Spitze geschoben werden. Beide gemeinsam lassen sich dann leicht entfernen.

Mit dem Führungsdraht oder der Katheterspitze können auch arteriosklerotische Plaques aus der Intima abgelöst und in die Peripherie embolisiert werden. Die Folge ist der vorher beschriebene arterielle Verschluß. Ereignet es sich in Eingeweidearterien, kann das Vollbild eines Mesenterialinfarkts oder bei der Nieren-

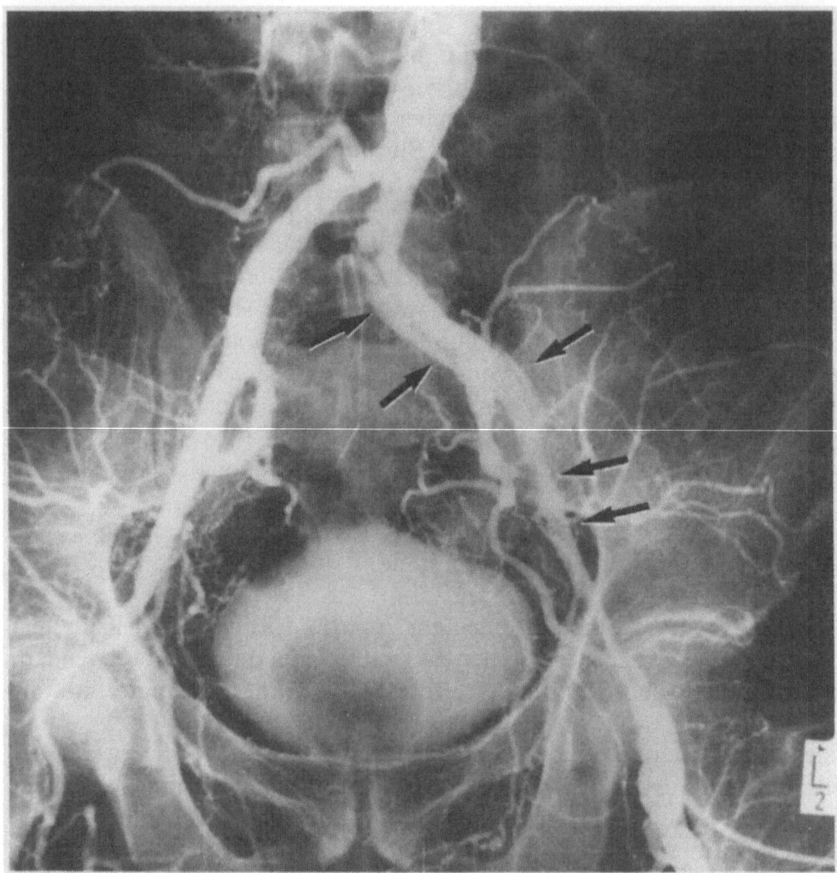

Abb. 12. Intramurale Katherpassage mit Wanddissektion der A. iliaca communis und externa links (*Pfeile*)

arterie ein Niereninfarkt entstehen. Hierdurch können sehr akut chirurgische Maßnahmen erforderlich werden.

Eine nicht zu unterschätzende Komplikationsmöglichkeit ist die Embolisation von Thromben, die am oder im Katheter entstehen und bei der Katheterspülung mit physiologischer NaCl-Lösung losgerissen werden können. Nach Hessel et al. (1981) prädisponieren hierfür Katheter mit zahlreichen Öffnungen im Spitzenbereich wie beim Pigtailkatheter. So können zwischen Endloch und letztem Seitloch bei zu wenig druckvoller Spülung Thromben entstehen, die dann bei der kräftigen KM-Injektion abgelöst werden. Gefürchtet sind dabei v. a. neurologische Komplikationen während der Katheterangiographie der supraaortalen Arterien. Ihre Inzidenz wird von Olivcrona (1979) mit 0,4% angegeben. Aus diesem Grund sollten Katheterwechsel über einen wiedereingeführten Führungsdraht immer distal des Aortenbogens vorgenommen werden.

Die *Perforation der Gefäßwand* mit nachfolgender Ruptur durch Führungsdraht oder Katheter wird besonders beim Aneurysma gefürchtet. Nach Hessel et

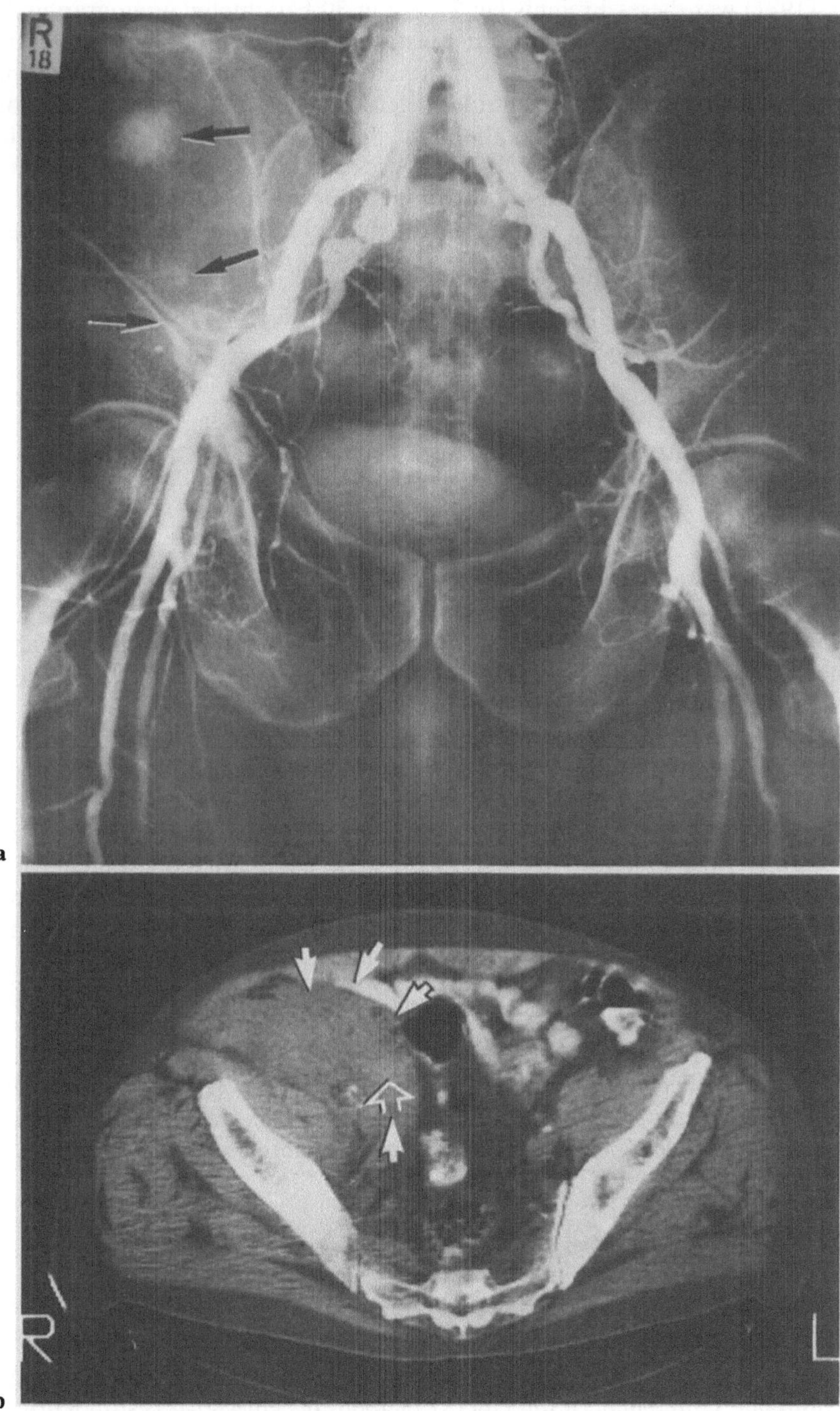

Abb. 13 a, b. Blutung in den Retroperitonealraum bei Punktion der A. femoralis oberhalb des Leistenbandes. **a** KM-Extravasate während der Beckenarteriographie (*Pfeile*), **b** großes retroperitoneales Hämatom im CT (*Pfeile*)

al. (1981) war dieses Ereignis bei 27% von 30 berichteten angiographischen Todesfällen die Todesursache. Es beweist, wie vorsichtig hierbei die Handhabung
des Angiographieinstrumentariums und die KM-Applikation zu erfolgen hat.

Der Bruch von Führungsdrähten oder Kathetern mit Liegenbleiben von Fragmenten in der arteriellen Strombahn macht fast immer die chirurgische Intervention mit Entfernung des Bruchstücks erforderlich. Ähnliches gilt für Angiographiekatheter, bei denen durch Manipulationen Knoten im Spitzenbereich entstanden sind. Allerdings wurden auch Möglichkeiten beschrieben, diese mit einem neu eingebrachten zweiten Angiographiekatheter wieder zu lösen.

5.2 Komplikationen bei der venösen Gefäßdarstellung

Wie bei der Arteriographie kann auch hierbei zwischen lokalen Zwischenfällen
am Punktionsort und Fernkomplikationen bei der Katheterphlebographie unterschieden werden.

5.2.1 Komplikationen am Punktionsort

KM-Paravasate durch Fehlpunktionen bei der Extremitätenphlebographie sind
meistens schmerzhaft und können auch zu Hautnekrosen führen. Die korrekte
Lage der Punktionskanüle muß daher stets vom Arzt überwacht werden. Bei wiederholten Punktionsversuchen muß durch Kompression sichergestellt sein, daß
die zuvor fehlpunktierten Venen dicht sind. Andernfalls kann auch hier der KM-
Austritt erfolgen.

Die *lokale Thrombophlebitis* ist nach Hach (1976) fast immer ein harmloses
Ereignis. Eine höhere Thromboserate wird nach Phlebographien beim postthrombotischen Syndrom beschrieben. Die Auslösung von Embolien durch die
Phlebographie bei frischer Thrombose durch die KM-Injektion erscheint für das
Niederdrucksystem der Venen eher unwahrscheinlich.

Die Komplikationen am Punktionsort bei der Katheterphlebographie bestehen vorwiegend in der Ausbildung von *Thrombosen* in der punktierten Vene. Daher sollte im Leistenbereich von der Anlegung schwerer Druckverbände abgesehen werden. Die Mobilisierung der Patienten nach wenigen Stunden Bettruhe
stellt eine wirksame Thromboseprophylaxe dar. Das Risiko der Katheterphlebographie ist aus den gleichen Gründen bei bettlägerigen Patienten erhöht.

5.2.2 Komplikationen bei der Katheterphlebographie

Die wesentlich dünnere Venenwand setzt dem Führungsdraht und dem Katheter
einen geringeren Widerstand entgegen als die stärkere Arterienwand. Eine Dissektion oder auch Perforation ist daher viel leichter möglich und kann auch von
erfahrenen Untersuchern unbemerkt bleiben, bis eine KM-Testinjektion das Ereignis offenkundig macht. Bedingt durch den geringen Venendruck und das sich
im Regelfall schnell wieder schließende Leck, verlaufen derartige Zwischenfälle

meistens klinisch stumm. Schmerzen werden erst dann angegeben, wenn eine größere KM-Menge extravasal in den Weichteilen liegt. Sie müssen nicht sehr ausgeprägt sein. Die geringe Dicke der Venenwand sollte dennoch Anlaß zur Vorsicht geben. Bei den sich häufenden DSA werden mit hohem Druck große Dosen KM appliziert. Bei eigenen Untersuchungen wurden allein durch den Preßstrahl verursachte Paravasate auch bei der Verwendung zentraler Venenkatheter beobachtet.

Von den retrograden Organphlebographien weist v. a. die Nebennierenphlebographie besondere Risiken auf. Bei Okklusion der V. suprarenalis durch die Katheterspitze kann das Organ nach retrograder Injektion wegen seiner geringen Größe nur wenige Milliliter KM aufnehmen. Andernfalls kommt es zur Ruptur des Organs, die neben bis zu mehrere Tage anhaltenden Schmerzen bei beiderseitigem Vorkommen auch zum Funktionsverlust der Nebennieren führen kann. Die in der Literatur beschriebene Häufigkeit von 5–8% erscheint nach eigener Erfahrung sehr hoch. Bei guter Anleitung und einiger Vorsicht sollte sich diese Komplikation zumindest für den Bereich beider Nebennieren weitgehend vermeiden lassen.

5.3 Komplikationen bei der direkten Pfortaderdarstellung

Hauptzugang für direkte KM-Darstellung der Pfortader ist die Punktion der Milz im Rahmen der Splenoportographie. Die hieraus resultierende wichtigste Komplikation ist die Nachblutung, die nach Anacker (1957) Hauptursache der Letalität von 0,3% bei diesem Eingriff ist. Die direkte Splenoportographie ist daher heute weitgehend zugunsten der indirekten Pfortaderdarstellung über die A. coeliaca oder mesenterica superior verlassen worden. Sollte sie dennoch notwendig werden, muß ein intakter Gerinnungsstatus mit einem Quick-Wert über 60% und eine Thrombozytenzahl von über $80\,000/mm^3$ gefordert werden.

In der Sklerosierungstherapie blutender Ösophagusvarizen und zur Diagnostik hormonproduzierender Pankreastumoren wurde 1975 von Lunderquist et al. der transhepatische Zugang zum Pfortadersystem inauguriert. Daß dieser Weg auch Risiken in sich birgt, konnten Hoevels et al. (1980) mit Nachuntersuchungen belegen. Bei 440 transhepatischen Pfortadersondierungen kam es in 24 Fällen zu klinisch relevanten Nachblutungen, die in drei Fällen tödlich verliefen. Siebenmal wurde eine Laparotomie erforderlich. Diese Zahlen zeigen, daß dieses invasive Verfahren Mut, Begabung und langjährige Erfahrungen in der Angiographie sowie eine zwingende Indikation voraussetzt.

5.4 Komplikationen bei der transhepatischen Cholangiographie

Neben der endoskopischen retrograden Cholangiographie (ERC) hat sich die perkutane transhepatische Feinnadelcholangiographie (PTFC) zur Abklärung eines Verschlußikterus durchgesetzt. Die nach Günther (1980) bei 10% vorkommenden leichten Komplikationen bestehen hauptsächlich in Fieber, Schmerzen und Erbrechen. Schwere Komplikationen wie Galleaustritt mit nachfolgender galliger Peritonitis, Cholangitis mit Sepsis, septischer Schock oder die intraperitoneale Blutung werden mit 3% beziffert. Die Letalität der PTFC liegt mit 0,086% deutlich niedriger als die der konventionellen direkten Cholangiographie mit 0,34–0,6%. Für die letztere werden Punktionsnadeln mit 1,5 mm Außendurchmesser gegenüber 0,5–0,7 mm bei der PTFC verwendet. Der danach fast immer zu erwartende Galleaustritt in die Peritonealhöhle ließ es ratsam erscheinen, diese Untersuchung nur unmittelbar vor einer geplanten Laparotomie vorzunehmen. Heute ist sie zugunsten der Feinnadelcholangiographie weitgehend verlassen.

Literatur

Anacker H, Devens K, Linden G (1957) Leistungsfähigkeit und Grenzen der perkutanen Splenoportographie. Fortschr Röntgenstr 86:411

Georgi M (1981) Komplikationen bei der Angiographie peripherer und viszeraler Gefäße. In: Kremer K, Kümmerle F, Kunz H, Nissen R, Schreiber HW (Hrsg) Intra- und postoperative Zwischenfälle, 2. Aufl, Bd I. Thieme, Stuttgart New York, S 177–186

Günther R, Georgi M, Schaeffer HJ (1980) Transvenöse Cholangiographie und perkutane transhepatische Feinnadelcholangiographie. Dtsch Med Wochenschr 105:255–262

Hach W (1976) Phlebographie der Bein- und Beckenvenen. Byk Gulden Pharmazeutika, Konstanz, S 144–148

Hessel SJ, Adams FA, Abrams HL (1981) Complications of angiographie. Radiology 138:273–281

Hoevels J, Lunderquist A, Owman T (1980) Complications of percutaneous transhepatic catheterization of the portal vein and its tributaries. Acta Radiol [Diagn] (Stockh) 21:593–601

MacAfee JG (1971) Complications of abdominal aortography. In: Abrams HL (ed) Angiography, 2th edn, vol II. Little, Brown & Co, Boston

Olivcrona H (1979) Complications of cerebral angiography. Neuroradiology 14:175–181

6 Strahlenschutz bei angiographischen Untersuchungen

D. Neumann

6.1 Grundbegriffe und Einheiten im Strahlenschutz

6.1.1 Dosiseinheiten

Ausschlaggebend für die biologische Wirkung einer Strahlung ist die im Gewebe absorbierte Strahlenenergie sowie ihre örtliche Verteilung. Die im Strahlenschutz verwendete Einheit ist die Äquivalentdosis. Sie ist keine physikalisch meßbare Größe, sondern ergibt sich aus der physikalisch exakt definierten Energiedosis durch die Beziehung:

$$\text{Äquivalentdosis} = \text{Energiedosis} \times \text{Qualitätsfaktor q.}$$

Der dimensionslose Faktor q gibt für Strahlenschutzzwecke die biologische Wirkung von Strahlungen im Vergleich zu einer Strahlung mit $q = 1$ (Röntgenstrahlung, Gammastrahlung, Elektronen). Die physikalische Energieabsorption wird durch die Energiedosis beschrieben:

$$\text{Energiedosis} = \frac{\text{im Material absorbierte Strahlenenergie}}{\text{Masse des Materials}}.$$

Da die absoluten Energiebeträge sehr klein sind und sich deshalb in der Klinik einer Messung entziehen, wird die Energiedosis meistens aus der leicht meßbaren Ionendosis berechnet.

Die Dosiseinheiten Röntgen, Rad und Rem wurden nach der gesetzlichen Einführung des SI-Einheitensystems durch neue Dosiseinheiten abgelöst. Zur leichteren Orientierung sind nachfolgend alte und neue Einheiten sowie ihre Umrechnungen zusammengestellt:

Umrechnungen von Dosiseinheiten

Art der Dosis	Alte Einheit	Neue Einheit	Umrechnung
Ionendosis	Röntgen	C/kg	1 C/kg = 3876 R
Energiedosis	rad	Gray	1 Gy = 100 rd
			1 cGy = 1 rd
Äquivalentdosis	rem	Sievert	1 Sv = 100 rem
			1 mSv = 100 mrem
			1 µSv = 0.1 mrem

Vereinfachend gilt für die Röntgendiagnostik (Weichteilgewebe):

$$1 \text{ R rund } 1 \text{ rd} = 1 \text{ rem (alt)}$$
$$2{,}58 \times 10^{-2} \text{C/kg rund } 1 \text{ Gy} = 1 \text{ Sv (neu)}$$

6.1.2 Strahlenrisiko

Röntgenstrahlen können stochastische (zufallsmäßige) und nichtstochastische Schäden verursachen. Zu den stochastischen Wirkungen zählen die somatischen Schäden (z. B. Strahlenkrebs) und die genetischen Schäden. Man nimmt an, daß für Strahlenschäden dieser Art keine untere Dosisgrenze existiert. Dagegen weiß man, daß die nichtstochastischen Wirkungen (z. B. die Linsentrübung) erst bei höheren Strahlendosen einsetzen.

Die Annahme eines Strahlenrisikos auch bei kleinen Strahlendosen führt im Strahlenschutz zu folgenden Grundsätzen:

1. Grundsatz der Notwendigkeit und der Rechtfertigung: Jede Strahlenanwendung muß durch ihren Nutzen gerechtfertigt sein.

2. Grundsatz der Optimierung: Die Strahlenbelastung ist so niedrig zu halten, wie es unter Berücksichtigung wirtschaftlicher und sozialer Faktoren vernünftigerweise erreichbar ist.

3. Einhaltung von Dosisgrenzwerten.

6.2 Gesetzlicher Strahlenschutz

Die in der Bundesrepublik Deutschland gültigen Strahlenschutzgesetzgebungen befinden sich z. Z. in einer Anpassungsphase an die europäischen Richtlinien. Wesentliche Änderungen werden in der Einführung der SI-Einheiten sowie in der Übernahme eines neuen Dosiskonzepts, der effektiven Dosis, bestehen. Die effektive Dosis gestattet unter der Annahme von Strahlenrisikofaktoren einzelner Organe eine gezielte Berechnung des Strahlenrisikos.

Für die medizinische Diagnostik sind zwei Strahlenschutzverordnungen von Wichtigkeit:

1. Verordnung über den Schutz vor Schäden durch Röntgenstrahlen, kurz Röntgenverordnung (RöV) von 1973.

2. Verordnung über den Schutz vor Schäden durch ionisierende Strahlung (Strahlenschutzverordnung) von 1976.

Der für die Röntgendiagnostik maßgebende Strahlenschutz ist in der Röntgenverordnung enthalten. Die Regelungen umfassen sowohl den Schutz des

Tabelle 2. Höchstzulässige Körperdosen/Jahr für beruflich strahlenexponierte Personen (Anhang X der Strahlenschutzverordnung)

Körperbereich	Jahresdosis	
	[mSv]	[rem]
1. Ganzkörper, Knochenmark, Gonaden, Uterus	50	5
2. Hände, Unterarme, Füße, Unterschenkel, Knöchel einschließlich der dazugehörigen Haut	600	60
3. Haut, falls nur diese der Strahlenexposition unterliegt, ausgenommen die Haut der Hände, Füße, Unterschenkel und Knöchel	300	30
4. Knochen, Schilddrüse	300	30
5. Andere Organe	150	15

Patienten als auch den Schutz des Personals. Für strahlenexponierte Personen bestehen Dosisgrenzwerte, die nicht überschritten werden dürfen. Die Röntgenverordnung unterscheidet nur zwischen einer Äquivalentdosis allgemein (max. 5 rem/Jahr) und einer Teilkörperdosis (max. 60 rem/Jahr). Differenzierte Angaben über Organbelastungen gibt die Strahlenschutzverordnung (Tabelle 2).

Bei Patientenuntersuchungen bestehen keine Dosisbegrenzungen (Ausnahme: Schwangere, Kinder), um die medizinischen Fragestellungen nicht zu behindern. Hier liegt es in der Verantwortung des Arztes, unter Ausnutzung seiner fachlichen und technischen Möglichkeiten, die Strahlenbelastung des Patienten auf das unbedingt notwendige Maß zu beschränken.

6.3 Strahlenbelastung bei angiographischen Untersuchungen

Die Angiographien gehören zu den strahlenintensivsten Untersuchungen der Radiologie. Lange Durchleuchtungszeiten bei hohen Dosisleistungen können zu erheblichen Strahlenbelastungen von Patient und medizinischem Personal führen. Die Strahlenbelastungen schwanken erheblich, da zahlreiche unkalkulierbare Einflüsse (Patient, Untersucher, Technik) die Strahlenexposition bestimmen. Es ist deshalb nicht möglich, Standardwerte für bestimmte Untersuchungen zu nennen. Auch die Literaturangaben streuen stark und können nur bedingt mit anderen Kliniken verglichen werden. Ein weiteres Problem ergibt sich in der Festlegung des Meßorts. Die Berechnung des Strahlenrisikos erfordert Organdosen, die aber normalerweise weder am Patienten noch am medizinischen Personal gemessen werden können. Daher sind insbesondere Meßwerte interessant, die im Inneren von Körperphantomen unter identischen Untersuchungsbedingungen erhalten wurden. Tabelle 3 gibt die von Ewen et al. (1982) und Neufang u. Ewen (1983) auf diese Weise ermittelten Meßwerte wieder. Außerdem berechnet Ewen das somatische Strahlenrisiko als sog. somatischen Dosisindex. Die Berechnung des somatischen Dosisindex erfolgt über Risikofaktoren strahlenempfindlicher Organe und ähnelt somit stark der Ermittlung der effektiven Dosis, wie sie von Jacobi u. Paretzke (1981) beschrieben wurde.

6.3.1 Strahlenbelastung des Patienten

Die hohen Organbelastungen des Patienten bedingen auch hohe Hautbelastungen. Das gilt insbesondere für die DSA. Vergleiche haben gezeigt, daß die DSA keine Untersuchungsmethode ist, die zu einer Dosiseinsparung führt, da zur Erzielung eines ausreichenden Nutzsignals mit hohen Strahlendosen gearbeitet werden muß. Messungen ergaben Hautbelastungen im Bereich 1,5–30 rd/Untersuchung.

6.3.2 Strahlenbelastung des medizinischen Personals

Der überwiegende Teil der Strahlenexposition des medizinischen Personals kommt durch die vom Patienten ausgehende Streustrahlung zustande. Eine direk-

Tabelle 3. Organdosen und somatischer Dosisindex (SDI) bei verschiedenen Angiographien. (Nach Ewen et al. 1982; Neufang u. Ewen 1983) (gemessen am Phantom bei jew. 5 min Durchleuchtungszeit und 16 Aufnahmen)

Untersuchungsart	Strahlen-gang	Organdosen [mrd]						SDI (mrd)	
		Rotes Knochen-mark	Schild-drüsen	Lungen	Weibl. Brust	Hoden	Ovarien	männlich	weiblich
Zerebrale Angiographie (direkt, ohne Durchleuchtung)	p.a.	684	1025	16	13	1,6	19	246	510
Zerebrale Angiographie (indirekt)	p.a.	4190	7293	1390	682	20	100	2324	4223
Koronarographie (Lävokardiographie)	p.a.	7906	610	2695	8036	173	465	6249	5028
Thorakale Aortographie	p.a.	5354	6781	3088	7260	36	56	6475	4804
Zöliakogramm	p.a.	4097	88	2685	8861	200	340	6081	3007
Renale Angiographie	p.a.	3587	32	521	5594	46	1733	3817	2006
Beckenarteriographie	p.a.	964	8	18	51	2855	2855	175	498
Indirekte lumbale Angiographie									
a) Durchleuchtung (5 min)	p.a.	451	1,2	3,3	1,8	213	136		
b) Aufnahmen (16 Stück)	p.a.	344	3,5	10	23	1424	762		
Insgesamt	p.a.	795	4,7	13,3	24,8	1637	898	134	410
Thorakale Übersichtsaortographie									
a) Blattfilmtechnik	a.p.	92	2014	585	1987	5	6	552	1506
b) digitale Angiographie	p.a.	40	436	129	93	0,4	0,5	131	136
Renovasographie									
a) Blattfilmtechnik	a.p.	102	6,5	17	31	12	21	59	25
b) digitale Angiographie	p.a.	2865	4	89	19	8	161	1488	446
c) digitale Angiographie	a.p.	235	18,6	108	217	141	182	159	177

Tabelle 4. Strahlenbelastung des Untersuchers an Rumpf, Hand und Stirn während einer angiographischen Untersuchung (Benning und Sturm). Die Messung am Rumpf erfolgte in Höhe des Sternums über der Bleischürze. Angegebensind der Median sowie in Klammern der minimale und der maximale Wert der Meßreihe. *AP* Arbeitsplatz, *1* Untertischröhre (p.a.), *2* Übertischröhre (a.p.), *3* Untertischröhre (p.a.) mit Groß-BV, * Werte von Ewen (1978). Belastung Sternum unter Bleischürze gemessen. Angaben in µSv (1 µSv=0,1 mrem)

Untersuchung	AP	konventionell DSA	Sternum über Bleischürze		Hand		Stirn		Durchleuch-tungszeit [s]	
Femoralis	2	DSA/art.	21	(8– 22)	26	(10– 28)	18	(6– 22)	96	(24–116)
	3	DSA/ven.	17	(2–105)	36	(2–190)	11	(2– 92)	165	(72–270)
	3	konv.	12	(5– 50)	40	(10–128)	8	(2– 28)	186	(60–282)
	1	konv.	2	(1– 10)	4	(2– 32)	1	(0– 8)	104	(29–263)
	2	konv.	16	(1– 42)	18	(2–135)	17	(2– 50)	52	(13–163)
Zöliakographie	1	konv.	2	(1– 8)	8	(2– 15)	2	(1– 8)	136	(50–446)
	2	konv.	32	(5–105)	52	(8–220)	40	(6–160)	182	(22–689)
	2	DSA/art.	–	(30– 34)	–	(40– 52)	–	(35– 40)	–	(112–215)
	3	DSA/art.	–	(22– 50)	–	(42– 78)	–	(20– 22)	–	(126–330)
Renovasographie	1	konv.	–	(20– 50)	–	(50– 80)	–	(5– 20)	–	(45–208)
	2	DSA/ven.	26	(5– 42)	17	(5– 48)	11	(2– 38)	92	(46–252)
	3	DSA/ven.	10	(2– 22)	10	(5– 62)	5	(2– 22)	54	(30–144)
	2	DSA/art.	–	(5– 8)	–	(8– 12)	–	(8– 8)	–	(37– 66)
Nierenembolisation	1	konv.	10	(8– 10)	22	(20– 40)	10	(8– 25)	644	(489–914)
Nebenniere	2	konv.	98	(72–140)	400	(200–470)	125	(114–228)	407	(290–770)
Karotis	2	DSA/ven.	9	(1– 30)	8	(5– 30)	8	(2– 22)	123	(27–250)
PTC+PTD	1		33	(12– 53)	55	(20– 70)	23	(5– 28)	556	(515–647)
Kardiologische Angiographie	*		6	(3– 12)	42	(11–110)	32	(11–100)		
Abdomen und Extremitätenangiographie	*		14		130	(43–250)	420	(181–500)		

Tabelle 5. Während der Durchleuchtungsphase einer Neben-
nierenangiographie im Raum gemessene Ortsdosisleistungen
(Übertischstrahler/a.p.)

Ort	Person	Dosisleistung	
		mSv/h	mrem/h
Kopf	Arzt	1,5–3	150–300
	MTR	0,06–0,1	6– 10
	Schwester	0,4–0,7	40– 70
	Patient	1,5	150
Rumpf	Arzt	1–3	100–300

te Strahlenbelastung ist lediglich im Bereich der Hände des Untersuchers denk-
bar. Am Institut für Klinische Radiologie des Klinikums Mannheim wurde über
längere Zeit die Dosis an drei verschiedenen Orten (Rumpf, Stirn, Hand) gemessen. Die Ergebnisse sind in Tabelle 4 zusammengestellt.

Im Bereich der Augen und Hände treten hohe Dosiswerte auf. Bei einem ausschließlich angiographisch tätigen Arzt kann sich die Strahlenexposition im Jahr
auf Werte der Größenordnung 10 mSv (1 rem) summieren. Die Belastung von
Gonaden und Rumpf ist tolerierbar unter der Voraussetzung, daß eine Bleischürze getragen wird. In der Literatur werden für das Auge bis 110 mSv/a (11 rem/a),
Gonaden 4 mSv/a (0,4 rem/a) und Rumpf 6 mSv/a (0,6 rem/a) genannt. Im Untersuchungsraum sind während der Durchleuchtung hohe Dosisleistungen vorhanden. Tabelle 5 zeigt einige Meßwerte während einer Nebennierenangiogra-
phie.

Die Aufnahmen (1 Serie) ergaben am Standort des Arztes eine Dosis von
0,045–0,090 mSv (4,5–9 mrem).

Die Strahlenbelastungen des medizinischen Personals sind bei Untertisch-
strahlern (p.a.) wesentlich geringer. Vergleichende Messungen ergeben um den
Faktor 2–4 niedrigere Werte.

6.3.3 Praktischer Strahlenschutz in der Klinik

Die hohen Strahlenbelastungen bei angiographischen Untersuchungen verlangen
einen sorgfältigen Strahlenschutz. Die technischen Hilfsmittel zur Verminderung
der Strahlenbelastung des Patienten sind begrenzt; hier steht im Vordergrund die
medizinische Fragestellung. Es sollten aber alle Möglichkeiten einer Reduzierung
der Strahlenbelastung genutzt werden. Neben den üblichen Maßnahmen (maximale Einblendung des Felds, kurze Durchleuchtungszeiten, Gonadenschutz
usw.) sollte auch die Auswahl der Strahlrichtung (Untertisch-/Übertischröhre) in
diese Maßnahme einbezogen werden.

Der Schutz des medizinischen Personals vor unnötig hoher Strahlenexposition ist sehr wichtig, da dieser Personenkreis einer ständigen Strahlenbelastung
ausgesetzt ist. Unbedingt notwendig ist der Schutz des Rumpfs mit einer Bleischürze ausreichenden Bleigleichwerts (0,3–0,5 mm Pb). Problematisch ist der Be-

reich der Augen und der Hände. In diesem Bereich fehlt eine Kontrolle durch Dosimeter, so daß schon aus Nichtkenntnis der Strahlenexposition der Antrieb zu einem zusätzlichen Strahlenschutz fehlt. Gute Möglichkeiten zum Schutz der Augen bietet eine Brille aus Bleiglas, welche die Strahlung ungefähr um den Faktor 3 reduziert (Fiebach 1974).

Der Verminderung einer Strahlenexposition der Hände sind Grenzen durch die Untersuchungstechnik gesetzt. Das Hantieren am Primärstrahlenfeld sollte jedoch unbedingt vermieden werden.

Die Auswertung der Personendosimetrie zeigt, daß bei gewissenhafter Beachtung der Strahlenschutzregeln auch bei ständig angiographisch tätigem Personal die Strahlenbelastung an der für den Strahlenschutz relevanten Stelle (Rumpf, unter Bleischürze) nicht über 0,2–0,4 mSv/Monat (20–40 mrem/Monat) liegt.

Literatur

Benning V, Sturm M (1985) Strahlenbelastung des Arztes und des Personals bei konventionell arteriellen und digital venösen Angiographien an angiographischen Arbeitsplätzen mit unterschiedlicher apparativer Ausstattung. Dissertation Universität Heidelberg

Empfehlungen der Internationalen Strahlenschutzkommission ICRP (1978) Heft 26. Fischer, Stuttgart New York

Ewen K, Schmitt G (1975) Grundlagen des praktischen Strahlenschutzes. Enke, Stuttgart

Ewen K, Fiebach BJO, Roth FJ (1979) Vergleich der Strahlenexposition des Untersuchers bei Angiographiearbeitsplätzen mit Obertisch- und Untertischbildverstärker. Fortschr Röntgenstr 134:211

Ewen K, Fiebach BJO, Hinz A (1982) Somatisches Strahlenrisiko bei Angiographien. Fortschr Röntgenstr 137:04

Fiebach O, Ewen K, Löhr E (1974) Ergebnisse dosimetrischer Untersuchungen bei der Schädelangiographie an verschiedenen Angiographieeinrichtungen. Fortschr Röntgenstr 120:573

Jacobi W, Paretzke HG (1981) Strahlenexposition und Strahlenrisiko der Bevölkerung. GSF-Bericht, S 710

Lackner K, Ewen K, Felix R (1978) Die Strahlenexposition des Untersuchers bei Angiographien, Fortschr Röntgenstr 128:86

Neufang KFR, Ewen K (1983) Die Strahlenexposition bei der digitalen Subtraktionsangiographie (DSA) der Nieren und des Aortenbogens. Fortschr Röntgenstr 139:300

Santen Ben C, Kees Kan MD, Huub MD, Velthuyse JM, Han WJ PhD (1975) Exposure of the radiologist to scattered radiation during angiography. Radiology 115:447

Strahlenschutz für ermächtigte Ärzte (1975) Hoffmann, Berlin

Verordnung über den Schutz vor Schäden durch Röntgenstrahlen (RÖV) vom 1. März 1973. BGBL I, S 173

Verordnung über den Schutz vor Schäden durch ionisierende Strahlen (Strahlenschutzverordnung – StrlschV) vom 13. Oktober 1976. BGBL I, S 2905, 1977; BGBL I, S 184 und S 269, 1978

B. Spezieller Teil

7 Kontrastdarstellung des arteriellen Gefäßsystems

M. GEORGI

7.1 Thorakale Aorta und ihre Äste

Die Aorta thoracalis beginnt über der Aortenklappe mit dem Bulbus aortae. Sie setzt sich über die Aorta ascendens in den Aortenbogen fort, der die großen supraaortalen Gefäße entläßt. Anschließend geht sie in die Aorta descendens über, die dann in Höhe des Zwerchfells zur Aorta lumbalis wird.

Indikationen zur Kontrastdarstellung der thorakalen Aorta
und ihrer Äste
- Angeborene Fehlbildungen des Aortenbogens und seiner Abgänge
- Stenosen oder Verschlüsse bei arterieller Verschlußkrankheit oder infolge Fehlbildungen
- Verdacht auf Aneurysmen
- Verdacht auf traumatische Ruptur der thorakalen Aorta oder ihrer Äste
- angiographische Abklärung von Tumoren im Hals- und Mediastinalbereich (z. B. Nebenschilddrüsenadenome bei primären Hyperparathyreoidismus nach erfolglosen Voroperationen)
- Kontrastdarstellung der Interkostalarterien bei Verdacht auf arteriovenöse Malformationen im Spinalkanal
- Sondierung und Kontrastdarstellung der Bronchialarterien bei Lungenfehlbildungen oder tumorartigen Neubildungen, Embolisation der Bronchialarterien bei unstillbaren Hämoptysen und lokale bzw. regionale Chemotherapie inoperabler Bronchialkarzinome
- Kontrastdarstellung und eventuelle Embolisation der A. mammaria interna bei unstillbaren Blutungen mit Hämothorax nach Thoraxwandtraumen.

7.1.1 Aortenbogen

Untersuchungstechnik
Eine Übersichtsdarstellung der Aorta thoracalis erfolgt fast immer durch die Katheterangiographie. In seltenen Fällen des Mißlingens der Katheterplazierung kann eine Brachialisgegenstromangiographie versucht werden, mit der von einer Seite aus selten alle supraaortalen Gefäße kontrastiert werden.

   Wenn möglich, wird als Zugang zur Katheterinsertion für die thorakale Aortographie die A. femoralis gewählt. Sollte das wegen einer arteriellen Verschlußkrankheit nicht möglich sein, bietet sich die linke A. axillaris an, wobei die in Kap. 1.2.1 beschriebene Technik nach Hoevels (1983) die gezielte Kathetereinführung in die Aorta ascendens sehr erleichtert.

Die lange Distanz von der A. femoralis bis zur Aorta ascendens erfordert bis zu 110 cm lange Katheter. Entsprechend dieser Länge werden 150 cm lange Führungsdrähte benötigt. Als optimal für die Kontrastdarstellung der Aorta thoracica haben sich Pigtailkatheter erwiesen, die nach der in Kap. 1.2.1 beschriebenen Technik zunächst in die Aorta lumbalis eingeführt werden. Nach Entfernen des Führungsdrahts nimmt die Katheterspitze meist spontan, sonst durch Kranialwärtsführen die Pigtailform an. Mit dieser kann der Katheter leicht bis in die Aorta ascendens vorgeschoben werden, wobei seine Spitze ca. 4–5 cm oberhalb des Bulbus aortae positioniert wird. Das Kaliber des Katheters sollte 5–7 F betragen, damit zur Erzielung eines ausreichenden Kontrasts 50–60 ml KM mit einer Flußrate von 25–30 ml/s appliziert werden können.

Zur Erfassung der arteriellen Phase sind acht Filme mit einer Bildfrequenz von 2 Bildern/s ausreichend. Die Filmserie sollte ohne Verzögerung ausgelöst werden, weil man dadurch ein „Leerbild" für eine evtl. erforderliche photographische Subtraktion erhält (s. Kap. 3.5). Wegen der starken Überlagerung der supraaortalen Arterien mit dem knöchernen Thorax bietet diese oft den Vorteil der überlagerungsfreien Gefäßdarstellung.

Hochgradige Stenosen, v. a. aber Verschlüsse mit Kollateralkreisläufen, können wegen der verlangsamten Blutzirkulation eine Verlängerung der Filmserie mit 1 Bild/s über ca. 5 s erforderlich machen. Auch bei einem dissezierten Aortenaneurysma empfiehlt es sich, längere Filmserien zu wählen, um das falsche vom echten Gefäßlumen sicher unterscheiden zu können.

Die Patientenposition für eine optimale Darstellung des Aortenbogens ist bei Übertischposition der Röntgenröhre rechts-posterior-schräg, weil so der Aortenbogen in der Aufsicht dargestellt ist. Diese Projektion muß je nach Befund durch Filmserien im sagittalen oder frontalen Strahlengang ergänzt werden.

Normale Röntgenanatomie

Die Aorta thoracica beginnt mit dem Bulbus aortae, der nach kardial von den halbmondförmigen Segeln der Aortenklappe begrenzt wird. Als erste direkte Äste werden die hier entspringenden Herzkranzarterien entlassen, die bei der röntgenologischen Aortenbogendarstellung oft mit dargestellt sind (Abb. 14). Die ohne Seitenäste kranialwärts ziehende Aorta ascendens geht nach ca. 15 cm Strecke in den Arcus aortae über. Bei normaler Anatomie entspringt als erster großer supraaortaler Ast der Truncus brachiocephalicus, dessen Hauptverzweigungen die A. carotis communis und die A. subclavia dextra sind.

Von der linken Hälfte des Aortenborgens geht zunächst die A. carotis communis sinistra und dann die A. subclavia sinistra ab.

Wichtige Seitenäste dieser Arterien sind die Aa. vertebrales, die Aa. thoracicae (mammariae) internae und der Truncus thyreocervicalis, die mitunter angiographisch dargestellt werden müssen. Die rechte A. vertebralis entspringt meist unmittelbar nach Abgang der A. carotis communis aus der A. subclavia dextra nach kranial. Fast gegenüber nach kaudal findet sich der Abgang der A. thoracica interna dextra. Die linke A. vertebralis entspricht links paravertebral aus der A. subclavia sinistra, bevor diese bogenförmig in Richtung auf die Axilla weiterzieht. Die linke A. thoracica interna geht meist einige Zentimeter weiter nach lateral in kaudaler Richtung ab.

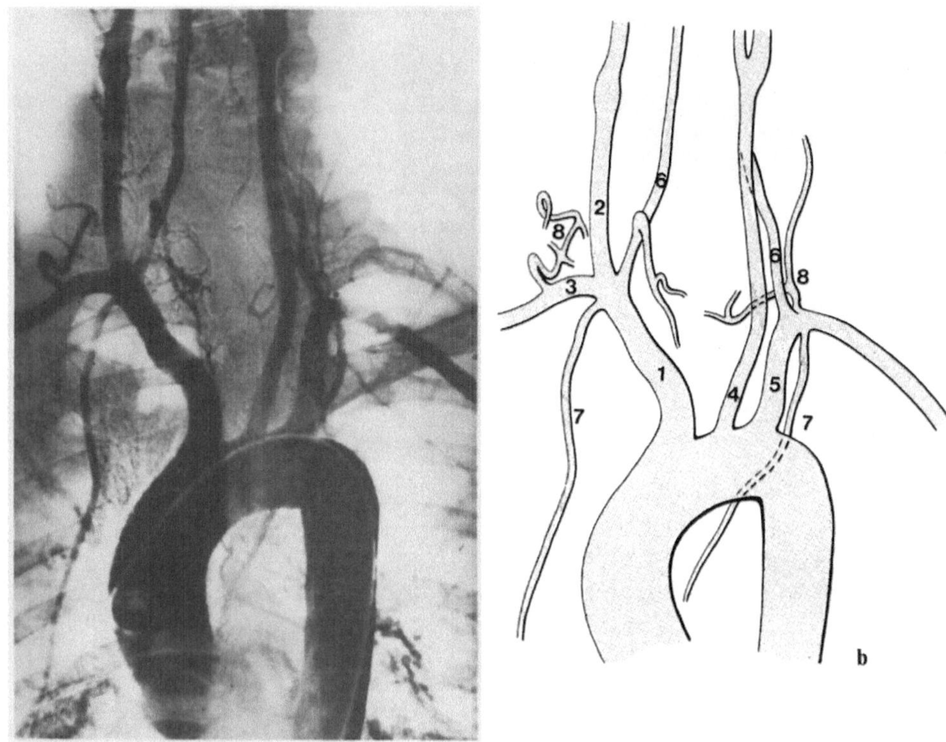

Abb. 14a, b. Normale Anatomie des Aortenbogens. **a** Aortenbogenangiographie (Filmsubtraktion), **b** Schema: *1* Truncus brachiocephalicus, *2* A. carotis communis dextra, *3* A. subclavia dextra, *4* A. carotis communis sinistra, *5* A. subclavia sinistra, *6* Aa. vertebrales, *7* Aa. thoracicae internae, *8* Truncus thyreocervicalis

Der rechte Truncus thyreocervicalis entspringt in Höhe des Abgangs der A. carotis communis aus dem Truncus brachiocephalicus oder der proximalen A. subclavia dextra nach ventral. Links liegt er häufig aus der A. subclavia kommend der A. thoracica interna gegenüber.

Die venöse Phase der Aortenbogendarstellung ist so kontrastarm, daß sie diagnostisch nicht genutzt werden kann. Hierfür ist die direkte Darstellung der Zuflüsse der V. cava superior erforderlich.

Von dieser normalen Anatomie des Aortenbogens gibt es zahlreiche Varianten. Besonders bekannt ist die A. lusoria. Als solche wird die rechte A. subclavia bezeichnet, wenn sie atypisch als letzter Ast aus dem Aortenbogen abgeht und den Ösophagus schräg von links kaudal nach rechts kranial an seiner Rückseite kreuzt. Die dadurch am kontrastgefüllten Ösophagus hervorgerufenen Impressionen sind so charakteristisch, daß eine Gefäßdarstellung überflüssig ist.

Pathologische Anatomie des Aortenbogens
Die angeborenen *Fehlbildungen des Aortenbogens* erklären sich aus seiner embryologischen Doppellage. Wie die oben erwähnte A. lusoria verursachen eini-

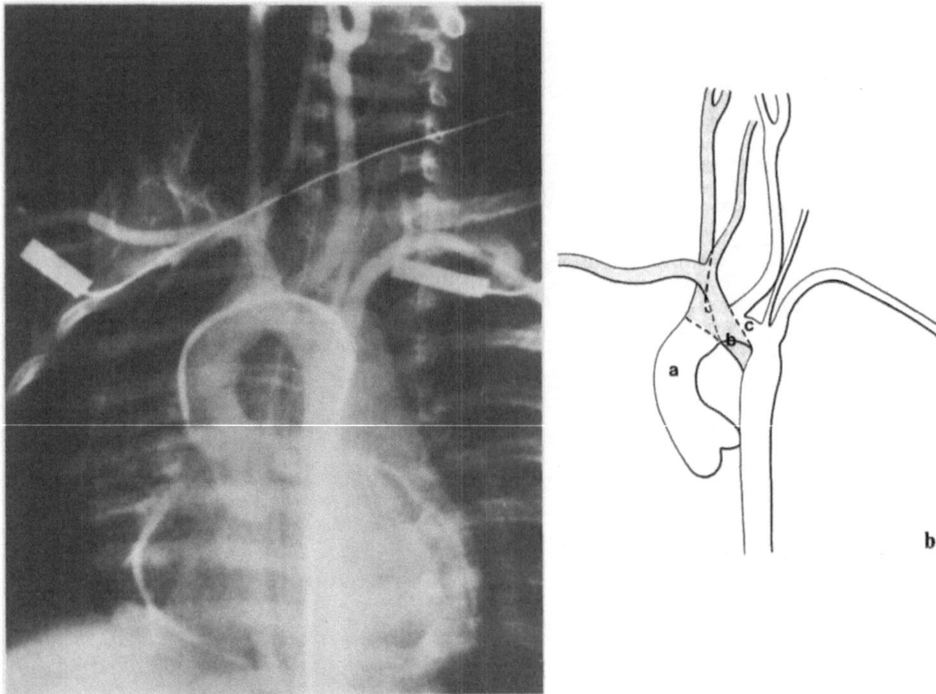

Abb. 15a, b. Doppelter Aortenbogen bei einem sieben Monate alten Säugling. **a** Aortenbogenangiographie, **b** Schema: *a* Aorta ascendens, *b* hinterer Aortenbogen mit isoliert abgehender A. carotis communis und A. subclavia dextra, *c* vorderer Aortenbogen mit isoliert abgehender A. carotis communis, A. subclavia und A. vertebralis sinistra

ge keine klinische Symptomatik und bedürfen daher keiner angiographischen Darstellung. Im Gegensatz hierzu kann ein doppelter Aortenbogen durch die ringförmige Kompression von Ösophagus und Trachea bereits im Neugeborenenalter lebensbedrohliche Schluckstörungen verursachen. Die dann notwendige operative Behandlung erfordert die Kontrastdarstellung der Anomalie (Abb. 15).

Die sich durch Verkehrsunfälle häufenden *traumatischen Aortenrupturen* lassen sich zuverlässig nur durch die angiographische Darstellung des Aortenbogens sichtbar machen (Abb. 16). Beweisend ist der Nachweis des Einrisses in der Aortenwand, der überwiegend in der Außenkontur des Aortenbogens nach Abgang der supraaortalen Gefäße gefunden wird.

Der angiographische Nachweis echter *Aneurysmen* bereitet meist keine Schwierigkeiten. Gelegentlich täuscht ein dicker Thrombus ein kleineres Lumen vor. Von Heberer et al. (1966) wird empfohlen, die angiographische Darstellung von Aneurysmen nicht mit der Katheterangiographie vorzunehmen, wenn diese vom Katheter passiert werden müssen. Er empfiehlt die indirekte Darstellung durch Dextrokardiographie, transseptale Linksherzdarstellung oder die transaxilläre Katheterangiographie bei Aneurysmen im Bereich der Aorta descendens.

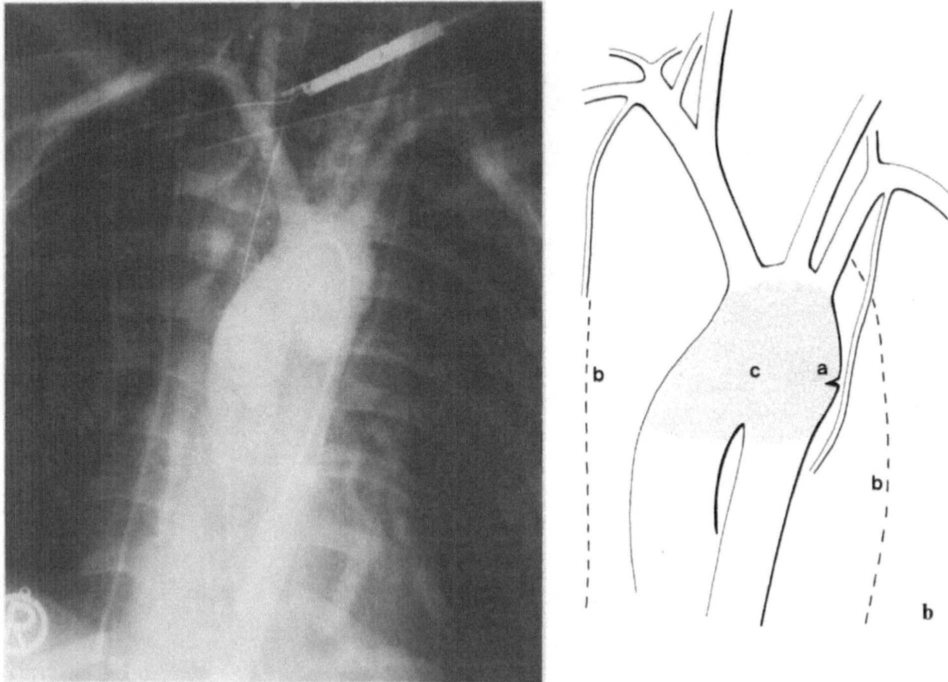

Abb. 16 a, b. Traumatische Aortenruptur nach Verkehrsunfall, 21 Jahre alter Mann. **a** Aortenbogenangiographie, **b** Schema: *a* Einriß der lateralen Aortenwand, *b* laterale Begrenzung des Mediastinalhämatoms, *c* intramurale KM-Extravasation

Durch die inzwischen erfolgte Einführung des Pigtailkatheters ist das Risiko der Katheterpassage von Aneurysmen soweit gemindert worden, daß auf diese z. T. auch komplikationsbehafteten Verfahren in der Regel nicht ausgewichen werden muß. Die intravenöse DSA hat bei dieser Fragestellung zu einer weiteren Herabsetzung der Zwischenfallmöglichkeiten geführt.

Beim *Aneurysma dissecans* der Aorta thoracica führt die Kompression des echten Lumens durch das sich ständig vergrößernde falsche Lumen über Stenosen bis zum Verschluß distal gelegener Aortenabschnitte (Abb. 17). In solchen Fällen muß dann der transaxilläre Zugang gewählt werden, wobei wegen der Verminderung des echten Lumens oft nur Katheter mit leicht gebogener Spitze und Seitlöchern verwendet werden können.

Stenosen der Aorta thoracica sind meist angeboren wie die Coarctatio aortae (*Aortenisthmusstenose*). Sie können so ausgeprägt sein, daß auch hierbei der transaxilläre Zugang benutzt werden muß.

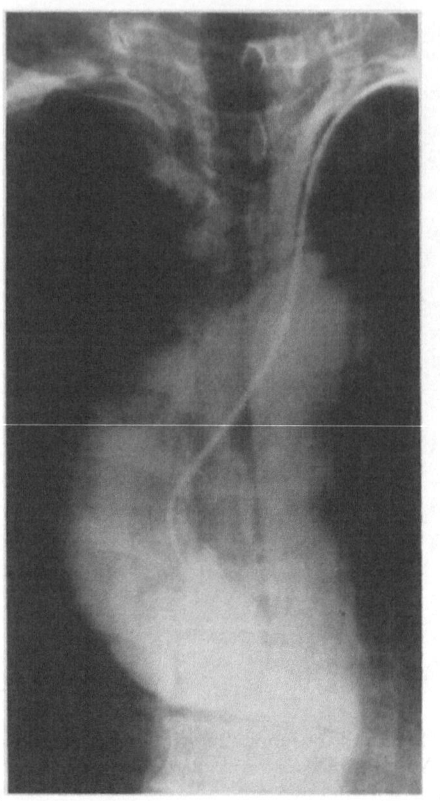
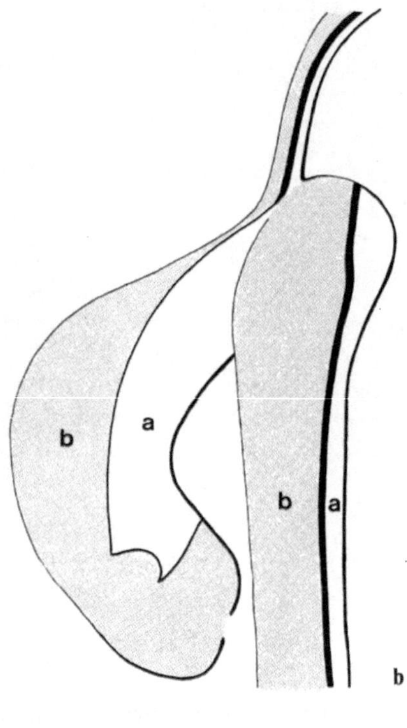

Abb. 17a, b. Aneurysma dissecans bei einem 58jährigen Mann. **a** Transaxilläre Aortenbogenangiographie, Dissektion der Aorta ascendens im Bereich des Bulbus aortae, **b** Schema: *a* echtes Aortenlumen, *b* falsches Lumen, *schwarz:* Septum zwischen echtem und falschem Lumen

7.1.2 Supraaortale Äste des Aortenbogens

Die auf S. 54 dargestellte normale Anatomie der supraaortalen Arterien macht deutlich, daß für ihre Darstellung meist mehrere Katheter mit unterschiedlicher Spitzenformung benötigt werden.

Am leichtesten ist die linke A. subclavia zu sondieren, wobei der verwendete Katheter nur eine leichte Krümmung seiner Spritze aufzuweisen braucht (Abb. 18 a). Durch Drehen und Schieben gelingt es in der Regel auch leicht, die linke A. vertebralis zu sondieren. Für deren Kontrastdarstellung sind 4–5 ml KM ausreichend, das mit einer Flußrate von 4 ml/s injiziert wird. Zur Darstellung ihres Halsabschnitts genügen sechs Aufnahmen, die mit 2 Bildern/s exponiert werden.

Für die Kontrastdarstellung der A. subclavia werden 20 ml KM benötigt, wobei die Flußrate 8–10 ml betragen sollte. Auch hier genügen sechs Aufnahmen, die mit einer Frequenz von 2 Bildern/s angefertigt werden.

Der Truncus brachiocephalicus als erster Ast des Aortenbogens läßt sich meist auch mit dem unter Abb. 18 a beschriebenen Katheter sondieren. Das Ma-

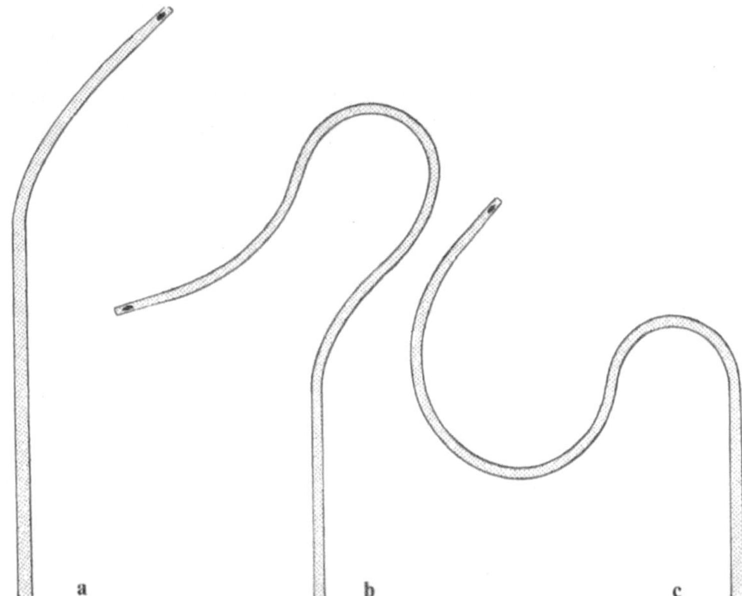

Abb. 18 a–c. Katheter zur transfemoralen Sondierung der supraaortalen Arterien. **a** geeignet für Tr. brachiocephalicus, rechte A. subclavia, linke A. subclavia, **b** geignet für Tr. brachiocephalicus, linke A. carotis communis (nicht gewendet auch für linke A. subclavia), **c** geeignet auch für Tr. brachiocephalicus, linke A. carotis communis

növer wird erleichtert, wenn eine Übersichtsdarstellung des Aortenbogens vorliegt und der Patient in derselben Position durchleuchtet wird, in der diese aufgenommen wurde. Die Krümmung des Aortenbogens und der nach kranial gerichtete Trunkusabgang erfordern die Verwendung besonders drehsteifer Katheter, die die notwendigen kräftigen Drehbewegungen auch ausführen. Liegt die Katheterspitze im Truncus brachiocephalicus, bereitet es meist keine Schwierigkeiten, durch Drehen und Schieben des Katheters selektiv in die A. carotis communis oder die A. subclavia zu gelangen. Gelegentlich muß hierfür ein gerader oder J-Führungsdraht zur Hilfe genommen werden, der zur Vermeidung von Intimaverletzungen vorsichtig zu gebrauchen ist. Zur Kontrastdarstellung der A. carotis werden 10 ml KM verwendet, das mit einer Flußrate von 10 ml/s appliziert wird. Das Filmprogramm sollte wieder aus sechs Filmen bestehen, die mit 2 Bildern/s belichtet werden.

Die Sondierung der rechten A. vertebralis, der A. thoracica interna und des Truncus thyreocervicalis ist schwierig und nicht ohne Risiken. Sie sollte bereits erfahrenen Untersuchern vorbehalten bleiben. Ihre Technik kann im Anhang mit Literaturhinweisen nachgeschlagen werden.

Von den drei großen Supraaortalgefäßen ist die Katheterisierung der linken A. carotis communis am schwierigsten. Sie geht im spitzen Winkel unmittelbar nach dem Truncus brachiocephalicus nach links kranial aus dem Aortenbogen ab. Für ihre Sondierung wurden mehrere Katheterformen entwickelt, von denen am bewährtesten die Sidewinder- oder Headhunterkatheter sind (Abb. 18 b, c).

Der erste weist eine ca. 4–5 cm lange nach kaudal gerichtete Krümmung seiner Spitze auf, wobei die letzten 10–15 mm wieder fast horizontal verlaufen. Um ihn in eine zur Sondierung der linken A. carotis communis geeignete Form zu bekommen, muß er im Aortenbogen so gewendet werden, daß er eine Schleife mit nach kranial und links gerichteter Spitze bildet. Dieser Katheter ist nicht ganz unproblematisch, da bei der Schleifenbildung auch Knoten entstehen können, deren Lösung manchmal nur mit gefäßchirurgischer Hilfe möglich ist. Einfacher ist der Headhunterkatheter zu handhaben, der seine Form mit horizontal liegendem S-Schlag spontan im Aortenbogen annimmt. Da hierbei seine Spitze nach links gerichtet ist, gleitet er relativ leicht in die linke A. carotis communis. Manchmal geschieht dieses nicht weit genug, so daß er durch den Rückstoßeffekt bei der KM-Injektion wieder herausspringt. Dann muß er über einen wiedereingeführten Führungsdraht vorsichtig weiter nach kranial geschoben werden. KM-Applikation und Filmserie entsprechen der für die rechte A. carotis communis.

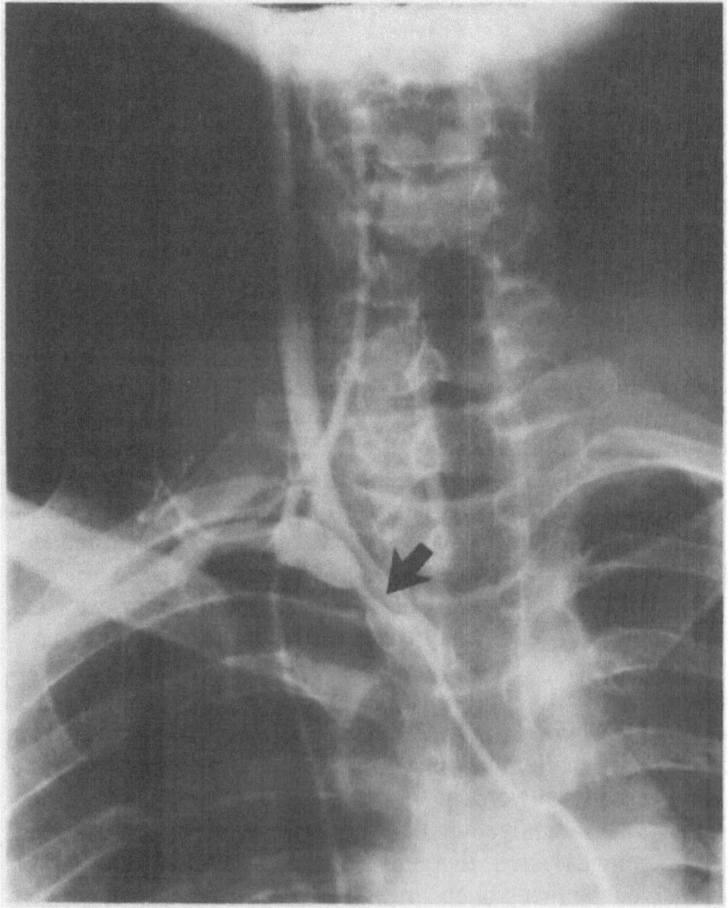

Abb. 19. Kurzstreckige Stenose der A. subclavia dextra mit poststenotischer Dilatation (*Pfeil*)

Pathologische Röntgenanatomie der supraaortalen Äste
Die Hauptindikationen zur selektiven Darstellung der Supraaortalarterien sind
Stenosen oder Verschlüsse, die überwiegend durch die arterielle Verschlußkrankheit und seltener durch anatomische Besonderheiten der oberen Thoraxapertur
hervorgerufen werden. Abbildung 19 zeigt eine kurzstreckige Stenose der rechten
A. subclavia unmittelbar nach Abgang der A. carotis. Verschlüsse oder hochgradige Stenosen der A. subclavia mit Ausbildung des Subclavian-steal-Syndroms
liegen meist im Abgangsbereich und bedürfen oft keiner selektiven Darstellung.
Die Kollateralversorgung erfolgt von der Gegenseite über den Circulus arteriosus
cerebri Willisii. Hierbei wird durch Strömungsumkehr in der A. vertebralis über
diese die verschlossene oder hochgradig eingeengte A. subclavia mit einer Zeit-
verzögerung wieder aufgefüllt.

7.1.3 Äste der Aorta descendens

Die direkten Äste der Aorta descendens sind die Interkostalarterien und die
Aa. bronchiales. Die ersteren versorgen sowohl die Rumpfwand als auch das thorakale und lumbosakrale Rückenmark. Dabei besteht der Zufluß zum oberen und
mittleren Thorakalmark aus einem Gefäß, das aus der 4. oder 5. Interkostalarterie rechts entspringt. Das untere thorakale und lumbosakrale Rückenmark wird
in der Regel auch von einer einzigen Arterie, der A. radicularis magna Adamkiewicz versorgt. Diese geht zu 80% aus einer der linken Interkostalarterien zwischen Th 9 und L 2 hervor.
    Die nutritive Versorgung der Lungen erfolgt über die Aa. bronchiales, die als
2–4 Arterien direkt aus der Aorta oder den oberen Interkostalarterien entspringen.

Untersuchungstechnik
Die Katheterinsertion zur Kontrastdarstellung der Aa. intercostales und bronchiales erfolgt – wenn möglich – transfemoral, in Ausnahmefällen auch transaxil-
lär. Für ihre Sondierung hat sich ein Sidewinderkatheter der Größe 6,6 F bewährt. Seine Spitze ist mit einem Durchmesser von 3 cm halbkreisförmig gebogen, wobei die letzten 10 mm horizontal verlaufen.
    Während die Interkostalarterien von der dorsalen Zirkumferenz der Aorta
descendens paarig abgehen, entspringen die Aa. bronchiales bei isoliertem Abgang aus der ventralen Aortenwand. Für ihre Sondierung stellt der luftgefüllte
linke Hauptbronchus im Durchleuchtungsbild eine gute Landmarke dar. Bei vor-
sichtigem Hin- und Herschieben der Katheterspitze hakt diese meist in seiner
Umgebung in das kleine Arterienostium ein. Wurde eine Bronchialarterie gefunden, bereitet das Sondieren weiterer oft wenig Schwierigkeiten. Hierbei hilft, daß
bei pathologischen Befunden wie Tumoren, Mißbildungen oder Entzündungen
ihr Lumen vergrößert und das Aufsuchen somit erleichtert ist.
    Für die Kontrastdarstellung der Interkostal- und Bronchialarterien werden 3–
6 ml KM benötigt. In der Regel sind sechs Filme mit einer Frequenz von 1 Bild/s
ausreichend. Bei arteriovenösen Mißbildungen im Spinalkanal muß mitunter die
Aufnahmezeit bis 30 s nach der Injektion verlängert werden. Es empfiehlt sich,

spinale Angiographien unter Mitwirkung eines neurologischen "stand by" vorzunehmen, um eventuelle KM-bedingte Nebenwirkungen (s. Kap. 5.1.1) sofort zu erkennen.

Pathologische Röntgenanatomie
Eine arteriovenöse Malformation des oberen Thorakalmarks zeigt das spinale Arteriogamm in Abb. 20. Die dabei angewendete Filmsubstraktion verhindert eine störende Überlagerung durch KM-Reste nach Myelographie. Sie läßt auch den auf normalen Filmen kaum erkennbaren venösen Anteil des Tumors deutlich erkennen.

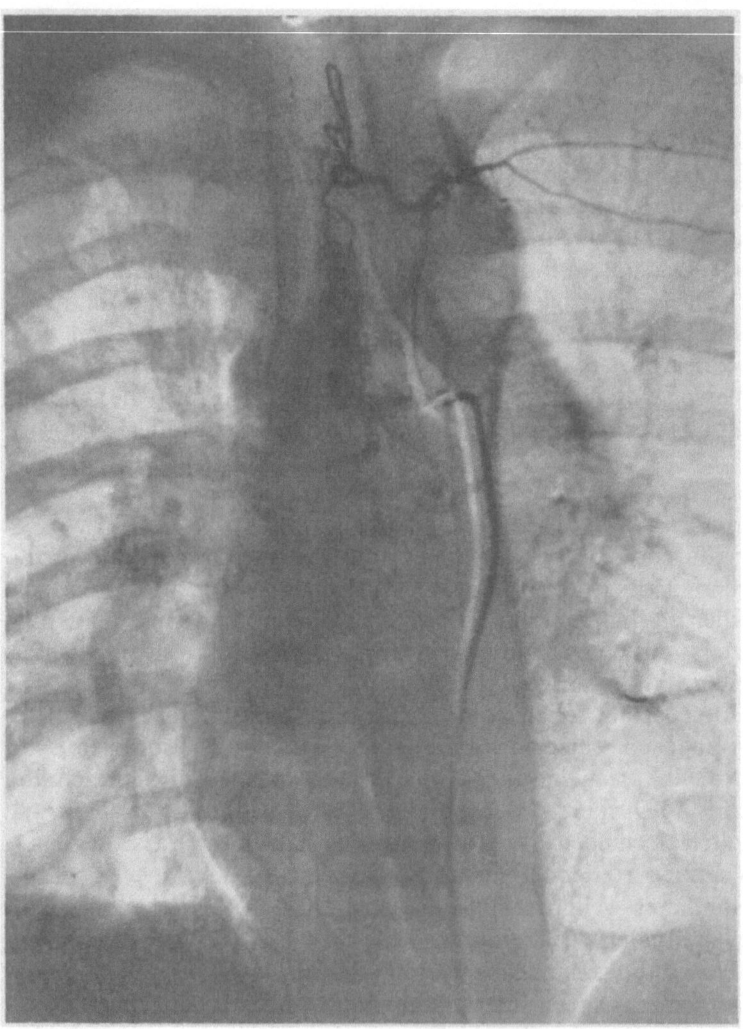

Abb. 20. Arteriovenöse Malformation des oberen Thorakalmarks (Filmsubtraktion). Darstellung nach selektiver Sondierung der 5. Interkostalarterie links

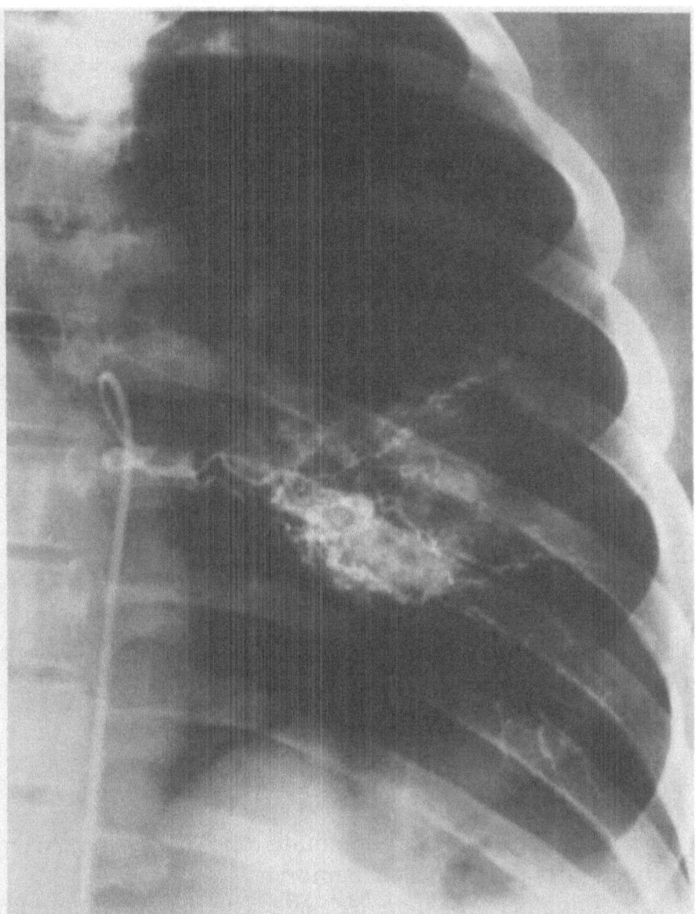

Abb. 21. Bronchialarteriographie des linken Lungenunterlappens. Nachweis eines gefäßreichen peripheren Bronchialkarzinoms

Die Gefäßversorgung von Bronchialkarzinomen erfolgt über die Bronchialarterien, die den entsprechenden anatomischen Abschnitt versorgen. Wie Abb. 21 zeigt, sind diese Tumoren häufig außerordentlich gefäßreich. Dieser Umstand erklärt die mitunter hohe Wirksamkeit einer lokalregionalen Chemotherapie durch Zytostatikainfusion in die Bronchialarterien.

Literatur

Abrams HL (1983) Dissecting aortic aneurysm. In: Abrams angiography, 3rd edn, vol I. Little, Brown & Co, Boston, pp 441–466
Abrams HL (1983) Technique, indications and hazards. In: Abrams angiography, 3rd edn, vol I. Little, Brown & Co, Boston, pp 339–352

Babo H von, Huzly A, Deininger HK, Barth B (1976) Angiome und angiomartige Veränderungen der Bronchialarterien. Fortschr Röntgenstr 124:103–110
Düx A (1976) Bronchialarteriogramm rechts. In: Topographischer Atlas zur Angiographie. Byk Gulden, Pharmazeutika, Konstanz
Heberer G, Rau G, Löhr HH (1966) Aorta und große Arterien. Springer, Berlin Heidelberg New York
Hoevels J (1983) Single catheter technique for transaxillary aortofemoral angiography. Acta Radiol [Diagn] 24:381–384
Randall PA, Jarmolowski CR (1983) Aneurysms of the thoracic aorta. In: Abrams angiography, 3rd edn, vol I. Little, Brown & Co, Boston, pp 417–440
Reichardt W, Buck J (1982) Angiographie und Katheterembolisation von Bronchialarterien bei Hämoptysen. Radiologe 22:497–500
Sartor K (1976) Einführung in die Neuroradiologie. Witzstrock, Baden-Baden Brüssel Köln, S 275–279
Schober R (1964) Selektive Bronchialarteriographie. Fortschr Röntgenstr 101:337
Voigt K (1976) Thorakale Aortographie. In: Topographischer Atlas zur Angiographie. Byk Gulden, Pharmazeutika, Konstanz

7.2 Aorta abdominalis

W. Jaschke

Die Aorta abdominalis reicht vom Hiatus aorticus des Zwerchfells (etwa in Höhe von BWK 12) bis zur Aortenbifurkation (etwa in Höhe von LWK 3 und 4).

7.2.1 Indikationen zur KM-Darstellung

- Beurteilung der Aorta abdominalis bei Aneurysma, Arteriosklerose sowie bei großen intraabdominellen Tumoren
- Beurteilung der Abgänge der Seitenäste der Aorta abdominalis vor selektiver Katheterisierung, bei Arteriosklerose und nach stumpfem Bauchtrauma.

7.2.2 Untersuchungstechnik

Translumbale Aortographie (TLA)
Unter translumbaler Aortographie versteht man die Kontrastdarstellung der Aorta abdominalis über eine Direktpunktion, die von der linken Flanke aus erfolgt. Dazu verwendet man eine 22 cm lange Stahlnadel mit einem Außendurchmesser von 1,4 mm und einem angeschliffenen Innenmandrin (Abb. 22). Wahlweise stehen heute auch Nadeln mit einer Teflonummantelung zur Verfügung, die aufgrund ihrer Elastizität nach Entfernen des Innenmandrins ein geringeres Verletzungsrisiko bieten sollen. Nach erfolgreicher Punktion des Aortenlumens kann der kurze Teflonkatheter zudem über einen Führungsdraht in die Aorta abdominalis vorgeschoben werden, so daß das Dislokationsrisiko verringert werden kann.

Der Patient wird zur Punktion in Bauchlage mit innenrotierten Beinen auf dem Untersuchungstisch gelagert. Es sollte bei der Lagerung darauf geachtet wer-

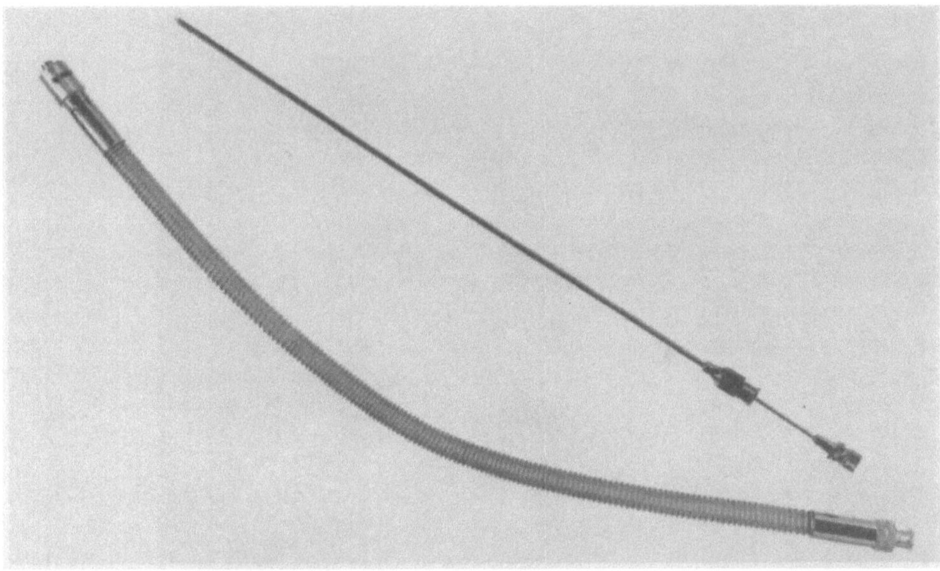

Abb. 22. Punktionsbesteck zur TLA: starre, angeschliffene Hohlnadel mit angeschliffenem Innenmandrin; Verbindungsschlauch (Nadel-Spritze) zur Injektion

den, daß der Patient bequem liegt, so daß keine Lagerungsänderungen während der Untersuchung erfolgen müssen. Um die Untersuchung möglichst schmerzfrei zu gestalten, bevorzugen wir zur Schmerzausschaltung und zur Ruhigstellung des Patienten die Spinalanästhesie. In seltenen Fällen wird die Untersuchung in Intubationsnarkose durchgeführt.

Der Begriff „hohe, translumbale Aortographie" bezeichnet die direkte Punktion der Aorta abdominalis in Höhe von BWK 12 mit nachfolgender KM-Füllung der Aorta über die liegende Punktionsnadel (Abb. 23). Die Aorta abdominalis liegt in dieser Höhe in der Regel als relativ großkalibriges Gefäß unmittelbar vor der Wirbelsäule. Zur Punktion tastet man die Wirbelsäule sowie die 12. Rippe. Der Punktionsort auf der Haut liegt gut handbreit (ca. 8–12 cm) lateral der Mittellinie, wenige Zentimeter unterhalb der 12. Rippe. Nach einer Stichinzision der Haut wird die Nadel mit Innenmandrin unter Durchleuchtungskontrolle auf den 12. BWK vorgeschoben. Spürt man einen knöchernen Widerstand bzw. erkennt man auf dem Durchleuchtungsbild, daß die Nadelspitze in Höhe von BWK 12 liegt, wird der Innenmandrin der Stahlnadel entfernt und die Nadel evtl. unter leichter Korrektur der Stichrichtung weiter vorgeschoben, bis sich pulsweise arterielles Blut aus der Nadel entleert. Durch eine Testinjektion von einer geringen KM-Menge wird die korrekte Nadellage überprüft. Wird die teflonummantelte Nadel benutzt, muß das Lumen der Aorta mit der Nadelspitze erreicht sein, bevor der Innenmandrin entfernt werden kann. Vorsicht ist bei dem Wiedereinführen des Innenmandrins geboten, da die angeschliffene Nadelspitze den Kunststoffkatheter bei Knickbildung durchbohren oder sogar abschneiden kann.

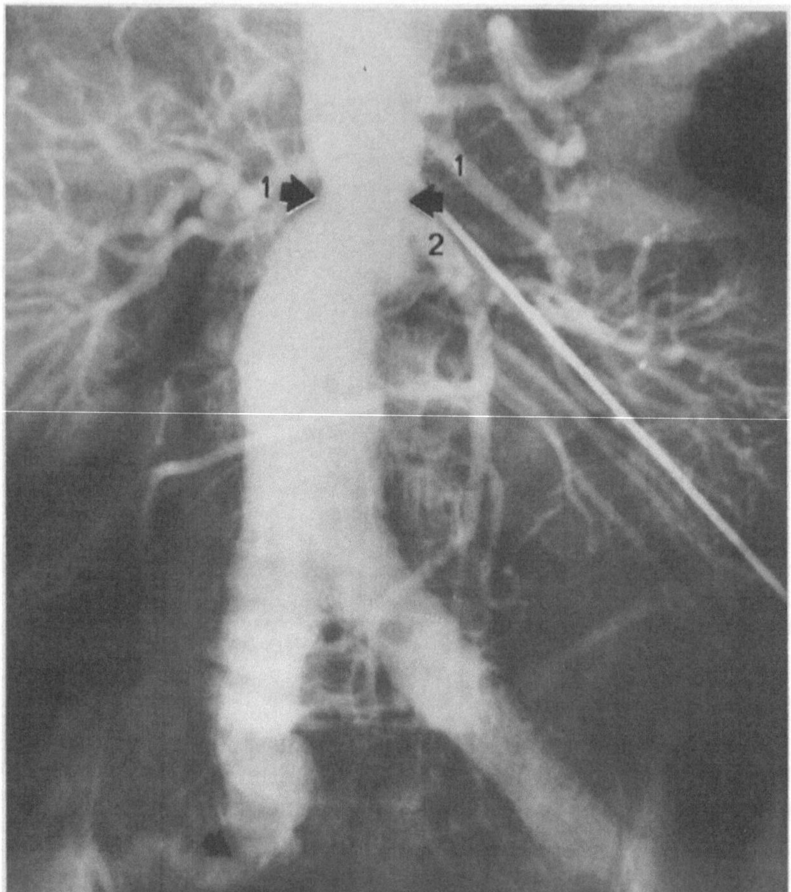

Abb. 23. Punktion der Aorta abdominalis in Höhe des Zwischenwirbelraums BWK 12/LWK 1 (Abgang der A. mesenterica superior). Darstellung eines infrarenalen Aortenaneurysmas mit Aufweitung des Aortenrohrs, Wandunregelmäßigkeiten, Verschluß sämtlicher Lumbalarterien und einem deutlich verzögerten KM-Abstrom. Beide Aa. iliacae communes sind in das Aneurysma miteinbezogen. Starkes Kinking der Aa. iliacae externae. *1* Nierenarterien, *2* A. mesenterica superior, *Pfeile:* obere Begrenzung des Aneurysma

Bei der tiefen translumbalen Aortographie wird die Aorta abdominalis in Höhe von LWK 3 punktiert (Abb. 24). Dazu wird die Wirbelsäule getastet und unter Durchleuchtung die anatomische Lage von LWK 3 auf der Haut markiert. Der Punktionsort wird dann rechtwinklig zur Wirbelsäule 8–12 cm lateral der Mittellinie gewählt. Die Punktion erfolgt analog zur hohen, translumbalen Aortographie. Nach unseren Erfahrungen gelingt die Punktion um so einfacher, je flacher der Stichwinkel gewählt wird. Allerdings steigt bei flacheren Punktionswinkeln das Verletzungsrisiko von Kolon und Nieren (Abb. 25). Bei Patienten mit einem Aortenkinking bzw. einem kleinen aortalen Restlumen kann die Aortenpunktion in Höhe von LWK 3 schwierig sein. Wird keine stabile Nadellage erreicht bzw.

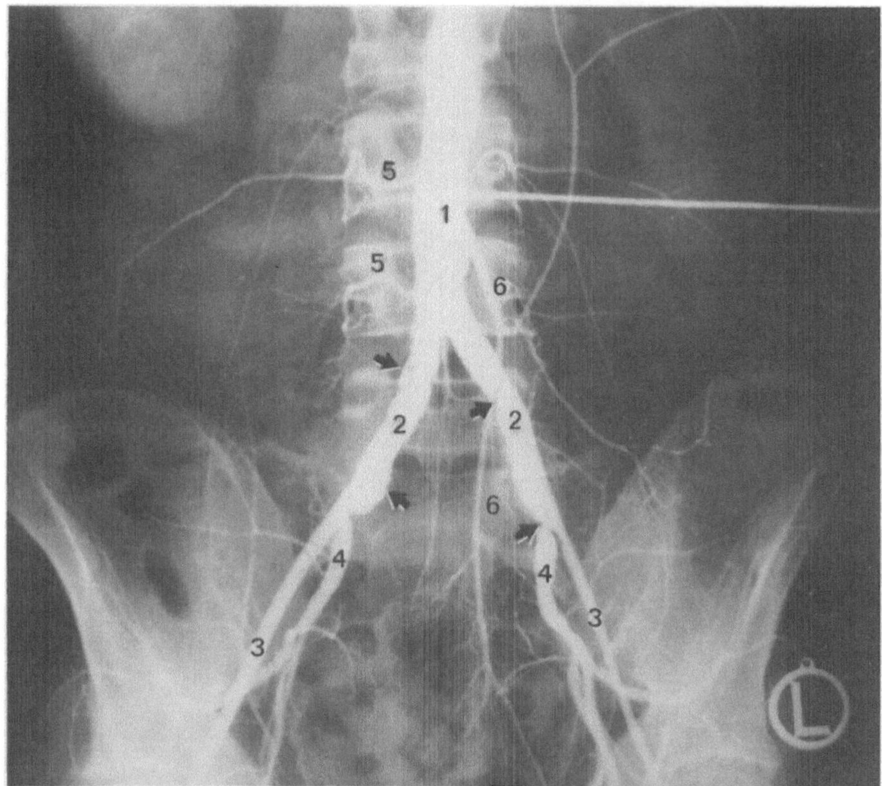

Abb. 24. Punktion der Aorta abdominalis in Höhe von LWK 3. Ausgeprägte arteriosklerotische Wandveränderungen an der unteren Bauchaorta sowie im Bereich der Beckenausstrombahn. Abgangsstenose der A. iliaca interna links (Pfeile); Verschluß der A. lumbalis sinistra IV. *1* Aorta lumbalis, *2* A. iliaca communis, *3* A. iliaca externa, *4* A. iliaca interna, *5* A. lumbalis, *6* A. mesenterica inferior

gelingt die Punktion des Aortenlumens nicht, sollte eine hohe, translumbale Aortographie versucht werden, die praktisch immer gelingt.

Nach erfolgreicher Punktion wird die Nadel bzw. der Teflonkatheter mit einem Injektionsschlauch verbunden. Anschließend werden 40–60 ml KM von Hand bzw. maschinell (Flußrate 15–18 ml/s) in die Aorta abdominalis injiziert.

Die Aufnahmeserie umfaßt 10 Bilder (35 × 35 cm), die mit einer zeitlichen Verzögerung von 0,5–1 s nach Injektionsbeginn ausgelöst werden. Die Aufnahmen werden mit einer Frequenz von 1 Bild/s in a.p.-, bei Aortenaneurysmen und der Frage nach Abgangsstenosen der viszeralen Arterien möglichst auch in lateraler Projektion angefertigt. Wird lediglich eine Darstellung der arteriellen Phase der KM-Verteilung gewünscht, kann die Aufnahmeserie entsprechend verkürzt werden.

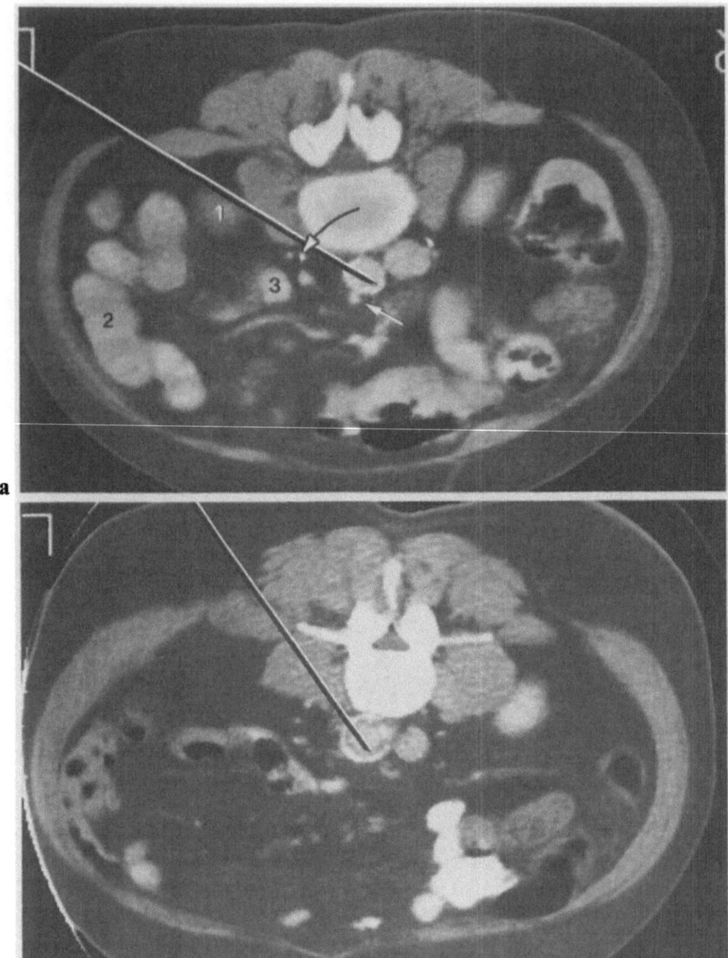

Abb. 25 a, b. Computertomographische Querschnittsbilder des Abdomens. Patient in Bauchlage.
a Computertomographisches Querschnittsbild in Höhe des Zwischenwirbelraums LWK 3/4.
Linker unterer Nierenpol (*1*); Colon descendens (*2*); Dünndarmkonvolut (*3*). Stichrichtung bei
TLA durch Linie markiert. Abgang der A. mesenterica inferior (*Pfeil*); Ureter (*gebogener Pfeil*).
Beachte: die Aorta abdominalis liegt relativ weit medial. b Computertomographisches Querschnittsbild in Höhe der Wirbelkörpermitte von LWK 3. Orthotop gelegene Aorta abdominalis,
steiler Punktionswinkel (*Linie*). Beachte: gefahrlose Punktion der Aorta abdominalis ohne Ge-
fährdung von Ureter, Niere und Darm möglich

Transfemorale und transaxilläre Aortographie

In der überwiegenden Zahl aller Aortographien wird die Aorta abdominalis über
eine der beiden Femoralarterien in üblicher Seldinger-Technik katheterisiert
(s. Kap. 1.2.1). Die retrograde Katheterisierung der Bauchaorta kann bei Patienten mit ausgedehnten arteriosklerotischen Wandveränderungen sowie mit einer
starken Elongation und einem ausgeprägten Kinking der Beckenarterien schwierig sein. Für solche Fälle hat sich zur Katheterisierung ein Katheter mit einer ab-

gewinkelten Spitze (angedeutete J-Form) bewährt, mit dessen Hilfe ein Führungsdraht mit gebogener Spitze um die verschiedenen Biegungen bzw. Plaques der Beckenarterien manövriert werden kann. Nach erfolgreicher Sondierung der unteren Bauchaorta wird dann der gekrümmte Katheter gegen einen Pigtailkatheter ausgetauscht.

Lassen sich keine Leistenpulse tasten oder liegt ein unüberwindbares Hindernis im Bereich der Beckenstrombahn vor, so kann die Aortographie auch über einen in die linke A. axillaris eingeführten Katheter erfolgen.

Die Injektion des KM sowie die Aufnahmeserie erfolgt analog zur TLA.

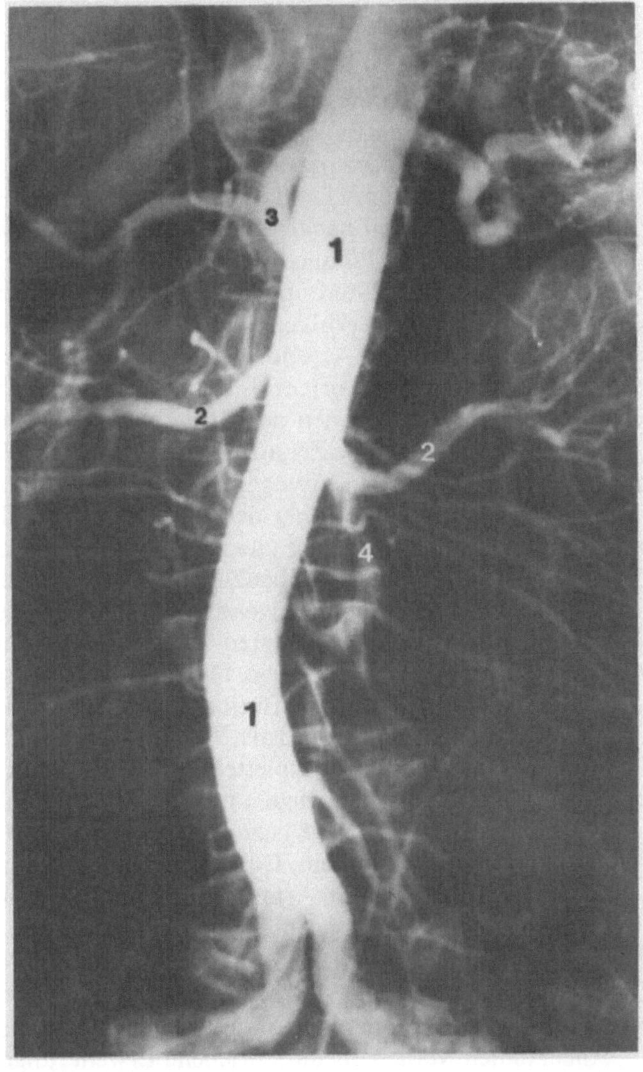

Abb. 26. Aorta abdominalis mit ihren Verzweigungen. *1* Aorta abdominalis, *2* Aa. renales, *3* A. coeliaca, *4* A. mesenterica superior

Röntgenanatomie

Die Seitenäste der Aorta abdominalis umfassen die viszeralen Arterien (Truncus coeliacus, A. mesenterica superior et inferior), die Nierenarterien sowie die paarig angelegten Arterien zum Zwerchfell, den Nebennieren und Gonaden sowie zum Retroperitoneum (Aa. lumbales) (Abb. 26). Die Varianten der Gefäßversorgung der verschiedenen intraabdominellen Organe werden in den entsprechenden Kapiteln abgehandelt.

Röntgenphatologie

Mit Hilfe der Übersichtsaortographie kann eine „Landkarte" der abdominellen Gefäße erstellt werden. Abweichungen von der „normalen" Gefäßanatomie betreffen am häufigsten die arterielle Versorgung der Leber und Milz sowie der Nieren.

Eine Verlagerung der Aorta abdominalis wird gelegentlich bei großen, retroperitoneal gelegenen Tumoren beobachtet.

Bei einem stumpfen Bauchtrauma kann es zu einer Verletzung der von der Aorta abdominalis entspringenden Arterien kommen. Am häufigsten sind die Nierenarterien betroffen. Die häufigsten Verletzungen sind der totale Gefäßabriß, die Intimaruptur mit nachfolgender Thrombose sowie die Gefäßdissektion.

Arteriosklerotische Plaques werden als Wandunregelmäßigkeiten sichtbar, die sich in das KM-gefüllte Lumen der Aorta vorwölben (s. Abb. 24). Fakultativ können diese Plaques verkalken und sind dann schon auf der Nativaufnahme sichtbar. Im Rahmen der Arteriosklerose kommt es zu einer Zerstörung der normalen Wandtextur des Aortenrohrs, die zu einer generalisierten Wandverkalkung, zu einer umschriebenen oder generalisierten Aufweitung und Elongation der Aorta führen kann. Die Zerstörung der normalen Wandtextur führt zu einem partiellen oder kompletten Verlust der Windkesselfunktion der Aorta, was an der intraluminalen Pendelbewegung der KM-Säule unter Durchleuchtung sichtbar wird. Führt die Arteriosklerose zu einer hämodynamisch wirksamen Einengung des durchströmten Lumens, so beobachtet man häufig eine poststenotische Dilatation sowie eine mehr oder weniger ausgeprägte Kollateralisation. An der Aorta selbst werden solche Stenosen selten beobachtet; sie betreffen jedoch häufig die Abgänge der großen Organarterien. Der komplette Verschluß eines Gefäßes stellt die letzte Stufe im Ablauf der Arteriosklerose dar. Ein kompletter Verschluß der distalen Aorta abdominalis wird als „Leriche-Syndrom" bezeichnet. Das Leriche-Syndrom beinhaltet einen kompletten Verschluß der distalen Bauchaorta unterhalb der Nierenarterienabgänge und der beiden Beckenarterienhauptstämme (Aa. iliacae communes). Dabei bezieht dieser Verschluß bei ca. 50% der Fälle die A. mesenterica inferior mit ein. Das Leriche-Syndrom ist in der Regel die unmittelbare Folge einer schweren Arteriosklerose der Beckenarterien mit einem plötzlichen thrombotischen Verschluß der Beckenausstrombahn und nachfolgender Thrombosierung der unteren Bauchaorta. Verschlüsse der Bauchaorta oberhalb des Nierenarterienabgangs sind selten mit dem Leben vereinbar und werden deshalb nur in wenigen Fällen angiographisch nachgewiesen.

Aneurysmen werden als umschriebene Erweiterungen des Aortenrohrs sichtbar (s. Abb. 23). Die häufig sichtbare Kalkschale markiert dabei die äußere Begrenzung der Aorta, während die KM-Säule das durchströmte Lumen darstellt.

Etwa 95% aller Bauchaortenaneurysmen liegen infrarenal. Typisch für das Vorliegen eines Bauchaortenaneurysmas ist die fehlende Darstellung der Lumbalarterien, häufig auch der A. mesenterica inferior. Dissezierende Aortenaneurysmen weisen zwei Lumina mit unterschiedlicher Strömungsgeschwindigkeit auf. Die Ruptur eines Aneurysmas wird durch den Übertritt von KM in das Retroperitoneum, das Duodenum, selten in die V. cava inferior angezeigt.

Literatur

Abrams HL (ed) (1983) Abrams angiography Vascular and interventional radiology, 3rd edn, vol II/IV (The abdomen and the pelvis, chapt 45–49). Little, Brown & Co, Boston

7.3 Arterielles System des Beckens
W. Jaschke

Die Aorta abdominalis teilt sich im Bereich der unteren LWS in zwei Äste: A. iliaca communis dextra et sinistra. Aus diesen beiden Gefäßen erfolgt die arterielle Versorgung der unteren Extremität, der Glutaealmuskulatur sowie der Organe des kleinen Beckens.

7.3.1 Indikationen zur KM-Darstellung der Beckenarterien

– Beurteilung der Beckenstrombahn bei Aneurysma der Aorta abdominalis, Arteriosklerose und beim plötzlichen Gefäßverschluß
– Beurteilung von Gefäßprothesen
– Abklärung von Tumoren des Beckenskeletts und der Weichteilorgane des Beckens
– Abklärung der Impotentia coeundi beim Mann

7.3.2 Untersuchungstechnik

Die technisch einfachste Darstellung der Beckenarterien erfolgt über eine direkte retrograde Punktion der A. femoralis und die direkte Injektion von 30–40 ml KM über die Punktionsnadel mit einer Flußrate von 15–20 ml/s. Durch die hohe Flußrate kommt es zu einer Stromumkehr im Beckenarteriensystem der punktierten Seite mit konsekutiver KM-Füllung der Gegenseite.

Da mit dieser Untersuchungstechnik die untere Bauchaorta nicht befriedigend beurteilt werden kann, wird die Übersichtsdarstellung der Beckenarterien am häufigsten analog zur Übersichtsaortographie in transfemoraler, transaxillärer Katheterangiographie, selten noch in translumbaler Technik durchgeführt. Die Katheterspitze wird dazu in Höhe von LWK 3 positioniert, dann werden 30–50 ml KM mit einer Flußrate von 12–15 ml/s maschinell in die untere Bauchaorta injiziert.

Die zeitliche Abfolge der Röntgenaufnahmen (35 × 35 cm) richtet sich nach der klinischen Fragestellung. Zur Beurteilung der Beckenstrombahn bei Arteriosklerose sind zwei Aufnahmen ausreichend. Das erste Bild wird mit einer Verzögerung von 3 s ausgelöst, das zweite Bild bei raschem KM-Abstrom 0,5 s später, bei niedriger arterieller Flußrate in einem zeitlichen Abstand von 1–2 s.

Wird die Untersuchung zur Abklärung eines pelvinen Tumors durchgeführt, wird eine Aufnahmeserie analog zur Übersichtsaortographie (1 s Verzögerung; 10 Bilder; Bildfrequenz 1 Bild/s) angefertigt, um die verschiedenen Phasen der KM-Verteilung (arterielle, parenchymatöse und venöse Phase) zu erfassen.

Die selektive Katheterisierung der A. iliaca interna kann von der ipsilateralen oder kontralateralen Seite aus erfolgen. Die Bezeichnung „ipsi-" bzw. „kontralateral" bezieht sich dabei auf den Punktionsort in Relation zur sondierten A. iliaca interna. Zur ipsilateralen Sondierung verwenden wir Katheter in Sidewinderkonfiguration mit einer engen Biegung. Dieser Katheter muß in der Aortenbifurkation, häufig sogar im Aortenbogen (Katheterlänge beachten!) gewendet werden, so daß er seine vorgegebene Krümmung annimmt. Beim Zurückziehen des Katheters in die A. iliaca communis hakt sich die Spitze in der Regel in den Hauptstamm der A. iliaca interna ein. Gelingt dies nicht, sollte ein J-förmiger Führungsdraht bis in den Scheitelpunkt des Katheters eingeführt werden, so daß sich die Spitze des Katheters etwas aufrichtet und leichter in das Ostium der A. iliaca interna hineinfällt. Mitunter kann es hilfreich sein, den J-förmigen Führungsdraht wenige Zentimeter aus der Katheterspitze herausragen zu lassen, so daß die Sondierung des Arterienhauptstamms der A. iliaca interna zunächst durch den Führungsdraht erfolgt. Beim weiteren vorsichtigen Zurückziehen folgt der Katheter dann dem Führungsdraht.

Bei der Sondierung der A. iliaca interna von der kontralateralen Seite aus wird zunächst die A. iliaca communis der Gegenseite selektiv katheterisiert. Dazu benutzen wir Katheter, die auch zur selektiven Katheterisierung der Viszeralaterien verwendet werden. Nach erfolgreicher Sondierung der A. iliaca communis wird zunächst ein J-förmiger Führungsdraht bis in die Leistenregion vorgeschoben. Manchmal gelangt der Führungsdraht beim Vorschieben direkt in die A. iliaca interna, was das weitere Vorgehen erleichtert. Dann wird der Katheter über den Führungsdraht in die A. iliaca communis vorgeschoben, was bei einer spitzwinklig konfigurierten Aortenbifurkation schwierig sein kann. Durch Kompression der A. femoralis communis in der Leistenregion kann der Führungsdraht arretiert werden, so daß dieses Manöver leichter gelingt. Im Abschluß daran wird das Ostium der A. iliaca interna analog zur Technik mit dem Sidewinderkatheter aufgesucht und selektiv sondiert.

Die Darstellung der A. iliaca interna und ihrer Äste erfolgt auf einem eingeblendeten 35 × 35 cm Format nach Injektion von 12–15 ml KM mit einer Flußrate von 5–8 ml/s. Eine Folge von sechs Bildern mit einer Frequenz von 1 Bild/s ist in der Regel ausreichend. Der zeitliche Abstand von Injektion und Aufnahme beträgt 0,5–1 s. Die superselektive Katheterisierung der einzelnen Äste der A. iliaca interna ist schwierig, häufig sogar unmöglich. Sie kann mit einem entsprechend geformten Sidewinderkatheter von der ipsilateralen Seite oder über einen Führungsdraht von der kontralateralen Seite versucht werden. Für diagnostische Zwecke ist die selektive Katheterisierung des Arterienhauptstamms der A. iliaca

interna praktisch immer ausreichend, für therapeutische Zwecke (Embolisation!)
ist die superselektive Katheterisierung einzelner Äste jedoch wünschenswert.

7.3.3 Röntgenanatomie

Die A. iliaca communis teilt sich in Höhe des unteren Drittels der Iliosakralfugen
in zwei Äste: die A. iliaca interna und externa (s. Abb. 24). Die A. iliaca externa
gibt vor ihrem Übergang in die A. femoralis communis die A. circumflexa ilium
profunda und die A. epigastrica inferior ab.

Die A. iliaca interna (hypogastrica) verläuft zunächst an der Seitenwand des
kleinen Beckens nach kaudal und teilt sich am oberen Rand des Foramen ischia-
dicum majus meist in zwei größere Äste, den ventralen und dorsalen Ast
(Abb. 27). Die viszeralen Äste entspringen meistens vom ventralen Ast, während
die parietalen Äste zur Muskulatur etc. überwiegend aus dem dorsalen Ast ent-

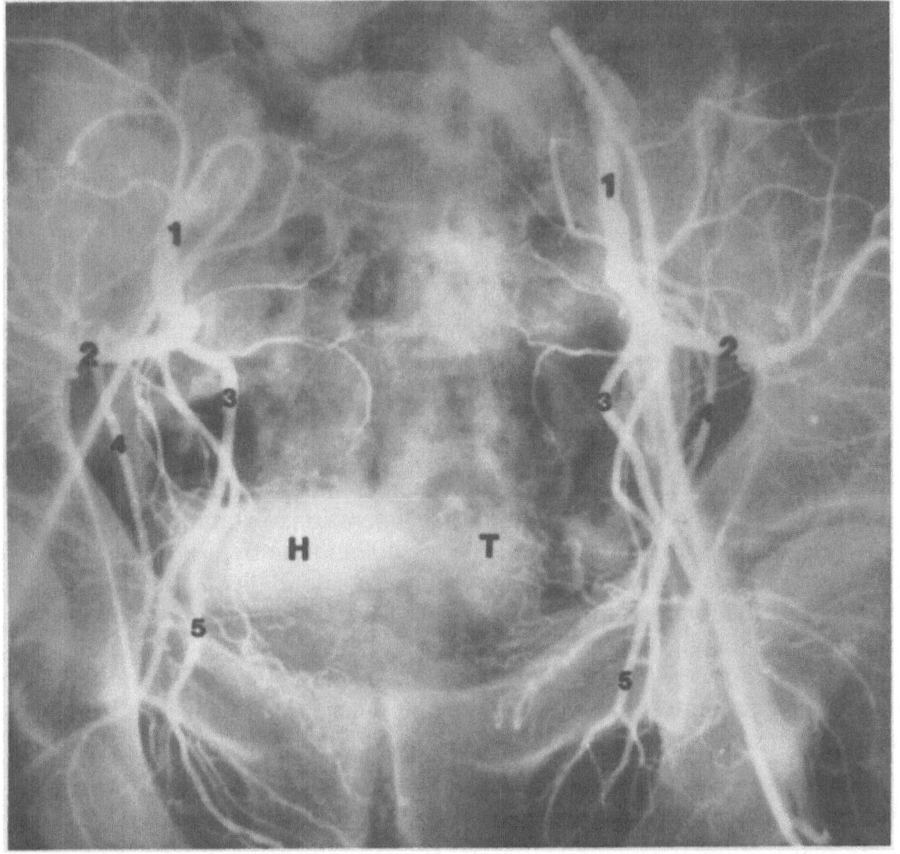

Abb. 27. Selektive Darstellung beider innerer Iliakalarterien über einen Sidewinderkatheter. Aty-
pische Gefäßverzweigung der A. iliaca interna. *1* Hauptstamm der A. iliaca interna (Hypogastrica), *2* A. glutealis superior, *3* A. glutealis inferior, *4* A. obturatoria, *5* A. pudena interna, *H* Harnblase, *T* gefäßreicher Tumor der Harnblase

springen. Die Verzweigungen der A. iliaca interna sind so variantenreich, daß ihre Aufschlüsselung individuell an Hand der Gefäßverläufe erfolgen muß. Deshalb sollen hier nur die wichtigsten Arterien der A. iliaca interna genannt werden.

Die A. pudenda interna stellt meist den Endast des ventralen Asts der A. iliaca interna dar. Die Endverzweigungen dieser Arterien versorgen das äußere Genitale.

Die A. iliolumbalis entspringt in der Regel vom Hauptstamm der A. iliaca interna oder von ihrem dorsalen Ast, läuft dorsal zur Fossa iliaca und teilt sich dann in einen Ramus iliacus und lumbalis.

Die A. obturatoria entspringt am häufigsten aus dem ventralen Ast der A. iliaca interna, obwohl es sich um einen parietalen Ast handelt. Sie läuft durch den Canalis obturatorius zur Außenwand des Beckens.

Die Blutversorgung des Rektums erfolgt aus zwei Ästen der A. iliaca interna (A. rectalis media und inferior) und der A. mesenterica inferior. Die Versorgung der Harnblase erfolgt aus mehreren kleinen Arterien, die aus der A. umbilicalis und dem ventralen Ast der A. iliaca interna enspringen. Uterus und Prostata werden aus dem ventralen Ast der A. iliaca interna versorgt, während das Ovar und die Hoden aus Ästen der Aorta mit arteriellem Blut gespeist werden.

7.3.4 Röntgenpathologie

Die Arteriosklerose manifestiert sich am arteriellen System des Beckens in Analogie zu anderen arteriellen Gefäßen in Form von Wandunregelmäßigkeiten, Kaliberschwankungen und aneurysmatischen Gefäßerweiterungen. Abrupte Gefäßabbrüche mit spärlicher Kollateralisierung sprechen für einen akuten, meist embolischen Verschluß.

Gefäßneubildungen und Gefäßverlagerungen sind die herausragenden Röntgenzeichen für das Vorliegen eines pelvinen Tumors. Arteriovenöse Fisteln werden im Bereich der Beckenstrombahn wie in anderen Körperregionen als Gefäßkonvolute mit AV-Shunt sichtbar.

Wichtig für die Beurteilung der Beckenstrombahn nach gefäßchirurgischen Eingriffen ist die Kenntnis der verschiedenen Gefäßprothesen sowie der chirurgischen Operationstaktik. Die bekanntesten Operationsverfahren sind der aortobifemorale, der femorofemorale sowie der axillofemorale Bypass. In der Regel werden diese Prothesen End zu Seit anastomosiert, so daß die Gefäßanastomose auf den a. p.-Aufnahmen oft nicht befriedigend beurteilt werden kann. Die angiographische Darstellung der Gefäßprothese wird in der Regel zur Abklärung der Spätkomplikationen (Prothesenverschluß, Ausbildung eines Pseudoaneurysmas oder einer arteriointestinalen Fistel) oder bei einer Progredienz der Grunderkrankung gewünscht.

Literatur

Abrams HL (ed) (1983) Abrams angiography. Vascular and interventional radiology, 3rd edn, vol II/IV (The abdomen und pelvis, sect 6). Little, Brown & Co, Boston
Bähren W, Lenz H, Porst H, Wierschin W (1984) Arteriographische Diagnostik der erektilen Impotenz. Fortschr Röntgenstr 140/4:447–452
Nilsson J (1967) Angiography in tumors of the urinary bladder. Acta Radiol [Suppl] (Stockh) 263

7.4 Arterielles System der Beine
W. Jaschke

Die arterielle Versorgung beider Beine erfolgt aus der A. femoralis communis und
ihrer Äste

7.4.1 Indikationen zur KM-Darstellung der Beinarterien

- Beurteilung der arteriellen Ausstrombahn beider Beine im Rahmen der Arte-
  riosklerose und beim plötzlichen Gefäßverschluß
- Beurteilung von Gefäßprothesen
- Abklärung von Tumoren der unteren Extremität, insbesondere von pulsieren-
  den Tumoren
- Gefäßmißbildungen.

7.4.2 Untersuchungstechnik

Die überwiegende Zahl der Beinarteriographien wird im Rahmen einer Becken-
und Beinarteriographie durchgeführt. Dazu wird der Patient auf einem bewegli-
chen Tisch mit einem Schrittschaltwerk und programmierbaren Belichtungswer-
ten in Rücklage mit innenrotierten Beinen gelagert. Die untere Bauchaorta wird
in üblicher Weise katheterisiert bzw. punktiert. Dann werden 70–100 ml KM mit
einem Fluß von 12–15 ml/s injiziert. Zuvor wird die Fließgeschwindigkeit des
KM unter Durchleuchtung verfolgt. Dabei achtet man auf Seitendifferenzen bzw.
abnorme Verlangsamung des KM-Abstroms im Becken bzw. an beiden Beinen.
Die gewählte Bildsequenz muß sich an den Strömungsverhältnissen im Bereich
des Beckens bzw. beider Beine orientieren. Als Standardbildfolge hat sich folgende Sequenz bewährt:
    3 s nach Injektionsbeginn werden die ersten zwei Bilder mit einer Sequenz von
2 Bildern/s ausgelöst. Dann erfolgt die erste Tischverschiebung (minimaler Zeitaufwand: 1 s). Unmittelbar danach werden die nächsten zwei Bilder mit derselben
Bildsequenz über beiden Oberschenkeln angefertigt. Nach der zweiten Tischverschiebung folgen zwei Bilder über beiden Knien mit einer Sequenz von 1 Bild/s.
1 s nach der dritten Tischverschiebung werden schließlich drei Bilder im Abstand
von 1,5 s über beiden Unterschenkeln angefertigt. Die Fußarterien werden nur
auf besonderen Wunsch abgebildet.
    Die selektive Darstellung einer A. femoralis kann entweder von der kontrala-
teralen Leiste aus oder durch eine antegrade oder retrograde Punktion von der
ipsilateralen Leiste aus erfolgen. Die selektive Katheterisierung von der kontralateralen Leiste aus erfolgt analog zur Sondierung der A. iliaca interna. Alternativ
dazu kann eine Direktpunktion der A. femoralis in retro- oder antegrader Technik erfolgen. Die Bezeichnung „ante- bzw. retrograd" bezieht sich dabei auf die
Stichrichtung (antegrad: in Richtung des Blutstroms; retrograd: entgegen dem
Blutstrom). Der Vorteil der antegraden Punktion liegt darin, daß periphere Äste
der A. femoralis selektiv katheterisiert werden können. Nur wenn dies gewünscht

wird, sollte die antegrade Punktion bzw. die Katheterisierung von der Gegenseite aus erfolgen. Ansonsten bietet sich die retrograde Punktion mit direkter KM-Applikation über die Punktionsnadel an (20–30 ml KM/Flußrate 6–10 ml). Aufgrund anatomischer Besonderheiten der Femoralisgabel ist die antegrade Punktion und Katheterisierung der A. femoralis technisch schwieriger als die retrograde Punktion und Sondierung. Beim Einführen des Führungsdrahts in antegrader Technik empfiehlt es sich, die Punktionsnadel möglichst flach und nach medial gewendet zu halten, um ein Einführen des Drahts in die A. femoralis profunda zu vermeiden. Liegt ein Zustand nach chirurgischer Gefäßrekonstruktion vor, so verbietet sich in der Regel der transfemorale Zugang, so daß auf die transaxilläre bzw. translumbale Technik zurückgegriffen werden muß. Direkte Punktionen von Gefäßprothesen sollten wegen der Blutungsgefahr und der Gefahr der Abschilferung der Neointima (periphere Embolien!) vermieden werden.

7.4.3 Röntgenanatomie

Die A. femoralis communis ist die direkte Fortsetzung der A. iliaca externa (Abb. 28). Sie teilt sich unmittelbar unterhalb des Leistenbands in die A. femoralis superficialis und die A. profunda femoris. Die A. profunda femoris verläuft nach dorsolateral. Um ihren proximalen Verlauf sicher zu beurteilen, sollte deshalb die Röntgenröhre 45° zur Gegenseite gekippt werden. Die A. femoralis superficialis verläuft an der Innenseite des Oberschenkels durch den Adduktorenkanal zur Dorsalseite des Kniegelenks. Dieser Abschnitt des Gefäßes wird dann als A. poplitea bezeichnet. Die A. poplitea teilt sich unterhalb des Kniegelenkspalts in drei Arterien (A. tibialis anterior et posterior, A. fibularis), die den Unterschenkel sowie den Fuß mit Blut versorgen. In a. p.-Projektion liegt die A. tibialis posterior am weitesten medial, die A. tibialis anterior am weitesten lateral. Die A. fibularis entspringt in der Regel von A. tibialis posterior und verläuft in der Regel zwischen beiden Aa. tibiales.

7.4.4 Röntgenpathologie

Die Beinarterien werden nach ihrem Verlauf, der Wandbegrenzung und dem Kaliber beurteilt. Die Gefäßveränderungen, wie sie bei der Arteriosklerose beobach-

Abb. 28. Arteriographie beider Beine. Geringgradig ausgeprägte arteriosklerotische Wandveränderungen rechts. En-face-Ansicht eines arteriosklerotischen Plaques in Oberschenkelmitte rechts (*Pfeil*). Verschluß der A. femoralis communis und superficialis links bis in Höhe des Adduktorenkanals. Kollateralisierung des Verschlusses über Äste der A. iliaca interna (A. obturatoria und glutea inferior) zur A. femoralis profunda, die über Kollateralen die A. femoralis superficialis distal des Adduktorenkanals wiederauffüllt. Kompletter Verschluß der A. poplitea links. Die Blutversorgung des linken Unterschenkels erfolgt über Kollateralen zur A. tibialis posterior und anterior. Rechts erkennt man, daß die Trifurkation am Unterschenkel frei durchgängig ist. Die A. fibularis entspringt aus der A. tibialis anterior. *1* A. femoralis communis, *2* A. femoralis superficialis, *3* A. profunda femoris, *4* A. poplitea, *5* A. tibialis anterior, *6* A. tibialis posterior, *7* A. fibularis, *kräftige Pfeile:* Verschluß der A. femoralis communis sinistra, Verschluß der A. poplitea, *dünner Pfeil:* arteriosklerotischer Plaque, septale Form

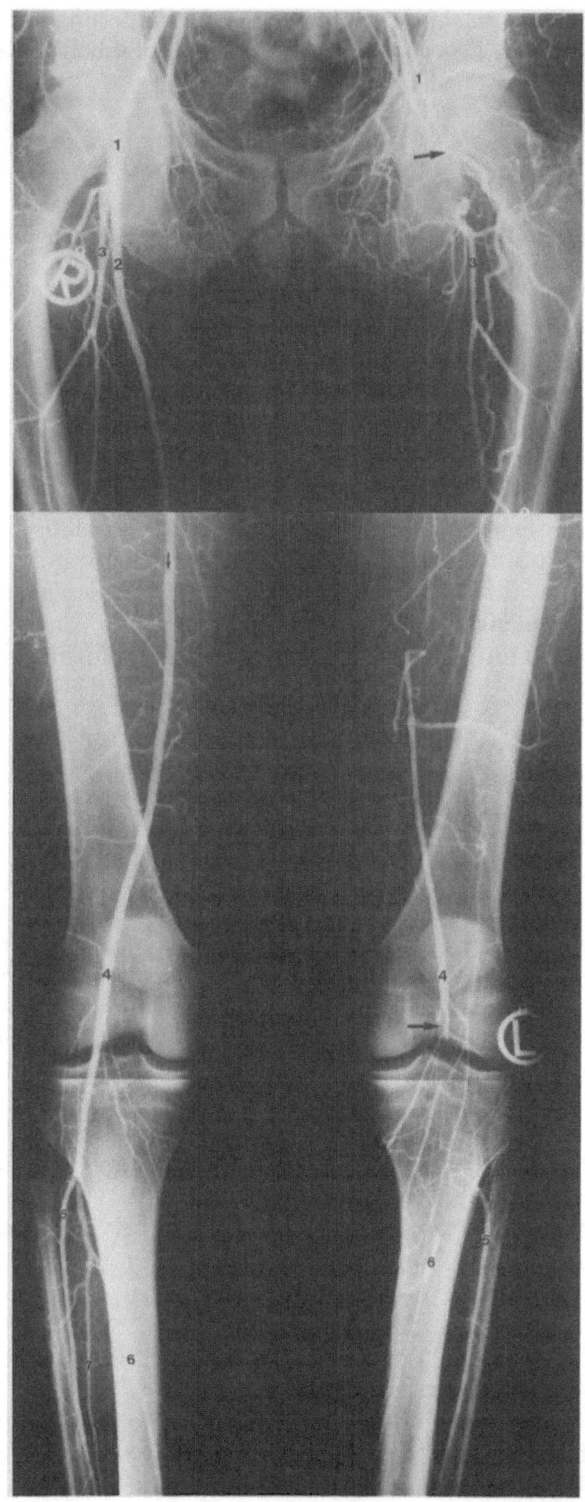

tet werden, sind identisch zu den Veränderungen in anderen Gefäßprovinzen (s. Abb. 28). Das gleiche gilt für den embolischen Gefäßverschluß sowie für die Tumoren.

Literatur

Abrams HL (ed) (1983) Abrams angiography. Vascular and interventionel angiography, 3rd edn, v III/V (The extremities, sect I). Little, Brown & Co, Boston
Wenz W, Beduhn D (1976) Extremitätenangiographie. Springer, Berlin Heidelberg New York

7.5 Nierenarterien
P. PRAGER

Die Angiographie der Nieren ist die einzige klinische Untersuchungsmethode, die mit großer Genauigkeit die renale Gefäßmorphologie abzubilden ermöglicht. Mit ihrer Hilfe können die Nierenarterien („Nierenarteriographie"), die Kapillaren („kapilläres Nephroprogramm") und die Venen („indirekte Nierenphlebographie") dargestellt und damit wertvolle Informationen über Krankheiten erzielt werden, die sich am Gefäßbaum der Nieren auswirken.

7.5.1 Indikationen zur KM-Darstellung

Die Bedeutung der Nierenangiographie zur Diagnostik und Therapie von renalen Affektionen ist in den vergangenen Jahrzehnten einem stetigen Wandel unterzogen gewesen. *Absolute Indikationen* sind gegenwärtig, auch im Hinblick auf die Möglichkeit der Angiotherapie, der Nachweis einer Okklusion der Nierenarterie oder -vene sowie die Abklärung und Lokalisation einer renalen Blutung.

Weitere *wichtige Indikationen* stellen dar: die Verletzung der Niere und v. a. der Nierengefäße, die Diagnostik pathologischer Gefäßwandprozesse wie Stenosen, Aneurysmen oder arteriovenöse Fisteln und die Abklärung von renalen Raumforderungen unklarer Dignität oder auch solcher, die von den Nachbarorganen ausgehen und die Niere evtl. einbeziehen können. Darüber hinaus findet die Nierenangiographie vielfach Anwendung bei der präoperativen Beurteilung der renalen Gefäßanatomie (z. B. bei dissezierendem Aortenaneurysma, Nierentransplantation, Nierenresektion) und bei der Abklärung kongenitaler Anomalien mit renaler Beteiligung (z. B. Nierendysgenesie). *Seltenere Indikationen* sind die Beurteilung eines akuten Nierenversagens (akute kortikale Nekrose, akute tubuläre Nekrose) oder der Nachweis von Nierengefäßveränderungen bei generalisierten Gefäßaffektionen (Nephrosklerose, Peryarteriitis nodosa, Wegenersche Granulomatose etc.).

Die Nierenphlebographie dient heute vornehmlich dem Nachweis von Venenthromben. Mit der gleichen Technik wird die selektive Venenblutentnahme zur Hypertonieabklärung (z. B. Reninbestimmung) durchgeführt.

Zwar kann die Nierenangiographie bei vielen anderen angeborenen und erworbenen Erkrankungen (Nierendystopie, polyzystische Nierendegeneration, chronische atrophische Pyelonephritis, chronische Glomerulonephritis, Papillennekrosen u. v. m.) zur Diagnostik beitragen, gleichwertige Aussagen können jedoch auch mit weniger invasiven Mitteln erzielt werden, die deshalb der Angiographie vorzuziehen sind.

7.5.2 Untersuchungstechnik

Die Angiographie der Nieren geschieht durch KM-Injektion entweder in die Aorta abdominalis oberhalb der Abgänge der Nierenarterien *(abdominelle Übersichtsangiographie)* oder direkt in diese nach selektiver Katheterisierung der Ostien *(selektive Nierenangiographie)*. Die Übersichtsangiographie wird v. a. angewendet zur simultanen Darstellung der Aorta und der Nierengefäße zur Dokumentation der anatomischen Verhältnisse vor renalen Eingriffen, zur Lokalisation und Kontrastierung überzähliger Nierenarterien sowie zur Beurteilung der Abgänge aller Nierenarterien (z. B. bei dissezierendem Aortenaneurysma oder bei der Hypertonieabklärung). Die selektive Nierenangiographie ermöglicht eine stärkere Kontrastierung und eine Überlagerungsfreie Darstellung auch kleinerer Gefäße innerhalb der Nieren und wird zur besseren Beurteilung der extra- und intrarenalen Gefäße eingesetzt.

Die Technik der abdominellen Übersichtsangiographie ist in Kap. 7.3.2 geschildert. Der Kathetertechnik sollte der Vorzug vor der Direktpunktion der Aorta gegeben werden, da die Füllung der Nierenarterien wegen des hohen spezifischen Gewichts des KM und der dorsalen Lage der Nieren in Rückenlage besser ist als in Bauch- oder Seitenlage. Die KM-Dosis zur Darstellung der Nierenarterien richtet sich nach der Körperoberfläche des Patienten. In der Regel wird etwa 0,5–1 ml/kg Körpergewicht in 2–3 s injiziert, wobei die Injektionsgeschwindigkeit sich nach dem Fassungsvermögen der Aorta richtet. Für die Filmserien werden üblicherweise Filmwechsler mit dem Format 35 × 35 cm verwendet, der Zentralstrahl wird auf die Nieren gerichtet, das Nützstrahlenbündel auf das Gebiet der Nieren eingeblendet. Je nach Injektionsgeschwindigkeit, Katheterlänge und -durchmesser wird mit einer Verzögerung von 0,5–1 s die Filmserie gestartet, wobei 4–5 Filme im Abstand von 1 s die arterielle Phase und 4–5 weitere im Abstand von 2 s die nephrographische und die venöse Phase erfassen.

Die selektive Angiographie der Nieren erfordert die Einführung eines Katheters in das Ostium der Nierenarterie. In der Regel, und besonders vor einer Nephrektomie, wird die Untersuchung beidseitig vorgenommen, da viele Nierenkrankheiten bilateral vorkommen und da pathologische Nierenveränderungen klinisch unerkannt vorliegen können. Zunächst wird der präformierte Katheter, meist in Seldinger-Technik, in die Bauchaorta vorgeschoben (s. Kap. 1 und 7.3). Nach Entfernung des Führungsdrahts nimmt die Katheterspitze die vorgegebene Konfiguration an, ggf. muß dem durch Einhaken der Spitze in einen beliebigen Gefäßabgang oder durch Wiederherstellung der Form im weitlumigen Aortenbogen nachgeholfen werden. Für die Sondierung der Nierenarterien eignen sich Katheterformen, die dem horizontalen bis spitzwinkligen Abgang der Nierenarterien nach dorsolateral Rechnung tragen. Die Katheterspitze wird deshalb meist halb-kreisförmig oder spitz nach kaudal abgewinkelt modelliert. Unter Durchleuch-tung wird die Katheterspitze oberhalb der Abgänge der Nierenarterien plaziert. Durch drehende Bewegungen wird sie dann nach laterodorsal zur gewünschten Seite gerichtet und anschließend durch Zug und ggf. Schub in das gewünschte Ostium eingeführt. Die Länge der Katheterbiegung sollte der Lumenweite der Aorta abdominalis einerseits und der gewünschten Sondierungstiefe andererseits angepaßt sein. Die Spitze des Katheters muß schmal genug sein, um nicht die Nie-renarterie zu okkludieren und sollte nicht zu peripher in das Nierengefäß vorge-schoben werden, um eine superselektive Darstellung zu vermeiden, die nur bei be-sonderer Fragestellung (z. B. für Embolisationszwecke) wünschenswert ist. In-komplette Füllungen können entstehen außer durch zu tiefes Eindringen des Ka-theters in die Nierenarterie, auch wenn zwei oder mehr Nierenarterien die Versor-gung des Organs wahrnehmen. Die Untersuchung wäre unvollständig, wenn nicht alle Arterien dargestellt wären. Falls der Abgang akzessorischer Gefäße nicht gefunden wird, sollte die selektive Arteriographie mit einer Übersichtsaor-tographie ergänzt werden.

Für die selektive Untersuchung der Nierenarterien benötigt man, je nach Fas-sungsvermögen des Gefäßes, 5–10 ml KM, die mit etwa 7 ml/s injiziert werden. Bei Kindern benötigt man eine geringere Menge und Flußgeschwindigkeit, bei großen Raumforderungen mit arteriovenösen Kurzschlüssen entsprechend mehr, insbesondere wenn auch die Nierenvene in der Spätphase beurteilt werden soll (z. B. 15–25 ml mit 10 ml/s). Für die Aufnahmeserie mit dem Filmwechsler wird der Nutzstrahl möglichst eng auf die Niere mit ihrem Hilus zentriert. Aufnahmen der arteriellen, kapillären und venösen Phase werden gewonnen mit sechs bis acht Filmen, wobei die ersten vier bis fünf in einem Abstand von 2 Bildern/s nach einer Verzögerung von etwa 0,5 s, die restlichen in Abständen von 2–3 s belichtet wer-den. Ergänzende Serien mit geänderter (z. B. schräger) Projektion werden, falls er-forderlich, mit den gleichen Injektions- und Aufnahmebedingungen angefertigt, superselektive Injektionen hingegen verlangen eine Reduktion der KM-Dosis auf die geänderte Fassungskapazität der Gefäße.

Durch intraarterielle Vorgabe eines Pharmakons wird gelegentlich die Aussa-gefähigkeit der renalen Angiographie erhöht. Dies wird durch selektive intraarte-rielle Injektion von 2–4 µg Adrenalin in 10 ml physiologischer NaCl-Lösung er-reicht. Die nachfolgende Kontraktion der normalen Gefäße führt zu einer Um-verteilung der Durchblutung in die weiterhin perfundierten und weitgestellten Tumorgefäße, die weniger durch das Pharmakon beeinflußt werden.

Hierdurch kommt einerseits eine stärkere Aufladung des Tumors mit KM, an-dererseits eine geringere Überlagerung durch normale Gefäße zustande, womit die Abgrenzbarkeit pathologischer Bezirke erleichtert wird. Bei der KM-Injekti-on muß dem verkleinerten Fassungsvermögen und dem erhöhten Widerstand der Nierengefäße Rechnung getragen werden, d.h. die Injektionsgeschwindigkeit muß reduziert, die Serienaufnahmen mit einer größeren Verzögerung (1,5–2 s) und mit zeitlicher Verlängerung ausgelöst werden.

7.5.3 Normale Röntgenanatomie der A. renalis

Der Abgang der Nierenarterien befindet sich beidseits an der dorsolateralen
Wand der Aorta, meist in Höhe zwischen der Oberkante L 1 und der Oberkante
L 2 (Abb. 30). Der Abgangswinkel variiert, je nach Konstitution des Patienten,
zwischen recht- und spitzwinklig. Die rechte Nierenarterie ist in der Regel etwas
länger als die linke, beide Gefäße verlaufen nach dorsal, lateral und etwas nach
kaudal und verzweigen sich im Bereich des Hilus in einen ventralen und einen dorsalen Ast. Zuvor entspringen aus dem Hauptstamm extrarenale Gefäße, insbesondere die A. suprarenalis inferior, Kapselarterien, die Aa. uretericae und die
Aa. pelvinae. Der ventrale Nierenarterienast versorgt meistens den kaudalen Pol,

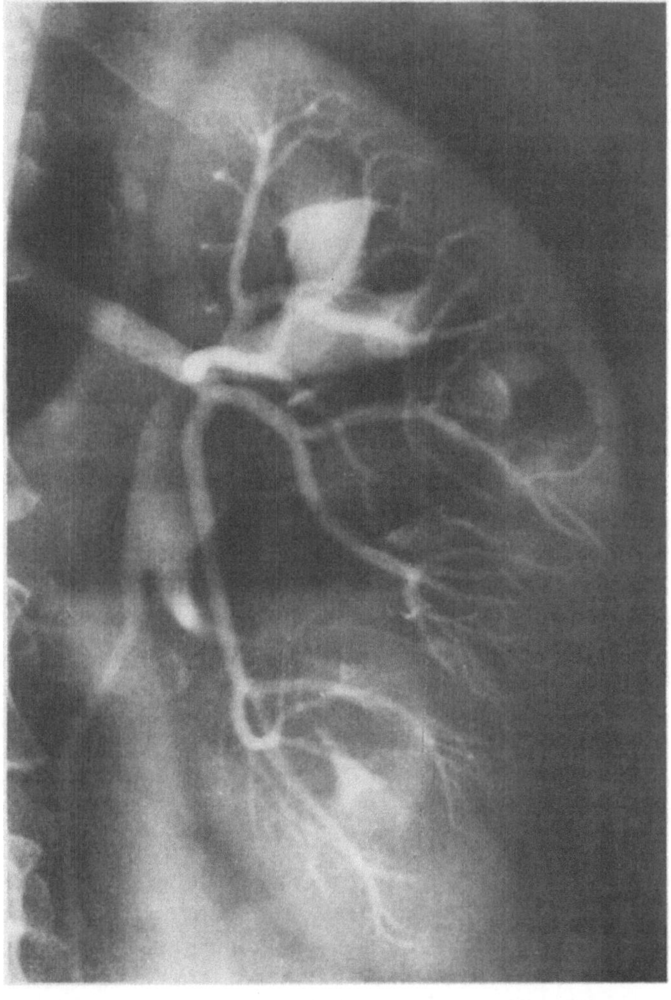

Abb. 29. Selektive Nierenarteriographie. Parapelvine Zystenbildung mit Verdrängungserscheinungen der benachbarten Segmentarterien. Sonst unauffällig. Retrogrades Nierenphlebogramm
desselben Patienten s. Abb. 68

der dorsale Ast den kranialen Nierenanteil. Aus diesen Arterien entspringen Segmentarterien, die zu den Pyramiden der Nieren ziehen. Die Nierenarterien sind Endarterien, bei superselektiver KM-Injektion werden deshalb benachbarte Versorgungsgebiete nicht mit dargestellt. Etwa 8–10 s nach Beginn der KM-Injektion erreicht die nephrographische Phase (Füllung der Kapillaren, Tubuli recti und Sammelrohre) ihr Maximum. Danach folgt die Füllung der Nierenvenen, die in zwei bis vier Stämmen zum Hilus ziehen. Die V. renalis begleitet die Arterie ventral von derselben.

Die häufigste Variante in der Anatomie der Aa. renales besteht in der Multiplizität dieser Gefäße, die bei 20% der Fälle mehrfach angelegt sind. Es können zwei oder mehr Nierenarterien, von ähnlichem oder auch von unterschiedlichem Kaliber, ein- oder beidseitig vorkommen. Die zusätzlichen Arterien können dementsprechend entweder gleichberechtigt an der Versorgung der Niere beteiligt sein oder, im Extremfall, nur kleinere Bezirke, z. B. eine Interlobararterie, versorgen. Meist liegen die Ostien benachbart in gewohnter Höhe, vielfach ist jedoch der Abgang einer kleineren akzessorischen Arterie weiter kaudal, selten sogar in der A. iliaca oder in einer viszeralen Arterie gelegen.

Eine Multiplizität der Venen wird auch häufig beobachtet, doch in geringerem Ausmaß als bei den Arterien. Linksseitige Nierenvenen können, im Unterschied zum üblichen Verlauf, dorsal von der Aorta zur V. cava kreuzen (retroaortale Nierenvene). Dabei kann auch ein Venenring um die Aorta entstehen.

Das Ausmaß der Variabilität der Nierengefäße nimmt naturgemäß zu, wenn Varianten oder Anomalien der harnableitenden Organe bestehen. Hufeisennieren werden vielfach von drei oder mehr Gefäßen versorgt. Der Nachweis von Gefäßanomalien kann von diagnostischer Bedeutung sein (z. B. bei gekreuzter Dystopie oder bei Nierenagenesie). Besondere Wertigkeit erlangt die Angiographie jedoch im Rahmen der Planung von operativen Eingriffen bei Anomalien der Nieren.

7.5.4 Pathologische Röntgenanatomie der A. renalis

Eine der häufigsten Indikationen zur Nierenarteriographie ist die *Hypertonieabklärung*. Die renovaskuläre Hypertonie tritt auf bei etwa 1–4% der Hochdruckpatienten. Es handelt sich in der Mehrzahl dieser Fälle um arteriosklerotische Veränderungen der Aorta abdominalis mit Beteiligung der Nierenarterien. Die angiographische Abklärung beginnt deshalb stets mit der Übersichtsaortographie (Abb. 30). Die unregelmäßigen Wandveränderungen können, häufig im proximalen Drittel, eine signifikante Stenosierung oder gar einen Verschluß verursachen.

Die *fibromuskuläre Dysplasie* ist eine weitere Stenosenursache, die mit einem Hypertonus einhergeht. Sie tritt bevorzugt bei jüngeren weiblichen Patienten auf. Man findet charakteristischerweise mehrere rosenkranzartig hintereinander geschaltete, ringförmige Lumeneinengungen mit zwischengeschalteten leichten Dilatationen, die sich bis in die Segmentarterien erstrecken können.

Verschlüsse der Nierenarterien bzw. ihrer Äste können durch posttraumatische Intimaeinrollung, lokale *Thrombose* oder durch *Embolien* (Abb. 31) entstehen. Die fehlende Kontrastierung bzw. die abrupte Unterbrechung des betroffe-

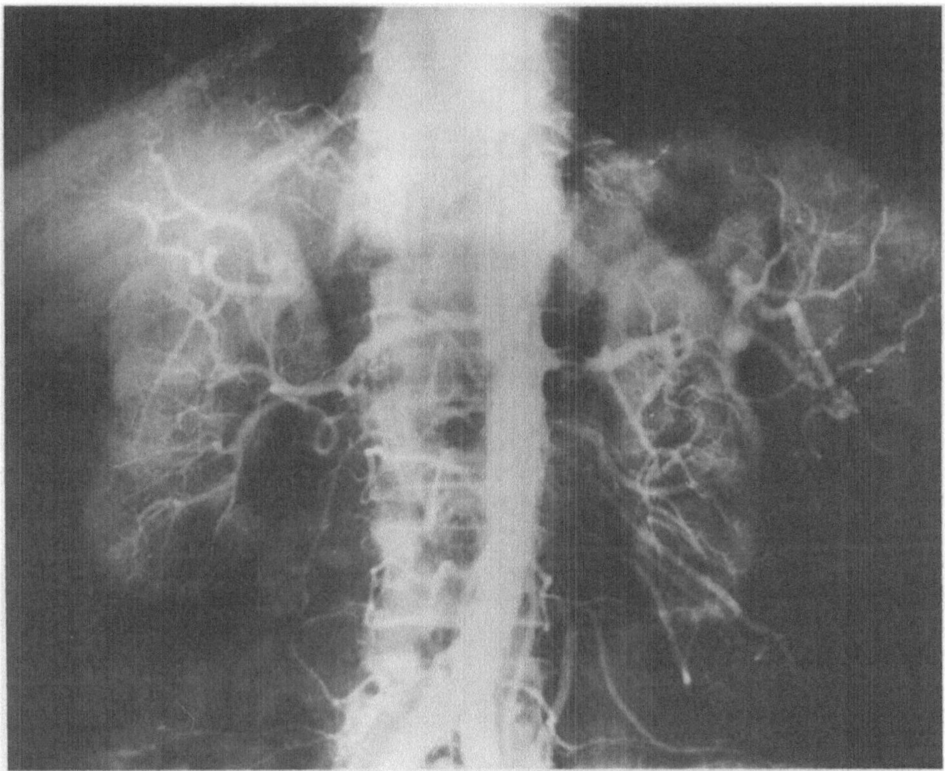

Abb. 30. Übersichtsaortographie bei Hypertonie mit Abgangsstenose der linken Nierenarterie und arteriosklerotischen Veränderungen der Bauchaorta

nen Gefäßes ist charakteristisch und mit entsprechenden Perfusionsdefekten im Nephrogramm vergesellschaftet.

Aneurysmen sind als fokale sackförmige Dilatation einer Arterienwand oder als fusiforme Erweiterung des Gefäßes, meistens einseitig und solitär, gelegentlich jedoch auch beidseitig anzutreffen. Multiple kleine und kleinste Aneurysmen der intrarenalen Arterien sind bei Periarteriitis nodosa und anderen Kollagenosen beschrieben.

Arteriovenöse Fisteln können, ebenso wie Teleangiektasien, Hämangiome, Tumoren oder Gefäßverletzungen, Ursache einer *Blutung* sein. Die Angiographie ist das Mittel der Wahl, um entweder die KM-Extravasation als KM-Fleck, der über die arterielle Phase hinaus mehr oder weniger lang persistiert, darzustellen oder um die Blutungsquelle anhand ihrer Gefäßveränderungen zu lokalisieren.

Zur Beurteilung der renalen Gefäße und des Nierenparenchyms nach *Trauma* wird vielfach eine Angiographie erforderlich sein. Intrarenale Hämatome geben sich durch ihre Gefäßverdrängung, durch fokale Minderperfusion und durch Schwellung des Organs zu erkennen. Intrakapsuläre extrarenale Hämatome verursachen eine Abdrängung der Nierenkapsel (Distanzierung der Kapselarterie) sowie eine Eindellung der Nierenoberfläche bzw. eine Verdrängung der Niere.

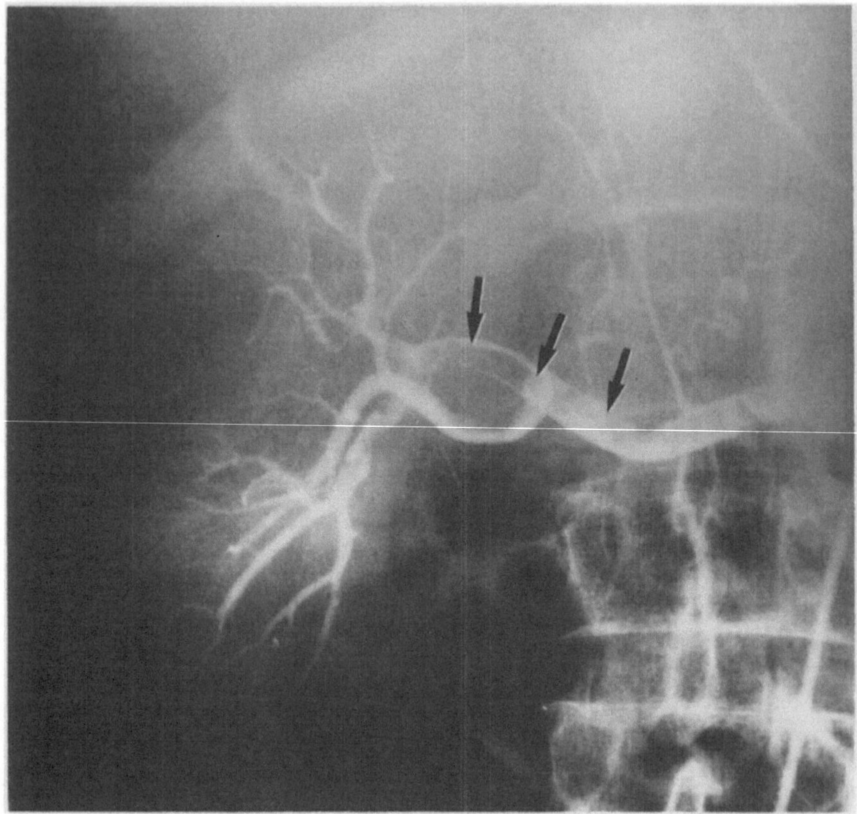

Abb. 31. Übersichtsaortographie bei einem 55jährigen Patienten mit Mitralvitium und Flanken-schmerz. Nachweis multipler Aussparungen in den Segmentästen der rechten Niere, verursacht durch embolisches Material (*Pfeile*)

Die Nierenruptur zeigt eine Diskontinuität des Nierenparenchyms in der Kapil-larphase mit Aufspreizung der Gefäße.

Die Mehrzahl der *Raumforderungen* im Bereich der Nieren wird heute mit Ausscheidungsurographie, Ultraschall und Computertomographie diagnosti-ziert. Die Angiographie bleibt jenen Fällen vorbehalten, die mit den weniger in-vasiven Methoden nicht endgültig abgeklärt werden können. Darüber hinaus wird die Angiographie auch zur Darstellung der Gefäßanatomie und zur Stadien-einteilung vor einer Operation eingesetzt. Das *embryonale Nephroblastom* (Wilms-Tumor) im Kindesalter und das *Nierenzellkarzinom* beim Erwachsenen stehen am häufigsten im Mittelpunkt der Diagnostik. Im allgemeinen weisen so-lide maligne Tumoren eine Hypervaskularisation auf, mit unregelmäßig verlau-fenden, z.T. korkenzieherartig gewundenen, kaliberunregelmäßigen, neugebilde-ten sog. Tumorgefäßen, die teilweise abrupt enden, aneurysmaähnliche Dilatatio-nen zeigen, sich in KM-Lakunen entleeren oder über arteriovenöse Fisteln vorzei-tig zur Füllung der Venen führen (Abb. 32). Große Tumoren werden häufig von extrarenalen Arterien gespeist, z.B. von Lumbal-, Kapsel-, Nebennieren- und

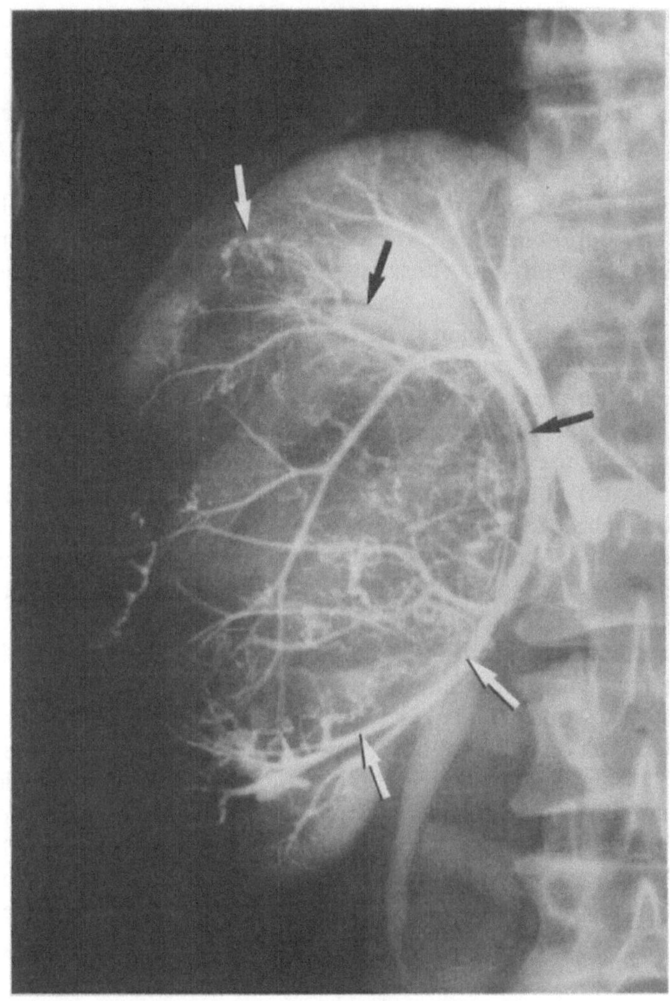

Abb. 32. Selektive Arteriographie der rechten Niere bei einem 67jährigen Patienten mit Hämaturie. Nachweis einer hypervaskulären Raumforderung mit zahlreichen Tumorgefäßen und Destruktion des Nierenparenchyms bei Hypernephrom (*Pfeile*)

selbst von Eingeweidearterien. Die Darstellung der Nierenvene ist wichtig, um einen Tumoreinbruch beweisen oder ausschließen zu können.

Ähnliche angiographische Veränderungen finden sich, außer bei den genannten Neoplasmen, bei anderen Malignomen, wie Sarkomen, Lymphomen, Metastasen etc. und teilweise bei nichtmalignen Raumforderungen, wie z. B. bei Angiomyolipomen oder bei entzündlichen Raumforderungen, wie Abszessen oder xanthogranulomatöser Pyelonephritis.

Gutartige Tumoren sind verhältnismäßig selten. Adenome sind, ebenso wie Lipome und Fibrome, weitgehend avaskulär, Angiomyolipome und Onkozytome hingegen vielfach gefäßreich. Die häufigste gutartige Raumforderung ist die Nierenzyste. Sie ist avaskulär, verursacht einen scharf begrenzten Defekt im Nierenparenchym mit Aufspreizung der umgebenden Gefäße, die selbst eine normale Morphologie aufweisen.

Unter den Tumoren des Nierenbeckens und der Ureteren findet sich das *Übergangszellkarzinom* am häufigsten. Ein Großteil von ihnen ist angiographisch hypo- oder avaskulär.

Anlaß zu einer Angiographie bei entzündlichen Affektionen kann die sog. xanthogranulomatöse Pyelonephritis geben, die als Raumforderung imponiert. Sie erscheint hypo- oder avaskulär und weist in der Peripherie eine diskrete Neovaskularisation auf und kann deshalb eine Geschwulst vortäuschen.

Besondere Fragen stehen häufig in Zusammenhang mit einer *Nierentransplantation*. Die Angiographie beim *Spender* hat die Aufgabe, den Zustand und die Gefäßanatomie der Spenderniere zu beurteilen. Die Indikation zur Angiographie des *Empfängers* ist entweder eine Hypertonie oder eine inadäquate Nierenfunktion mit Oligurie oder Anurie, insbesondere wenn sie de novo auftreten. Das KM kann bei üblicher Transplantationstechnik entweder in die A. iliaca communis (einfachere Methode, 15–20 ml mit 8–10 ml/s) oder direkt in die A. iliaca interna (selektive, überlagerungsfreie Methode, 5–10 ml mit 6–8 ml/s) injiziert werden. Die Einführung des Katheters kann von der ipsilateralen oder von der kontralateralen Seite aus erfolgen. Die Filmserie sollte die zuführenden Gefäße von der Aortengabel bis zur Niere sowie die intrarenalen Gefäße bis zur venösen Füllung darstellen. Durch Schrägprojektionen sollte die bogenförmig von dorsal nach ventral, von kranial nach kaudal und von medial nach lateral laufende Arterie mit der Anastomose freiprojiziert werden. Nach angemessener Verzögerung (ca. 0,5 s) müssen sechs Filme mit 2 Bildern/s für die arterielle Füllung und weitere fünf Bilder in Abständen von 2 s belichtet werden. Bei der Beurteilung des Befunds spielen eine Rolle die Weite der Gefäße einschließlich der Anastomose, das Aussehen der intrarenalen Gefäße, die KM-Transitzeit durch die Niere, die Stärke und Homogenität des Nephrogramms und, wenn abgrenzbar, die Kontrastierung der Nierenvene.

Literatur

Davidson AJ (1977) Radiologic diagnosis of renal parenchymal disease. Saunders, Philadelphia London Toronto, pp 281–289

Kaude J, Hawkins IF Jr (1976) Angiography of renal transplant. Radiol Clin North Am. 14:295–308

Kincaid OW (1966) Renal angiography. Year Book Medical Publishers Chicago

Koehler PR, Nelson JA (1976) Arteriographic findings in inflammatory mass lesions of the kidney. Radiol Clin North Am 14:281–293

Lecky JW (1972) Renal angiography. In: Robbins L (ed) Goldens diagnostic radiology: Selective angiography. Williams & Wilkins, Baltimore

Luzsa G (1972) Röntgenanatomie des Gefäßsystems. Johann-Ambrosius-Barth, Frankfurt

Meiisel P, Aptizsch DE (1978) Atlas der Nierenangiographie. Springer, Berlin Heidelberg New York

Olsson O (1971) Technique and hazards of renal angiography. In: Abrams HL (ed) Angiography. Little, Brown & Co, Boston

Olsson O (1971) Renal angiography. Anatomic and physiologic consideration. In: Abrams HL (ed) Angiography. Little, Brown & Co, Boston, p 779

Olsson O (1971) Variations in renal blood supply. In: Abrams HL (ed) Angiography. Little,
    Brown & Co, Boston, p 783
Olsson O (1973) Renal angiography. In: Handbuch der Medizinischen Radiologie, Bd XIII, S
    63–85. Springer, Berlin Heidelberg New York

7.6 Nebennierenarterien
M. Georgi

Jede der beiden Nebennieren besitzt eine dreifache, sehr variable arterielle Gefäßversorgung. Die komplette angiographische Darstellung des Organs ist daher in
der Regel nicht durchführbar.

7.6.1 Indikationen zur Nebennierenarteriographie

- Mit der Ultraschalldiagnostik und der Computertomographie nicht zu klärende Organzugehörigkeit raumfordernder Prozesse
- nur noch selten Lokalisationsdiagnostik hormonaktiver Nebennierenerkrankungen.

7.6.2 Untersuchungstechnik

Die selektive Nebennierenarteriographie wird transfemoral in Kathetertechnik
ausgeführt. Zur Orientierung über die Gefäßanatomie sollte ihr eine Übersichtsaortographie vorausgehen, bei der ein Pigtailkatheter verwendet werden kann.
Dessen Spitze wird in Höhe des 12. BWK positioniert. Es werden 40 ml KM benötigt, das mit einer Flußrate von 15–20 ml/s injiziert wird. Dabei werden sechs
Filme ohne Verzögerung im Abstand von 1 s exponiert.

Gefäßreiche Tumoren wie die meisten Phäochromozytome sind oft schon bei
der Übersichtsaortographie nachzuweisen. Wichtig ist bei der Nebennierenarteriographie und klinisch sicheren Hinweisen auf diesen Tumor, daß die Angiographie nach Vorgabe von 5–10 mg Phentolamin-methansulfonat i. m oder i. v. vorgenommen werden sollte, sonst können lebensbedrohliche hypertone Krisen
durch Katecholaminausschüttung während der Untersuchung ausgelöst werden.

Zur Sondierung der Nebennierenarterien eignet sich ein 6,6 F Sidewinderkatheter, dessen Orginalform durch Einhaken in einen Seitenast der Aorta lumbalis
oder durch Wenden im Aortenbogen hergestellt werden muß.

Zur arteriographischen Darstellung einer Nebenniere sind 2–3 ml KM ausreichend, die manuell injiziert werden sollten, um ein Überspritzen des Organs zu
vermeiden. Diese Dosis muß bei großen und gefäßreichen Nebennierentumoren
um ein Mehrfaches erhöht werden. Zur Bilddokumentation genügen vier Aufnahmen, die mit einer Frequenz von 2 Bildern/s angefertigt werden. Interessiert
bei größeren Raumforderungen die venöse Phase, so muß die Serie um etwa fünf
Aufnahmen verlängert werden, die im Abstand von 1 s exponiert werden.

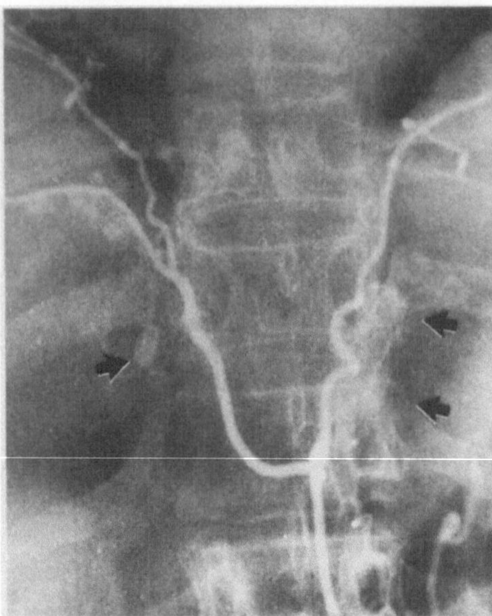

Abb. 33. Selektive Darstellung der Aa. phrenicae inferiores. Die *Pfeile* weisen auf die beginnende Nebennierenteilanfärbung über die zarten Aa. suprarenales superiores hin

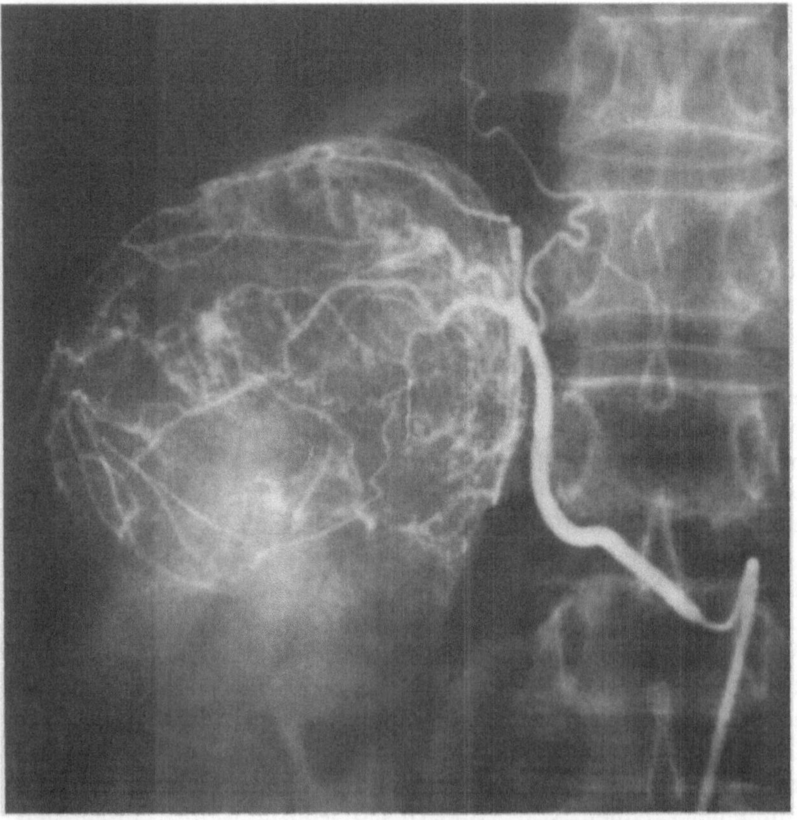

Abb. 34. Inaktives, 10 × 12 cm großes Phäochromozytom bei einer 67jährigen Patientin. Selektive Kontrastdarstellung über die erweiterte A. phrenica inferior rechts

7.6.3 Normale und pathologische Röntgenanatomie

Die A. suprarenalis superior ist ein Seitenast der A. phrenica inferior, die als erster Ast aus dem Truncus coeliacus oder isoliert oberhalb desselben aus der Aorta entspringt. Meist werden aus einem gemeinsamen Stamm beide Aa. phrenicae inferiores entlassen, die nach ca. 3–4 cm Strecke die A. suprarenalis superior abgeben (Abb. 33).

Die A. suprarenalis media entspringt beidseits meist oberhalb des Nierenarterienostiums direkt aus der Aorta.

Die A. suprarenalis inferior geht in der Regel als erster Ast der Nierenarterie nach kranial ab.

Gut vaskularisierte Nebennierentumoren wie die meisten Phäochromozytome oder Nebennierenrindenkarzinome führen zu einer Kaliberzunahme der sie versorgenden Nebennierenarterie und erleichtern somit deren Sondierbarkeit (Abb. 34). Nebennierenrindenkarzinome zeichnen sich überwiegend durch irreguläre Gefäßneubildungen aus. Seltener sind sie ähnlich wie Nebennierenzysten avaskulär.

Literatur

Bookstein JJ (1983) The role of angiography in adrenal disease. In: Abrams angiography, 3rd edn, vol II. Little, Brown & Co, Boston, pp 1395–1426
Georgi M, Hofbauer J, Weiss H, Keller W, Wunschik F, Mittelstaedt G von, Lindner M (1984) Wertigkeit von Sonographie, Computertomographie und Angiographie in der Nebennierendiagnostik. Fortschr Röntgenstr. 140:373–377
Hoevels J, Ekelund L (1979) Angiographic findings in adrenal masses. Acta Radiol [Diagn] (Stockh) 20:337–352

7.7 Viszerale Arterien
M. Georgi

Zum viszeralen arteriellen Gefäßsystem zählen die A. coeliaca, die A. mesenterica superior und inferior. Allen gemeinsam ist, daß mit Ausnahme der Leber das But der von ihnen versorgten Organe über die Pfortader abgeleitet wird. Die arterielle KM-Gabe führt somit auch zu einer indirekten Pfortaderdarstellung, die v. a. in der Pankreasdiagnostik genutzt wird.

7.7.1 Indikationen zur Kontrastdarstellung der Viszeralarterien

– Abklärung sonographisch und computertomographisch unklarer Leberbefunde
– Resektabilitäts- und Dignitätsbeurteilung von Raumforderungen im Leber- und Pankreasbereich
– Klärung der Gefäßanatomie vor Leber- oder Pankreasoperationen

- Abklärung raumfordernder Milzprozesse
- Beurteilung der Shuntfähigkeit oder Shuntdurchgängigkeit bei portaler Hypertension
- Lokalisationsdiagnostik endokriner Pankreastumoren
- Nachweis intestinaler Blutungsquellen mit eventueller Embolisationsbehandlung
- Diagnostik pathologischer Gefäßprozesse (Stenosen, Aneurysmen, Embolien, Infarkte, Traumen).

7.7.2 A. coeliaca

Untersuchungstechnik
Die selektive Darstellung der A. coeliaca erfolgt mit der Katheterangiographie, wobei fast immer der Zugang über die A. femoralis gewählt wird. Bei fehlenden Leistenpulsen kann die Katheterinsertion auch über die linke A. axillaris erfolgen. Wegen des höheren Risikos zerebraler Komplikationen sollte eine Katheterangiographie nach Punktion der rechten A. axillaris möglichst vermieden werden.

Die Katheterform hat den in Höhe Th 12 bis L 1 nach ventral, häufiger kaudal als gerade oder nach kranial gerichteten Hauptstamm der A. coeliaca zu berücksichtigen. Bewährt haben sich 6–7-F-Katheter mit halbkreisförmig oder spitzwinklig nach kaudal gebogener Katheterspitze (Abb. 35 a–e). Entsprechend dem Durchmesser der Aorta sollte der Krümmungsdurchmesser 2,5–3 cm betra-

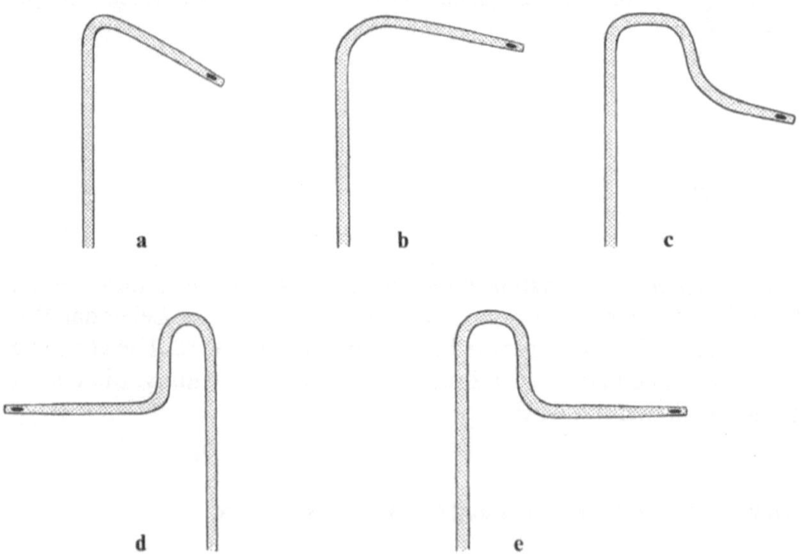

Abb. 35 a–e. Formen der Katheterspitze zur Sondierung der viszeralen Arterien. **a–c** Geeignet zur Sondierung des Hauptstamms der A. coeliaca und der A. mesenterica superior, **c** geeignet zur Sondierung der A. mesenterica inferior, **d** geeignet zur Sondierung der A. hepatica, **e** geeignet zur Sondierung der A. lienalis

gen. Bei sehr steil nach kaudal gerichtetem Hauptstamm empfiehlt sich der sog. Sidewinderkatheter, dessen nach kaudal gerichtetes Katheterende auf dem letzten Zentimeter eine Ventralkrümmung aufweist (Abb. 35 c). Da dieser Katheter wegen des engeren Lumens seine Form in der Aorta abdominalis oft nicht annimmt, muß er häufig im weiteren Aortenbogen durch Vorschieben, Drehen und Herunterziehen in seine Originalform gebracht werden. Diese muß durch Vermeiden des Einhakens in kleine Arterienostien beibehalten werden. Im Interesse einer hohen KM-Flußrate ohne Rückschlageffekt sollten sich unmittelbar vor der Katheterspitze ein bis zwei Seitlöcher befinden. Die korrekte Lage der Katheterspitze im Hauptstamm der A. coeliaca wird mit einer Testinjektion von 3–5 ml KM überprüft.

Für eine *Übersichtszöliakographie* werden 40–50 ml KM benötigt, die mit einer Flußrate von 8–10 ml/s injiziert werden.

Die Aufnahme der Filmserien erfolgt überwiegend auf das 35 × 35 cm Format. Die Standardserie einer Übersichtszöliakographie besteht aus zehn Filmen, die mit einer Verzögerung (Delay) von 0,5 bis 1 s ausgelöst wird. Das Programm startet mit fünf Aufnahmen bei einer Frequenz von 1 Bild/s. Anschließend werden im Abstand von 3 s fünf weitere Aufnahmen angefertigt.

Macht die klinische Fragestellung eine *superselektive Angiographie* erforderlich, muß oft ein Katheterwechsel vorgenommen werden. Die Katheterspitze hat dabei die im Einzelfall besondere Anatomie der A. coeliaca zu berücksichtigen. Die von Chuang et al. (1983) mitgeteilten Katheterformen erlauben bei ca. 95% die selektive Sondierung des gewünschten Asts der A. coeliaca.

Die individuelle Formgebung der Katheterspitze erfolgt wie in Kap. 1.2.1 beschrieben. Bei dem Mißverhältnis zwischen dem kleineren Lumen der Aorta und der großen Länge der geformten Katheterspitze läßt sich diese – wie vorbeschrieben – oft erst im Aortenbogen in die richtige Position bringen. Bei ihrer Plazierung in den gewünschten Ast der A. coeliaca muß oft ein Führungsdraht zu Hilfe genommen werden. Dieser darf nur sehr vorsichtig über die Katheterspitze hinaus geschoben werden, weil die Intima der stark gewundenen Zöliakaäste sonst leicht verletzt werden kann. Die danach bei der KM-Injektion entstehenden KM-Depots in der Gefäßwand bleiben ebenso wie vorübergehende hochgradige Stenosen klinisch meist folgenlos.

Für die superselektive Darstellung der A. hepatica communis werden 25 ml KM benötigt, das mit einer Flußrate von 6–8 ml/s injiziert wird. Für die arterielle Darstellung der Leber genügen vier Aufnahmen, die mit einer Verzögerung von 0,5 s und einer Frequenz von 1 Bild/s angefertigt werden.

Die *indirekte Splenoportographie* wird besonders kontrastreich, wenn das KM selektiv in die A. lienalis injiziert wird. In Abhängigkeit von der Milzgröße werden hierfür 30–50 ml KM benötigt. Zur Darstellung der arteriellen Phase genügen drei Aufnahmen, die im Abstand von 1 s angefertigt werden. Nach einer Pause von 5 s reichen vier Aufnahmen in jeweils 3 s Abstand, um die splenoportale Phase gut zu erfassen. Allerdings kann bei portaler Hypertension der Blutfluß so verlangsamt sein, daß die Filmserie verlängert werden muß.

Lange Filmserien bis zu 15 oder 20 Aufnahmen mit einer Frequenz von 1 Bild/s können für den Nachweis der meist kleinen endokrinen Pankreastumoren erforderlich sein (s. Abb. 45). Deren KM-Aufladung weicht oft nur wenig von der

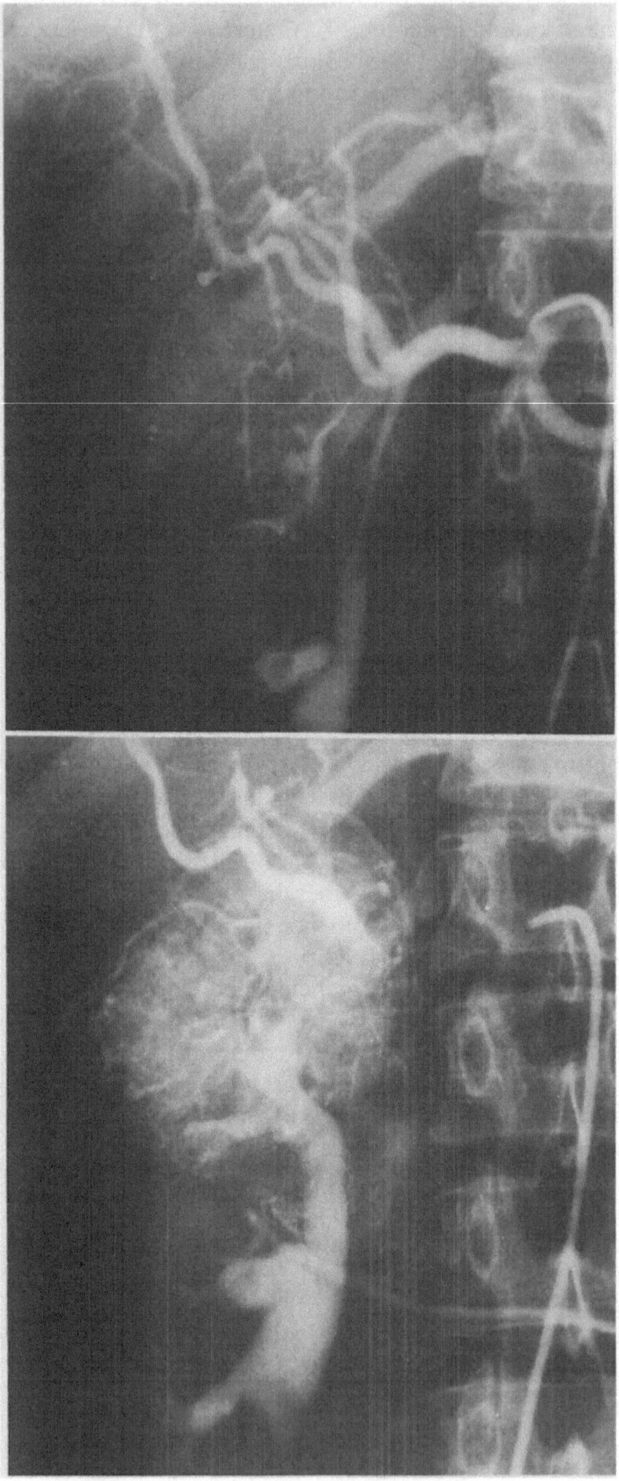

a

b

Abb. 36a, b. Pharmakoangiographie mit Adrenalin. Fokale noduläre Hyperplasie (FNH) im linken Leberlappen. **a** Ohne Adrenalinvorgabe, **b** mit Adrenalinvorgabe

des normalen Pankreasparenchyms ab, so daß sie häufig nur flüchtig sichtbar werden.

Die superselektive Darstellung kleinerer Arterien wie der A. gastroduodenalis oder der A. pancreatica dorsalis sollte mit manueller KM-Injektion vorgenommen werden. Es genügen 3–10 ml, die in 1–2 s injiziert werden. Für die Dokumentation reichen wenige Filme, die mit 1 s Abstand exponiert werden. Bei eventueller Schmerzangabe kann die Injektion sofort unterbrochen werden.

Änderungen im KM-Applikationsmodus können das Ergebnis einer normalen Angiographie in manchen Fällen verbessern. So kann die Infusion von 50 ml KM in die A. hepatica mit einer Flußrate von 3 ml/s Lebermetastasen sichtbar machen, deren Vaskularisation nur wenig über der des Lebergewebes liegt. Allerdings werden 15 Aufnahmen benötigt, die nach Infusionsbeginn im Abstand von 2 s über 30 s angefertigt werden (Hoevels 1979).

Bei der *Pharmakoangiographie* werden unmittelbar vor der KM-Injektion vasokonstriktiv oder vasodilatatorisch wirkende Substanzen intraarteriell verabreicht. Werden erstere eingesetzt, so bewirken sie eine Kontraktion normaler Gefäße, die durch Umverteilung der Durchblutung einerseits und die ausbleibende Kontraktion pathologischer Gefäße andererseits zur KM-Aufladung von Tumoren führt (Abb. 36 a, b). Aussagen über die Dignität sind dabei nicht möglich (Georgi u. Freitag 1980). Unmittelbar vor der KM-Applikation werden 4–10 µg Adrenalin in 5–10 ml physiologischer NaCl-Lösung über den in der A. coeliaca liegenden Angiographiekatheter gegeben. Die anschließende KM-Injektion kann auf eine Dosis von 25 ml reduziert werden. Es werden fünf Aufnahmen mit 1 s Abstand angefertigt. Statt Adrenalin kann auch Angiotensin verwendet werden.

Mit Vasodilatatoren wie Tolazolin (Priscol) kann das Kapillarbett der A. mesenterica superior so weitgestellt werden, daß nach intraarterieller KM-Applikation eine überaus kräftige Anfärbung des Pfortaderhauptstamms und seiner intrahepatischen Äste erfolgt. Hierfür werden 25 mg Tolazolin in 10 ml physiologischer NaCl-Lösung gebracht und unmittelbar vor der KM-Injektion zweckmäßig über einen Dreiwegehahn am Katheterende in ca. 30 s voriniziert. Der Patient empfindet hierbei oft ein unangenehmes Wärmegefühl, über das er vorher informiert werden sollte. Nach Gabe von 60 ml KM mit einer Flußrate von 12 ml/s werden ohne Verzögerung vier Bilder im Abstand von 1 s und nach einer Pause von 4 s sechs Filme wieder mit einer Frequenz von 1 Bild/s aufgenommen (Abb. 37 a, b).

Normale Röntgenanatomie der A. coeliaca

Den normalen Verzweigungstyp der A. coeliaca zeigt Abb. 38. Aus dem gemeinsamen Truncus werden die A. hepatica communis und die A. lienalis entlassen. Die dünnere A. gastrica sinistra geht bereits vorher nach kranial ab.

Die A. hepatica communis teilt sich in der Regel rechts von der Wirbelsäule in die A. hepatica propria und die A. gastroduodenalis auf. Die A. hepatica propria verzweigt sich in die A. Hepatica sinistra und die wesentlich stärkere A. hepatica dextra, wobei letztere die dünne A. cystica in Richtung Gallenblase abgibt.

Die A. gastroduodenalis zieht nach kaudal und entläßt als ersten Ast die A. pancreaticoduodenalis superior. In Schleifenform setzt sie sich dann in die A. gastroepiploica fort, die die große Kurvatur des Magens versorgt.

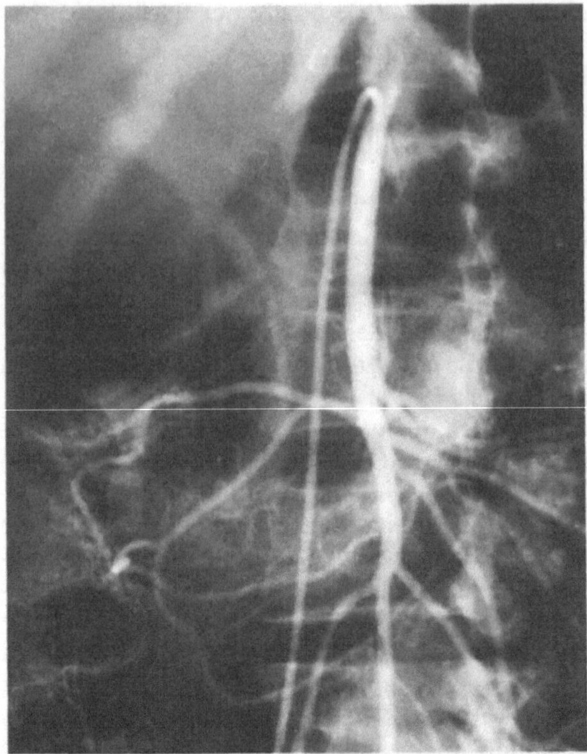

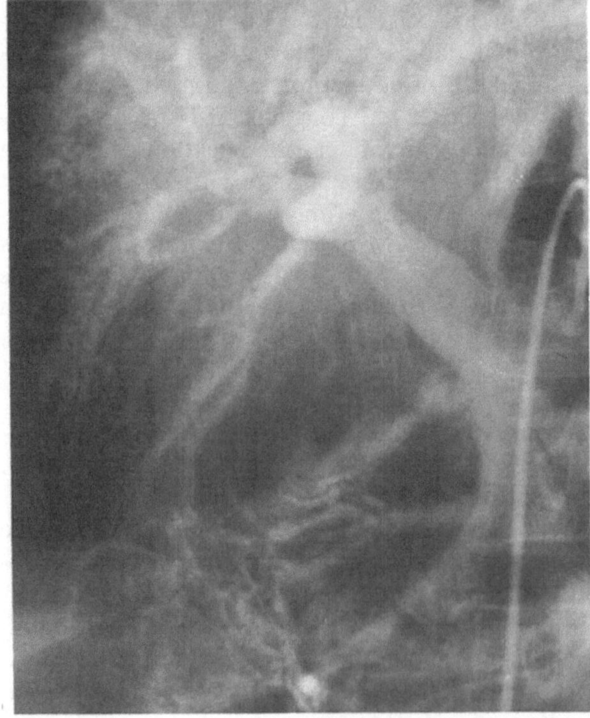

Abb. 37 a, b. Pharmakoangiographie der A. mesenterica superior nach Vorgabe von Tolazolin. **a** Arterielle Phase, **b** indirekte Portographie

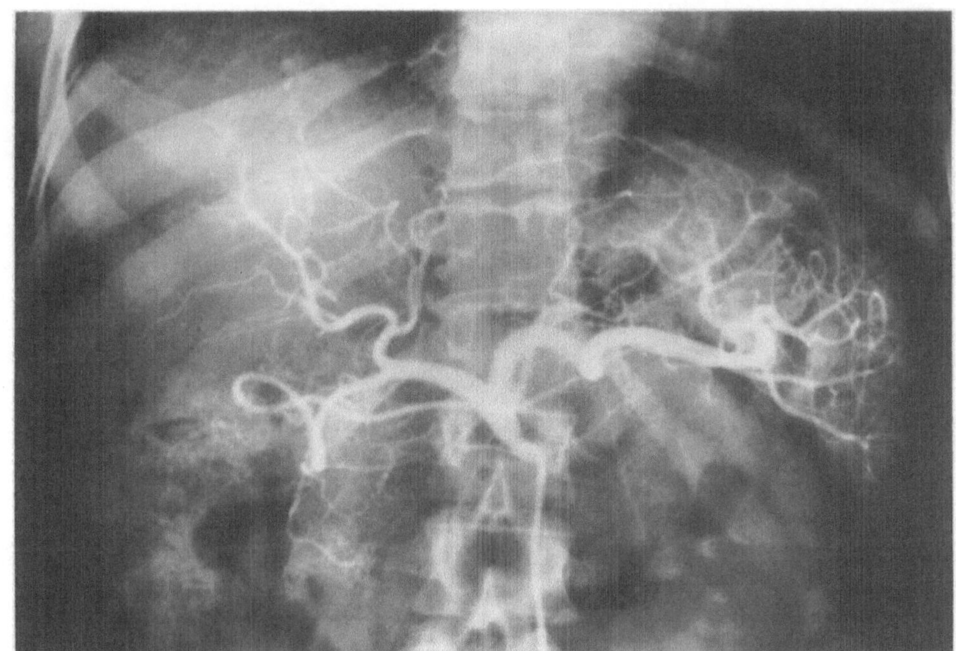

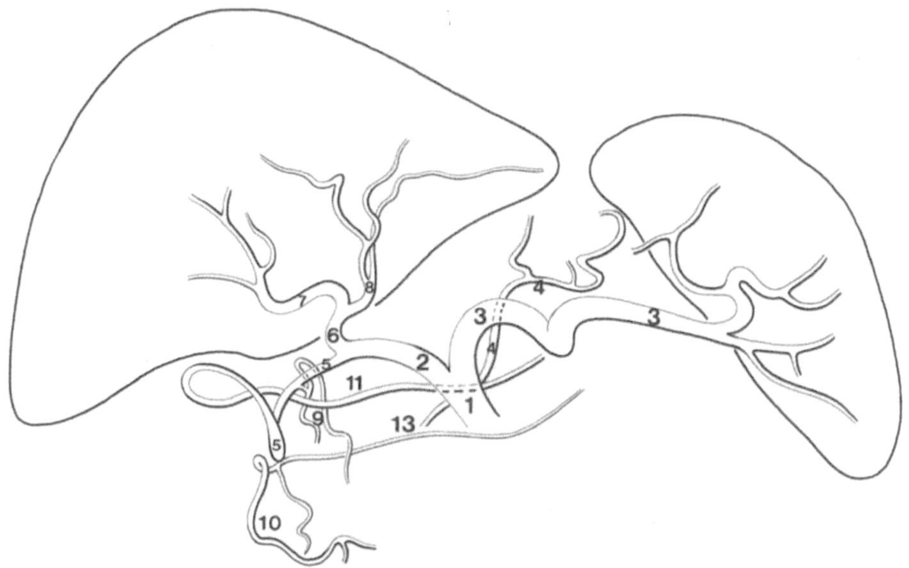

Abb. 38 a, b. Normale Zöliakographie, arterielle Phase. **a** Röntgenaufnahme, **b** Schema. *1* Hauptstamm der A. coeliaca, *2* A. hepatica communis, *3* A. lienalis, *4* A. gastrica sinistra, *5* A. gastroduodenalis, *6* A. hepatica propria, *7* A. hepatica dextra, *8* A. hepatica sinistra, *9* A. pancreaticoduodenalis superior, *10* A. pancreaticoduodenalis inferior, *11* A. gastroepiploica dextra, *13* A. pancreatica transversa und dorsalis

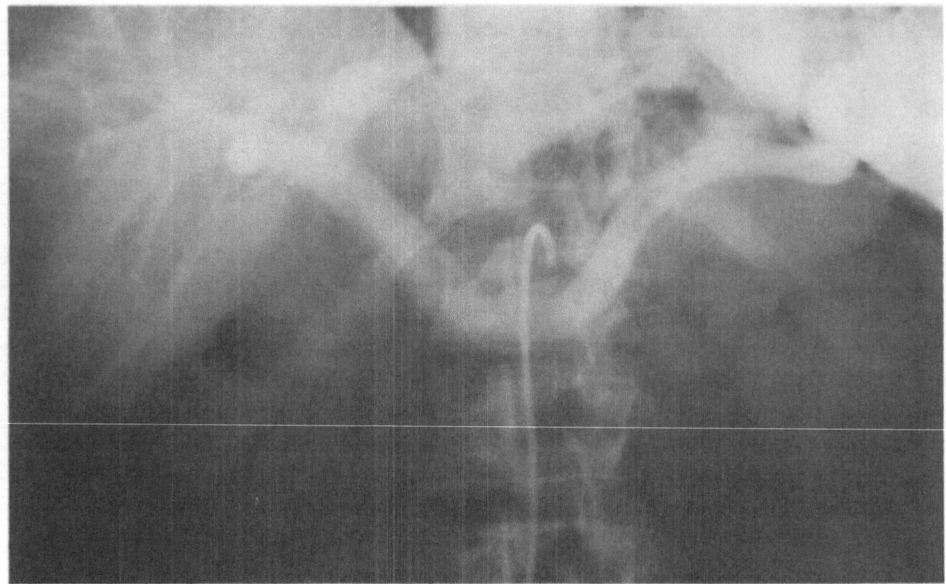

a

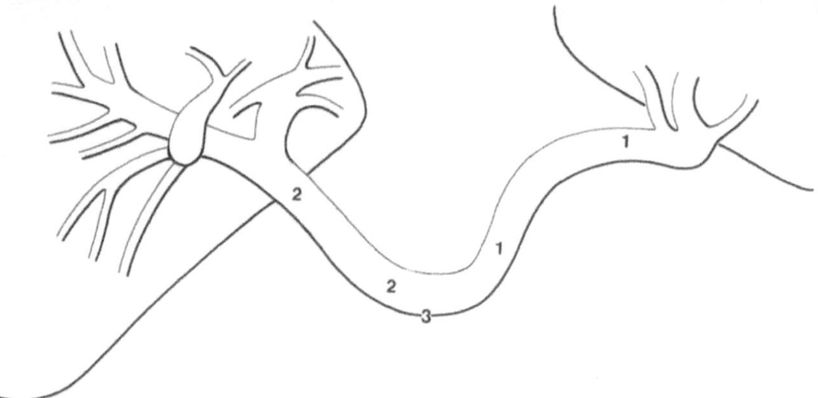

b

Abb. 39 a, b. Normale Zöliakographie, splenoportale Phase. **a** Röntgenaufnahme, **b** Schema. *1* V. lienalis, *2* Pfortaderhauptstamm, *3* Mündungsbereich der V. mesenterica superior

Als kaliberstärkstes Pankreasgefäß entspringt die A. pancreatica dorsalis in kaudaler Richtung aus dem Anfangsteil der A. lienalis, der A. hepatica communis oder direkt aus dem Truncus coeliacus. Sie besitzt Anastomosen zu den anderen Pankreasarterien wie der A. pancreaticoduodenalis superior und inferior, wobei letztere aus dem Hauptstamm der A. mesenterica superior abgeht. Beide Aa. pancreaticoduodenales bilden die pancreaticoduodenale Arkade, die bei einer Behinderung der Strombahn der A. coeliaca die Kollateralversorgung der Oberbauchorgane über die A. mesenterica superior aufrecht erhält.

Die häufigste Variante in der Anatomie der A. coeliaca besteht im Abgang der A. hepatica dextra aus der A. mesenterica superior. Seltener ist der isolierte Abgang der A. hepatica bzw. A. lienalis aus der Aorta oder ein gemeinsamer Truncus coeliacomesentericus. Eine genaue Beschreibung der wichtigsten Varianten wurden von Boijsen (1983) angegeben.

In der Kapillarphase der Zöliakographie ca. 4–10 s p. i. kommt es zu einer KM-Aufladung der von der A. coeliaca versorgten Organe. Sie ist am ausgeprägtesten in der Milz, schwächer in der Leber und überaus wechselnd im Bereich des Pankreas. Dabei hängt sie von der Selektivität der Darstellung, dem KM-Angebot und der Organgröße ab.

In der splenoportalen Phase führt das aus der Milz zurückkommende kontrastierte Blut zu einer Anfärbung von Milzvene und Pfortader (Abb. 39). Im Gegensatz zu den sie versorgenden Arterien weisen sie einen horizontal gestreckten Verlauf auf. Vor allem das aus der V. mesenterica superior stammende, nicht kontrastierte Blut bewirkt streifenförmige Aufhellungen im Kontrast der V. portae, die nicht mit Thromben verwechselt werden dürfen. Da der Blutstrom unter normalen Bedingungen auf die Pfortader gerichtet ist, kommen deren Zuflüsse und die der Milzvene nur zur Darstellung, wenn bei portaler Hypertension eine Flußumkehr besteht.

Pathologische Röntgenanatomie der A. coeliaca
Die Vielzahl pathologischer angiographischer Befunde im Strombahngebiet der A. coeliaca erlaubt nur eine Auswahl häufiger Krankheitsbilder. Eine umfassende Darstellung muß Lehrbüchern vorbehalten bleiben.

Leber
Unter den nichttumorösen Erkrankungen der Leber stellt die *Leberzirrhose* in der präoperativen Diagnostik eines portosystemischen Shunts eine Indikation zur Angiographie dar. Die angiographische Aussage zur Shuntfähigkeit betrifft die Durchgängigkeit und Weite der Pfortader, wobei letztere über 1,5 cm betragen sollte. Die Mindestweite der Milzvene für einen geplanten splenorenalen Shunt liegt bei 1 cm.

Zur Beantwortung dieser Fragen eignet sich fast immer die indirekte Splenoportographie bzw. Portographie, deren technische Durchführung auf S. 93 besprochen wurde. Mit diesem Verfahren können bei portaler Hypertension auch Kollateralkreisläufe dargestellt werden. So füllen sich über die V. gastrica sinistra Ösophagusvarizen oder über die wiedereröffnete V. umbilicalis ein Caput medusae, wenn eine Flußumkehr in der portalen Strombahn stattgefunden hat.

Durch die zunehmende Verbreitung hochauflösender Ulraschallgeräte haben die Indikationen zur Angiographie bei *gutartigen Lebertumoren* eher wieder zugenommen, da die Computertomographie nicht alle diagnostischen Probleme zu lösen vermag.

Für *Leberhämangiome* ist typisch, daß v. a. bei der kavernösen Form im Randbereich multiple, sehr dichte und teilweise konfluierende Fleckschatten auftreten, die ihren Kontrast bis in die späte Kapillarphase halten (Abb. 40). Damit unterscheiden sie sich von anderen gutartigen Lebertumoren, die sich meist flüchtiger darstellen. Die häufiger bei jungen Frauen nach Einnahme von Antikonzeptiva beobachtete *fokale noduläre Hyperplasie* kommt angiographisch glatt begrenzt und kräftig angefärbt zur Darstellung, wobei eine radiär streifige Gefäßstruktur auffällt (s. Abb. 36, 40).

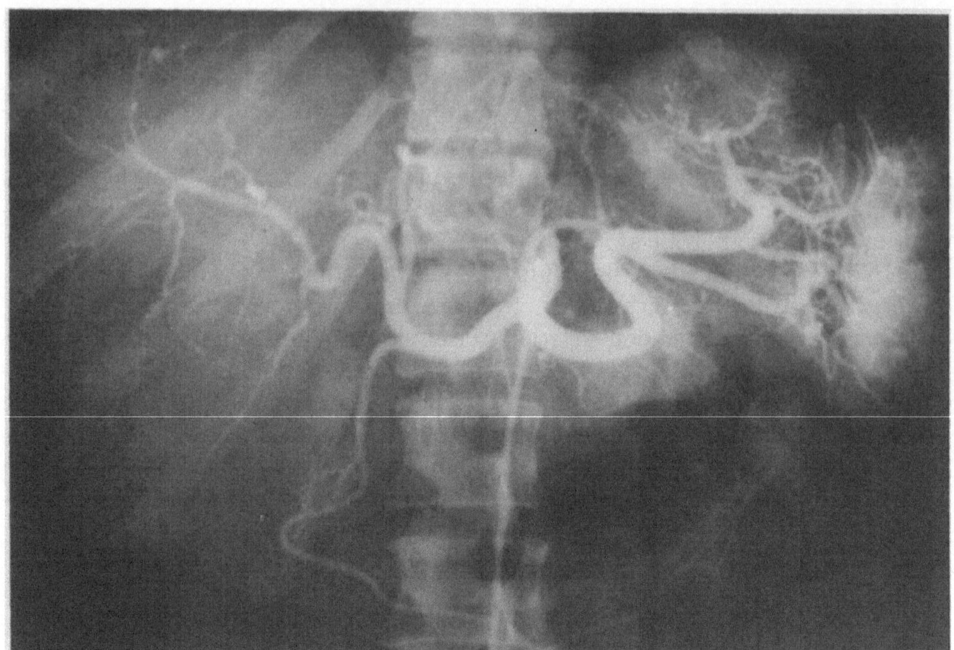

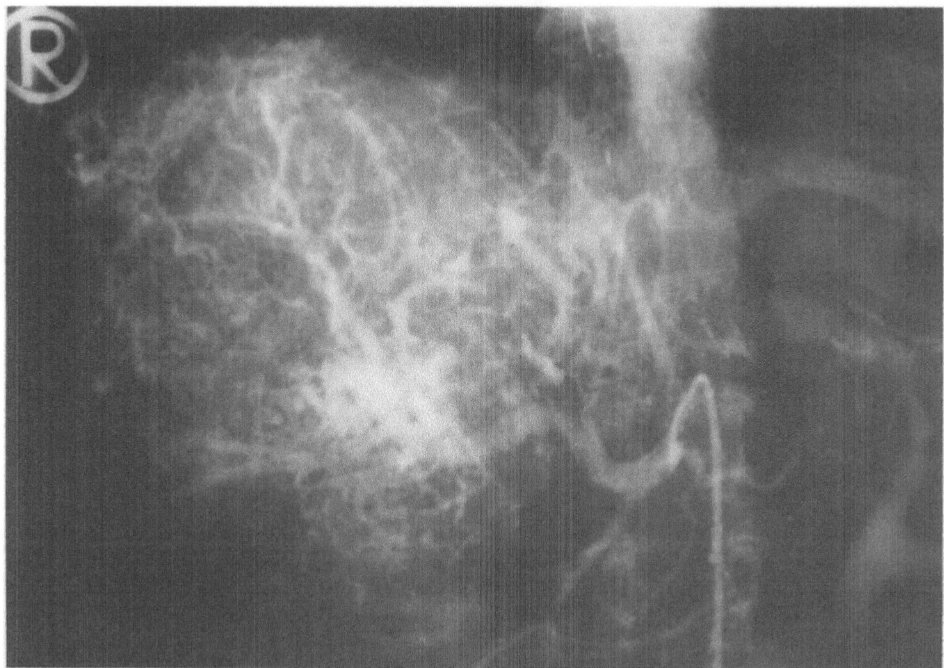

Abb. 41. Selektive Leberarteriographie bei hepatozellulärem Leberkarzinom. Fast die gesamte Leber einnehmender, gefäßreicher Tumor. Kaliberzunahme der sondierten A. hepatica communis

Unter den *primären malignen Lebergeschwülsten* ist das hepatozelluläre Karzinom am häufigsten. Es kann sich auf dem Boden einer Leberzirrhose, aber auch ohne diese entwickeln. Im Arteriogramm sind ausgedehnte irreguläre Gefäßneubildungen typisch, wobei der Hauptstamm des betroffenen Asts der A. hepatica oft erweitert ist (Abb. 41). Durch Metastasierung über portale Venen kann der Tumor auch multilokulär auftreten. Bei der meist erheblichen Größe kommt es auch zu Verlagerungen und Stenosen größerer Arterienäste. Die wandschwächeren Pfortaderäste werden dabei durch Einwachsen des Tumors verschlossen.

Das seltenere cholangiozelluläre Karzinom ist meist avaskulär. Es kann auch an Segmentarterien zu Verschlüssen führen und ist damit vom Echinococcus alveolaris kaum zu unterscheiden (Abb. 40).

Der Nachweis von *Lebermetastasen* stellt heute kaum noch eine Indikation zur Angiographie dar, da diese mit der Ultraschalldiagnostik und der C. T. gut diagnostiziert werden können. Lediglich bei singulären Metastasen bestimmter Tumorformen, wie z. B. kolorektaler Karzinome, kommt präoperativ eine Angio-

Abb. 40 a, b. Zöliakographie bei einer jungen Frau mit Leberhämangiomen, fokaler nodulärer Hyperplasie und Echinococcus alveolaris. **a** Röntgenaufnahme, **b** Schema. *a* (*grau getönt*) Echinococcus alveolaris. Parenchymverkalkungen, diffus angeordnet. Infiltration und Verschlüsse im Bereich der unteren Segmentarterie des rechten Leberlappens, *b* fokale noduläre Hyperplasie mit typisch radiärer Gefäßneubildung (FNH), *c* Leberhämangiome. Unscharfe, kleinfleckige KM-Anfärbungen, *1* A. coeliaca, *3* A. lienalis, *7* A. hepatica dextra, *8* A. hepatica sinistra

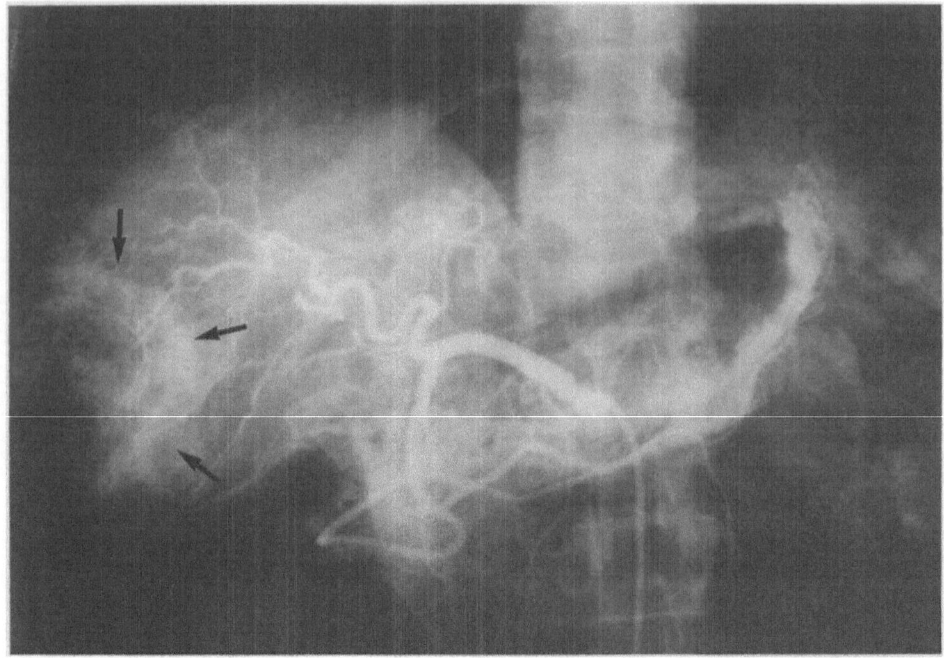

Abb. 42. Selektive Leberarteriographie bei Lebermetastase eines Kolonkarzinoms. Gefäßreiche Mestastase im rechten Leberlappen kaudal-lateral mit zentralen Nekrosezonen (*Pfeile*). Angiographie vor Hemihepatektomie

graphie in Betracht, um die Operabilität und Besonderheiten in der Gefäßanatomie zu klären (Abb. 42). Ein Tumor gilt als inoperabel, wenn er rechten und linken Leberlappen durchwächst und den Pfortaderhauptstamm infiltriert. Die Leberarteriographie sollte daher möglichst selektiv durchgeführt werden. Eine kontrastreiche indirekte Portographie über die A. mesenterica superior nach Tolazolin-Vorgabe ist hierbei oft von Vorteil.

Bei *primären Gefäßerkrankungen* wie der Arteriosklerose spielt die Zöliakographie keine Rolle. Dagegen lassen sich posttraumatische Aneurysmen sehr gut nachweisen.

Pankreas
Die angiographische Diagnostik des Pankreas beschränkt sich heute auf die Beurteilung der Resektabilität von Pankreaskarzinomen und den Nachweis endokriner Tumoren. Die früher angiographisch oft unbefriedigende Differentialdiagnostik Pankreaskarzinom – chronische Pankreatitis wurde durch bessere Untersuchungsverfahren wie Ultraschall und Computertomographie in Kombination mit der Nadelbiopsie sowie durch die ERCP abgelöst.

Da das Pankreas seine arterielle Versorgung sowohl aus der A. coeliaca als auch aus der A. mesenterica superior bezieht, ist für die Beurteilung der Operabilität eines *Pankreaskarzinoms* die Kontrastdarstellung beider Arterien erforderlich. Diese informiert gleichzeitig über die für große Pankreasoperationen wich-

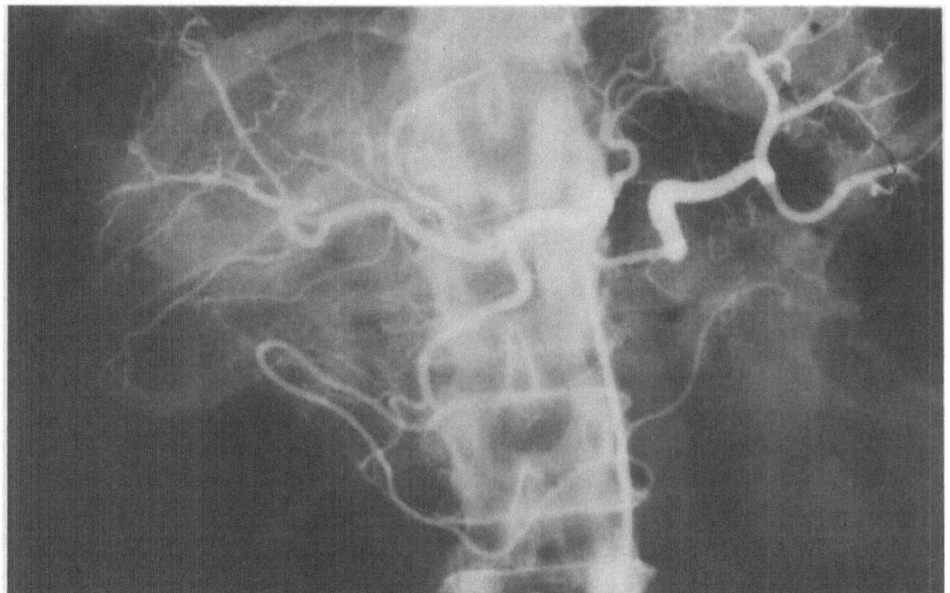

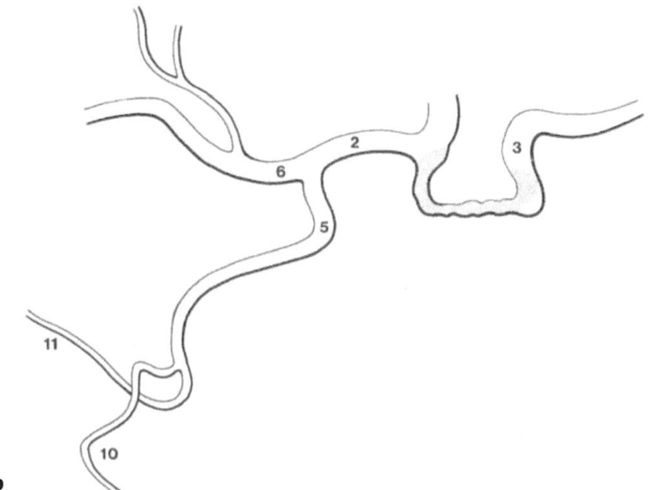

Abb. 43 a, b. Inoperables Pankreaskarzinom. Arterielle Phase der Zöliakographie. Tumorinfiltration der A. lienalis. **a** Zöliakographie, **b** Schema: Tumorinfiltration der A. lienalis getönt dargestellt. *2* A. hepatica communis, *3* A. lienalis, *5* A. gastroduodenalis, *6* A. hepatica propria, *10* A. pancreaticoduodenalis, *11* A. gastroepiploica

tige Kenntnis der Gefäßanatomie. Da Aussagen über die Dignität vernachlässigt werden können, ist eine superselektive Darstellung der das Pankreas versorgenden Arterien wie der A. gastroduodenalis oder der A. pancreatica dorsalis höchstens ausnahmsweise erforderlich. In der arteriellen Phase können tumorbedingte Infiltrationen an den Hauptstämmen der A. coeliaca und der A. mesenterica superior bereits die Inoperabilität eines Pankreaskarzinoms anzeigen (Abb. 43).

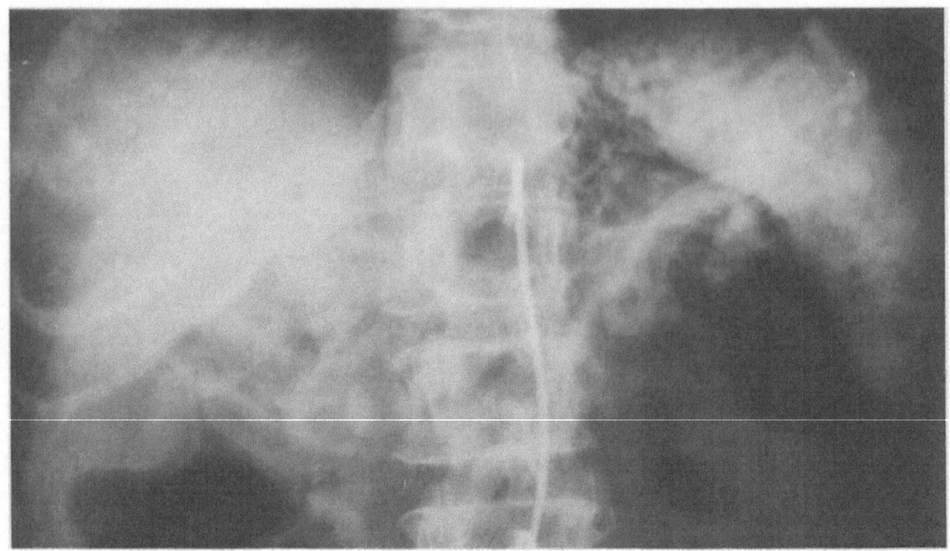

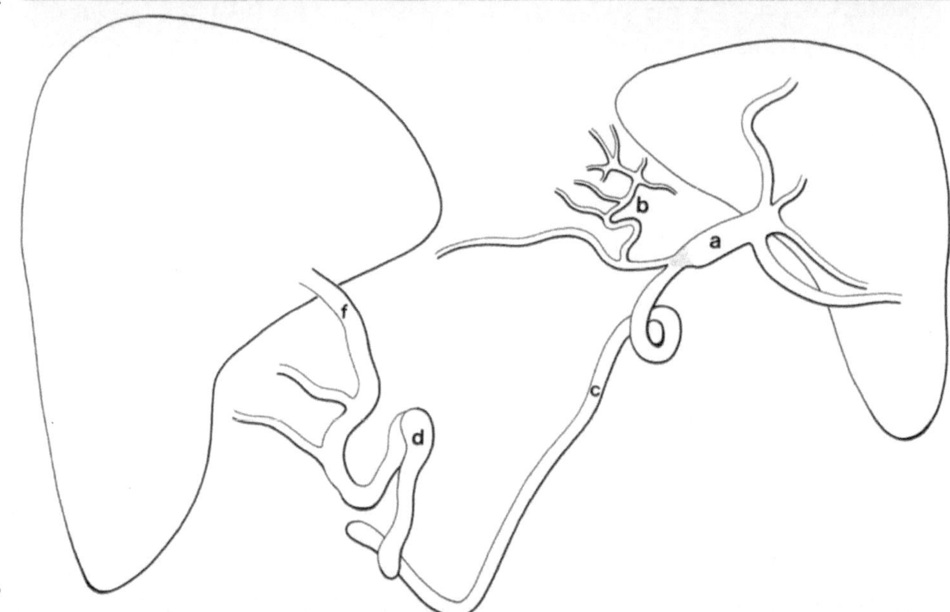

Abb. 44a, b. Inoperables Pankreaskarzinom, derselbe Fall wie in Abb. 43. Splenoportale Phase der Zöliakographie. Tumorverschluß der V. lienalis durch Pankreas-Korpus-Karzinom. **a** Splenoportale Phase der Zöliakographie, **b** Schema: Verschluß der Milzvene (*a*), Kollateralkreislauf über Magenvenen (*b, c*) zur V. mesenterica superior und Pfortader (*d, f*)

Dasselbe gilt für den Verschluß der großen, das Pankreas umgebenden Venen wie der V. lienalis, der V. mesenterica superior und der Pfortader (Abb. 44). Bei Pankreaskopftumoren kann eine über 50% hinausgehende Stenose am Konfluens von V. mesenterica superior, Milzvene und Pfortader bereits Inoperabilität bedeuten. Die Aussage ist noch sicherer, wenn sich bereits Kollateralvenen in Rich-

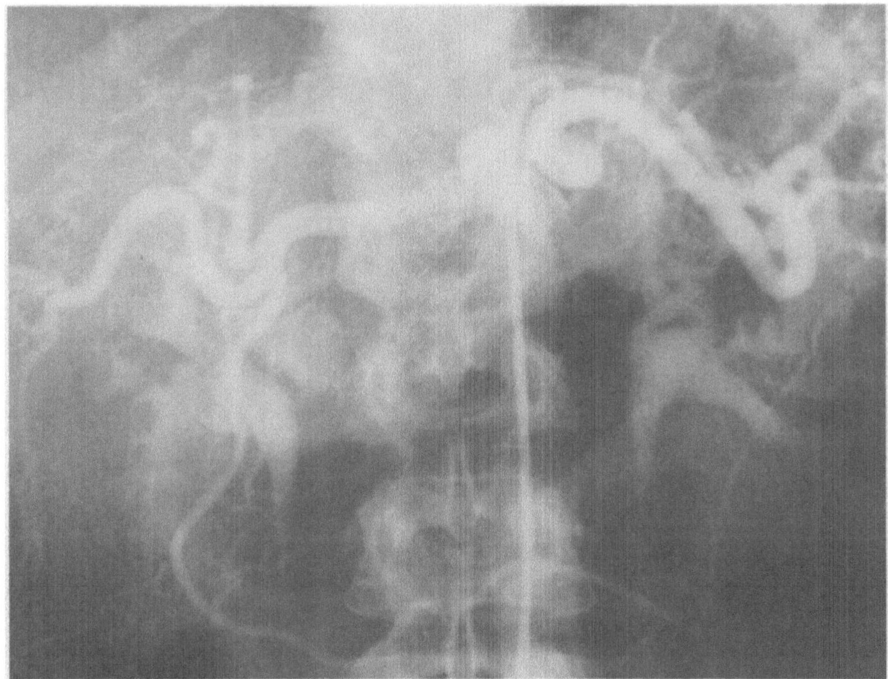

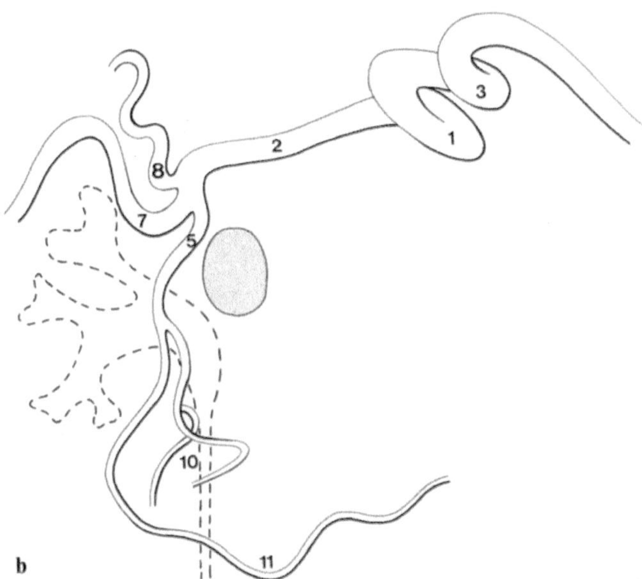

Abb. 45a, b. Insulinom im Pankreaskopf. Zöliakographie, spätarterielle Phase. **a** Zöliakographie, **b** Schema: 1,5 × 1,0 cm große Raumforderung (*getönt*), dem Insulinom entsprechend. *1* Hauptstamm der A. coeliaca, *2* A. hepatica communis, *3* A. lienalis, *5* A. gastroduodenalis, *7* A. hepatica propria, *8* A. hepatica sinistra, *10* A. pancreaticoduodenalis inferior, *11* A. gastroepiploica dextra, (*gestrichelt*) Nierenbeckenkelchsystem

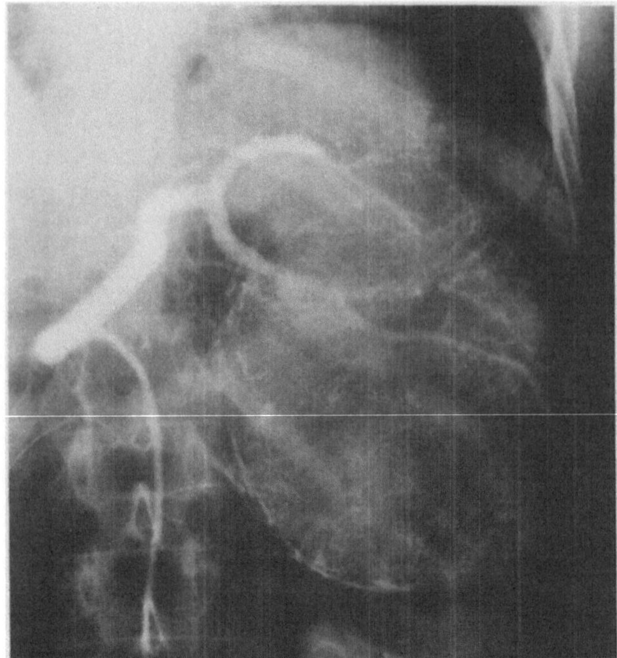

Abb. 46a, b. Malignes Zystadenom im Pankreasschwanz. Selektive Darstellung der A. lienalis. **a** Spätarterielle Phase – Röntgenaufnahme, **b** Schema: ca. 10 cm großer, glatt begrenzter, gefäßreicher Tumor im Milzhilus (*grau getönt*). Intraoperativ Nachweis von Lebermetastasen

tung Leberhilus ausgebildet haben. Das völlige Intaktsein der größeren Arterien und Venen spricht für Operabilität. Schwieriger zu beurteilen sind Verlagerungen oder leichte Impressionen, die die Resektabilität offenlassen. Zur optimalen Darstellung der Pfortader und ihrer Zuflüsse empfiehlt sich wieder die indirekte Portographie über die A. mesenterica superior nach Vorgabe von Tolazolin. Wichtig ist die überlagerungsfreie Darstellung der Konfluensregion, für die sich eine 30°-Rechts-Schräg-Lage des Patienten oder bei Vorhandensein eine entsprechende Kippung der Fokus-Film-Ebene empfiehlt.

Bei der angiographischen Lokalisationsdiagnostik endokriner Pankreastumoren steht das überwiegend kleine, selten über 2 cm große *Insulinom* im Vordergrund. Nach neueren Literaturangaben kann es mit einer Wahrscheinlichkeit von 80–90% nachgewiesen werden. Voraussetzung ist, daß ca. 70 ml KM mit einem Fluß von 8 ml/s appliziert werden und die Filmserie – wie vorbeschrieben – möglichst lang gewählt wird. Die nur wenig dichter als das normale Pankreasgewebe sich anfärbenden Insulinome stellen sich oft nur flüchtig als kleine rundliche Raumforderungen dar (Abb. 45). Das seltenere, sich angiographisch vom Insulinom nicht unterscheidende Gastrinom wird nur bei 20% aller Fälle nachgewiesen. Zystadenome des Pankreas sind meist größer, ebenfalls glatt begrenzt und gefäßreich (Abb. 46). Eine Tumorgröße über 5 cm und der Nachweis von Metastasen in der Leber sind Hinweise auf eine maligne Entartung.

7.7.3 A. mesenterica superior

Untersuchungstechnik
Für die selektive Kontrastdarstellung der A. mesenterica superior werden dieselben Katheter wie für die Übersichtszöliakographie verwendet. Das Ostium dieser Arterie befindet sich knapp unterhalb desjenigen der A. coeliaca, wobei ihr Hauptstamm meist etwas nach links und kaudal gerichtet ist. Es empfiehlt sich, die Katheterspitze ca. 3–4 cm in diesen einzuführen, um bei der KM-Injektion einen größeren Reflux in die Aorta zu vermeiden. Ist die venöse Phase nicht von Interesse, reichen für die Kontrastdarstellung der A. mesenterica superior 30–35 ml KM, das mit einer Flußrate von 6–8 ml/s injiziert wird. Zur Miterfassung der Kapillarphase sollte über 6 s 1 Bild/s, nach einer Pause von 3 s mit 2 s Abstand noch zwei Aufnahmen angefertigt werden, die der orientierenden Darstellung der venösen Phase dienen. Auf superselektive Katheterisierung im Strombahnbereich der A. mesenterica superior sollte wegen des höheren Risikos thrombembolischer Komplikationen verzichtet werden.

Normale Röntgenanatomie
Aus dem Hauptstamm entspringt als erster Ast rechts in der Regel die A. pancreaticoduodenalis inferior (Abb. 47, 48). Nicht selten ist die Variante, daß die A. hepatica hier ebenfalls ihren Ursprung hat. Aus der linken Seite des Hauptstamms werden zunächst drei bis fünf Aa. jejunales entlassen, die ihre Endverzweigungen in den Dünndarmarkaden finden. In dieser Höhe geht nach ventral in der Regel die A. colica media ab, die das Colon transversum bis zur linken Flexur versorgt. Sie steht über eine Kollaterale mit der A. colica sinistra in Verbindung, die sich

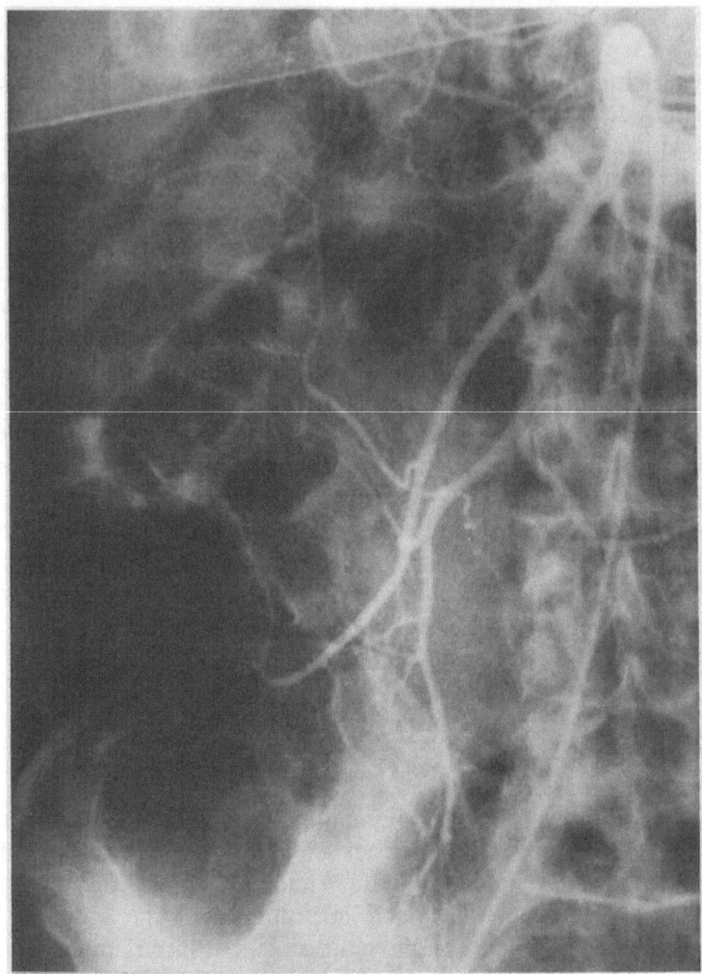

a

beim Verschluß einer der beiden Aa. mesentericae zur Riolan-Anastomose erweitern kann.

Der distale Hauptstamm der A. mesenterica superior verzweigt sich nach kaudal in die Aa. ilei und nach rechts in die A. ileocolica, die als ersten Ast die A. colica dextra abgibt.

In der Kapillarphase der Mesenterikographie färbt sich meist die Darmwand intensiv an. Bei orthograder Sicht treten dabei Ring- oder Rundschatten in Erscheinung, die nicht mit Tumoren verwechselt werden dürfen.

Die venöse Phase wird in der vorherbeschriebenen Technik der Pharmakoangiographie mit Tolazolin zur Beurteilung der Resektabilität von Pankreastumoren herangezogen (s. Abb. 37 b).

Pathologische Röntgenanatomie
Häufigste Indikation zur angiographischen Darstellung der A. mesenterica superior ist die röntgenologisch und endoskopisch nicht zu klärende *Darmblutung*.

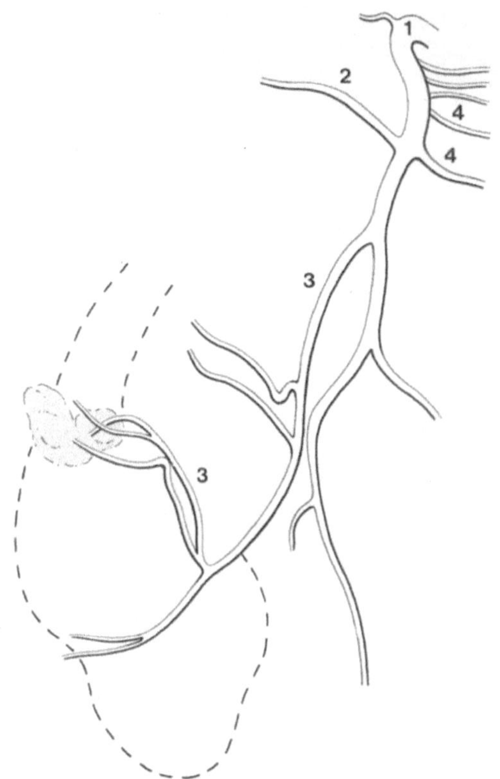

Abb. 47 a, b. Blutung aus einem Colon-ascendens-Divertikel. Selektive Darstellung der A. mesenterica sup. b Spätarterielle Phase – Röntgenaufnahme. b Schema: Nachweis von KM-Austritt aus der A. ileocolica (*grau getönt*) im Darmlumen. An dieser Stelle plötzliche Engstellung des Colon ascendens. *1* Hauptstamm der A. mesenterica mit A. pancreaticoduodenalis inferior, *2* A. colica media, *3* A. ileocolica, *4* Aa. jejunales

Der Blutungsnachweis kann direkt geführt werden, wenn kontrastiertes Blut während einer Angiographie im Darmlumen nachzuweisen ist (s. Abb. 47). Nach Untersuchungen von Wenz (1972) ist das möglich, wenn das Minutenvolumen der Blutung größer als 1,3 ml ist. Blutungen aus Darmdivertikeln lassen sich an dem ausgetretenen kontrastierten Blut fast immer nur direkt nachweisen, da sie im Angiogramm keine typischen Gefäßveränderungen bewirken.

Dagegen gelingt mit der Angiographie der indirekte Nachweis einer Blutung, wenn deren pathomorphologische Ursache darzustellen ist. Diese besteht in Tumoren, im vorwiegend während des Kindesalters beobachteten Meckel-Divertikel oder in der meist bei älteren Menschen vorkommenden Angiodysplasie.

Die relativ seltenen *gutartigen Dünndarmtumoren* wie Neurinome oder Leiomyome sind meist gefäßreich. Sie lassen sich daher angiographisch auch dann nachweisen, wenn die röntgenologische Magen-Darm-Diagnostik versagt (s. Abb. 48). Die Ursache des Versagens könnte sein, daß es sich um Dünndarmwandtumoren handelt, die nicht zu einer Beeinträchtigung des Darmlumens füh-

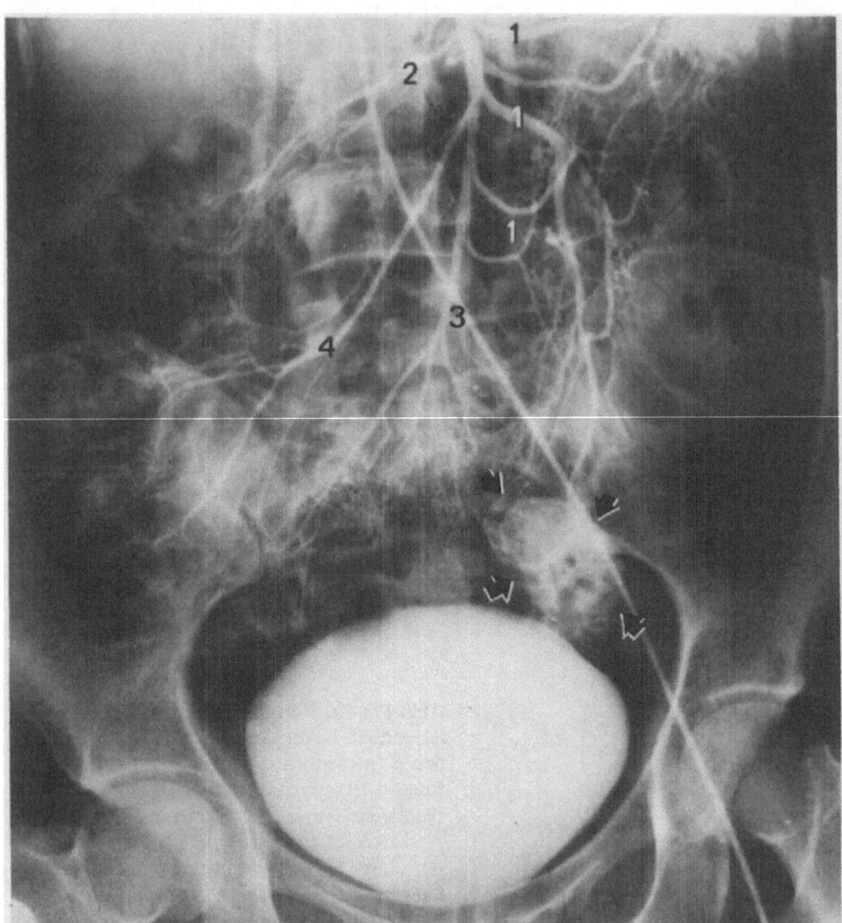

Abb. 48. Neurinom des Dünndarms. Selektive Darstellung der A. mesenterica superior. Ca. 3 × 4 cm großer, gefäßreicher Tumor, der von einer der unteren Aa. jejunales versorgt wird (*Pfeile*). Massive Darmblutung bei röntgenologisch unauffälliger Dünndarmpassage. *1* Aa. jejunales, *2* A. colica media, *3* Aa. ilei, *4* A. ileocolica

ren müssen. Auch beim *Meckel-Divertikel* bietet die Angiographie eine Nachweischance, da es von einer eigenen Arterie versorgt wird, die aus der A. ileocolica abgeht (Wunschik et al. 1979).

Die *Angiodysplasie* läßt sich praktisch nur angiographisch nachweisen. Selbst der Chirurg kann sie nicht ertasten und muß sich in der Regel auf die angiographische Diagnose verlassen. Diese beruht auf dem Nachweis umschriebener angiomatöser Veränderungen, die auch multipel vorwiegend im Zökalbereich beobachtet werden (Abb. 49).

Abb. 49 a, b. Angiodysplasie in der Zökalwand. Selektive Darstellung der A. mesenterica superior. **a** Übersichtsaufnahme, früharterielle Phase. Zökalbereich umrahmt. **b** Spätarterielle Phase (Ausschnitt): Nachweis von zwei je ca. 1 cm großen Arealen mit knäuelartiger Gefäßneubildung (*Pfeile*)

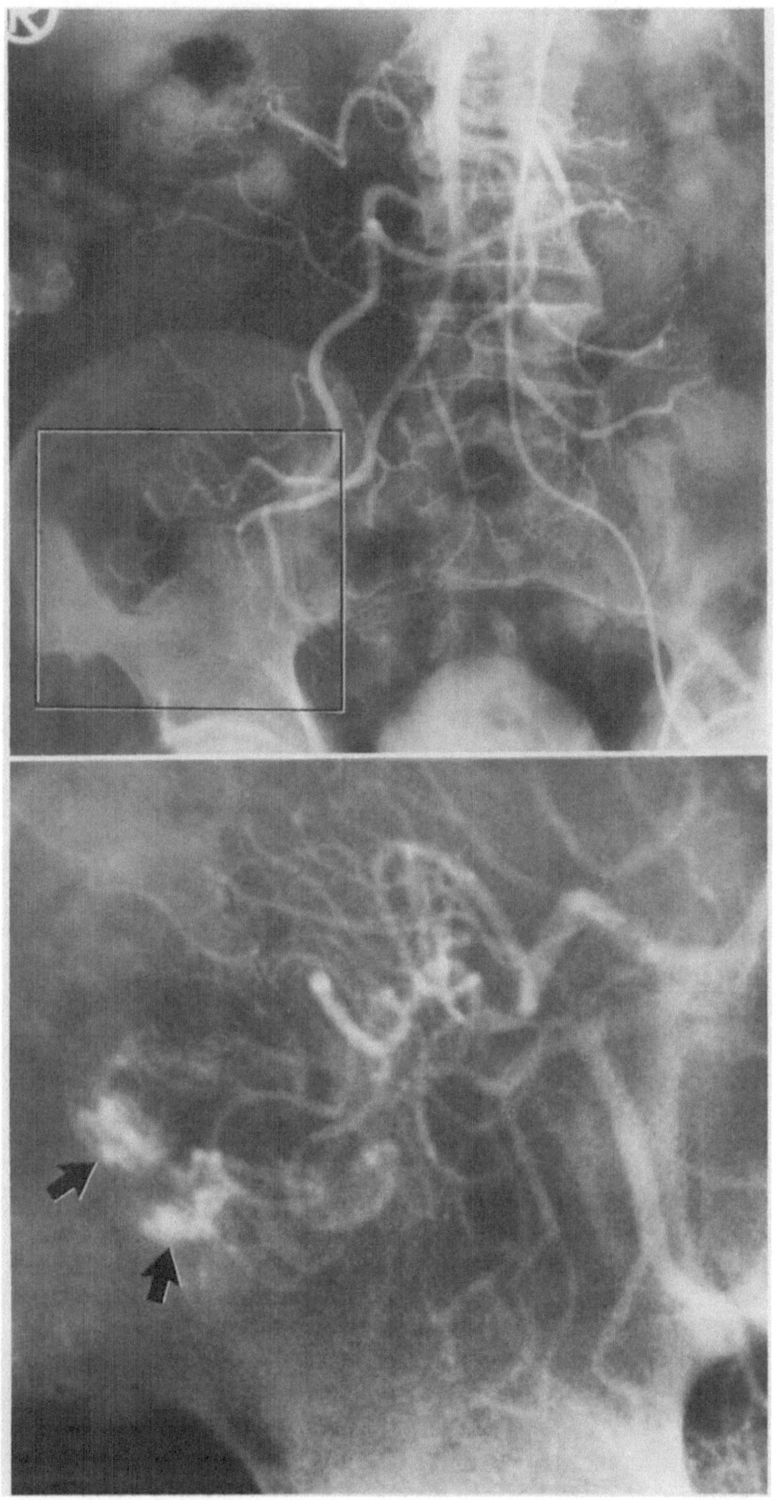

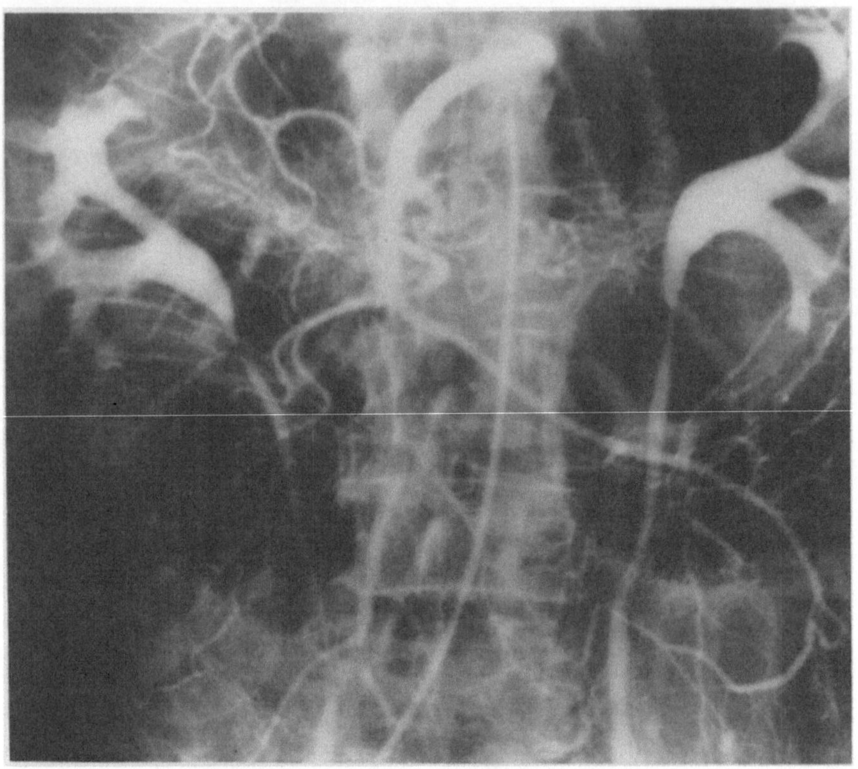

a

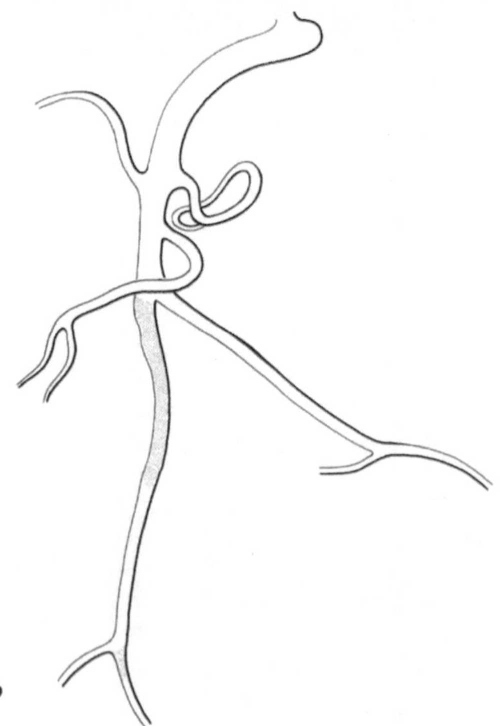

b

Maligne Geschwülste des Dünn- oder Dickdarms stellen selten eine Indikation zur Angiographie dar, da sie mit der röntgenologischen und endoskopischen Darmdiagnostik erfaßt werden. Eine Ausnahme ist das Dünndarmkarzinoid, dessen gefäßreiche Lebermetastasen angiographisch leichter nachzuweisen sind als der meist kleine Primärtumor.

Unter den Gefäßprozessen kann die hochgradige Stenose der A. mesenterica superior die Ursache einer *Angina abdominalis (Ortner-Syndrom)* sein. Ihr angiographischer Nachweis erfordert seitliche Angiogramme, wobei mit einem knapp oberhalb des Abgangs der Viszeralarterien liegenden Pigtailkatheter das KM in die Aorta abdominalis appliziert wird. Die Abgangsstenose der A. coeliaca ist dagegen klinisch bedeutungslos und wird oft von den Zwerchfellschenkeln verursacht.

Der *akute Mesenterialarterienverschluß* wird klinisch häufig nicht sofort erkannt. Auch die Röntgenübersichtsaufnahme liefert mit dem Nachweis mäßig dilatierter und wandverdickter Dünndarmabschnitte meist nur einen uncharakteristischen Befund. Mit der selektiven Mesenterikographie kann die Diagnose augenblicklich gestellt werden. Der Nachweis und die Ausdehnung von Thromben ist für die nachfolgende operative Behandlung von großer Bedeutung (Abb. 50).

Der akute Mesenterialvenenverschluß verursacht eine stark verlangsamte Durchblutung, so daß sich die Mesenterialvenen oft nur ungenügend oder gar nicht darstellen. Es erscheint möglich, daß hierbei die DSA Vorteile gegenüber der konventionellen Angiographie bietet.

7.7.4 A. mesenterica inferior

Untersuchungstechnik
Die Katheterisierung der A. mesenterica inferior ist wegen ihres variablen Abgangs ventral in Höhe L 3/L 4 und ihrem dünnen Kaliber von 3–5 mm oft nicht leicht. Ihr meist stark nach kaudal gerichteter Hauptstamm läßt sich am besten mit einem 6-F-Sidewinderkatheter sondieren. Für ihre Kontrastdarstellung genügen 10–15 ml KM, das mit einer Flußrate von 5 ml/s injiziert wird. Das erforderliche Filmprogramm entspricht weitgehend dem bei Darstellung der A. mesenterica superior (S. 105).

Normale und pathologische Röntgenanatomie
Der Hauptstamm der A. mesenterica inferior entläßt als ersten Ast nach links die A. colica sinistra, die das Kolon bis zur linken Flexur versorgt und hier mit der A. colica media anastomosiert. Mit einem Ramus inferior findet sie Anschluß an die Aa. sigmoideae. Ihr Hauptstamm läuft in die A. rectalis superior aus

Abb. 50a, b. Akuter Mesenterialinfarkt. Selektive Angiographie der A. mesenterica superior. **a** Arterielle Phase – Röntgenaufnahme, **b** Schema: langer Thrombus im Hauptstamm der A. mesenterica superior (*grau getönt*), kleiner Thrombus in einer A. ilea

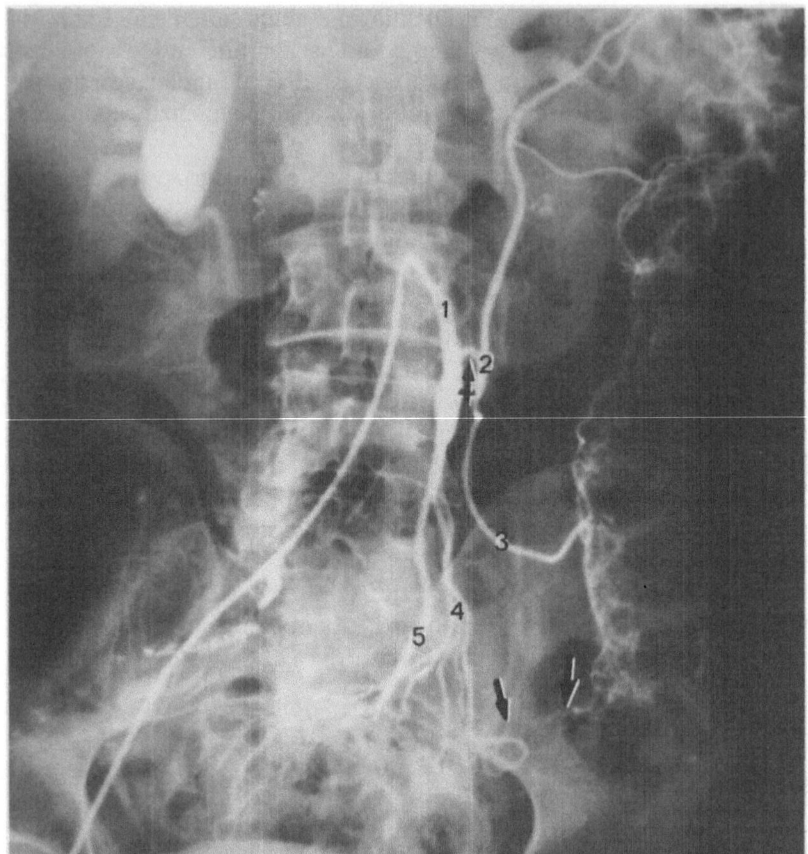

Abb. 51. Selektive Darstellung der A. mesenterica inferior. Hochgradige Abgangsstenose der A. colica sinistra, Verschluß der Darmwandarterie zwischen dem Versorgungsgebiet der A. colica sinistra und den Aa. sigmoideae (*Pfeile*). *1* Hauptstamm der A. mesenterica inferior, *2* A. colica sinistra, *3* Ramus inferior der A. colica sinistra, *4* Aa. sigmoideae, *5* A. rectalis superior

(Abb. 51). Die venöse Drainage erfolgt über die V. mesenterica inferior, die nach Einmünden in die Milzvene von kaudal Anschluß an das Pfortadersystem gewinnt.

Pathologische Röntgenanatomie
Da das Versorgungsgebiet dieser Arterie anderen Untersuchungsverfahren wie dem Kolonkontrasteinlauf oder der Endoskopie gut zugänglich ist, beschränkt sich ihre angiographische Darstellung auf wenige Indikationen. Diese sind mit anderen Verfahren nicht auffindbare Blutungsquellen oder Gefäßverschlüsse im Versorgungsgebiet der A. mesenterica inferior (s. Abb. 51). Die Technik ihrer Katheterisierung eignet sich auch für angiotherapeutische Maßnahmen wie die Embolisation bei unstillbaren Darmblutungen oder die Zytostatikainfusion bei inoperablen Rektum-Sigma-Karzinomen.

Literatur

Abrams HL (ed) (1983) Splenic arteriography. In: Abrams angiography, 3rd edn, vol. II, pp 1531–1572. Little, Brown & Co, Boston

Abrams HL (ed) (1983) Inferior mesenteric arteriography. In: Abrams angiography, 3rd edn, vol. II, pp 1701–1730. Little, Brown & Co, Boston

Baum S (1983) Hepatic arteriography. In: Abrams HL (ed) Abrams angiography, 3rd edn, vol. II, pp 1479–1504. Little, Brown & Co., Boston

Boijsen E (1983) Pancreatic angiography. In: Abrams HL (ed) Abrams angiography, 3rd edn, vol. II, pp 1427–1466. Little, Brown & Co, Boston

Boijsen E (1983) Superior mesenteric angiography. In: Abrams HL (ed) Abrams angiography, 3rd edn, vol. II, pp 1623–1667. Little, Brown & Co, Boston

Chuang VP, Soo CS, Carrasco CH, Wallace S (1983) Superselective catheterization technique in hepatic angiography. AJR 141:803–811

Georgi M, Freitag B (1980) Pharmakoangiographie bei Lebertumoren. Fortschr Röntgenstr 132:287–293

Hoevels J (1979) A comparative study of malignant lesions of the liver by infusion angiography and percutaneous transhepatic portography. Fortschr Röntgenstr 130:676–688

Levin DC, Wilson RW, Abrams HL (1980) The changing role of pancreatic arteriography in the era of computed tomography. Radiology 136:245–249

Schorn L, Coln D (1977) Hepatic angiographic changes after trauma. Am J Surg 134:754–762

Velasques G, Katkov H, Formanek A (1979) Primary liver tumors in the pediatric group: An angiographic challenge. Fortschr Röntgenstr 130:408–417

Wenz W (1972) Abdominale Angiographie. Springer, Berlin Heidelberg New York

Wunschik F, Brands W, Raute M (1979) Angiographischer Nachweis eines blutenden Meckelschen Divertikels. Fortschr Röntgenstr 131:447–449

7.8 Arteriographie der oberen Extremitäten
P. PRAGER

Die arterielle Versorgung der oberen Extremitäten erfolgt über die A. subclavia, die links direkt aus dem Aortenbogen, rechts aus dem Truncus brachiocephalicus entspringt. Aus dem proximalen Abschnitt der A. subclavia zweigen wichtige Gefäße ab, die an der intrazerebralen, zervikalen und thorakalen Blutversorgung teilnehmen. Wegen dieser anatomischen Verbindungen sind die Arterien der oberen Extremität einerseits als *Zielorgan*, andererseits auch als *Zugangsweg* zur Darstellung entfernterer Gefäßprovinzen angiographisch von Bedeutung.

7.8.1 Indikation

– Beurteilung der Lokalisation und Ausdehnung angeborener oder erworbener Läsionen der Gefäßwand und/oder Veränderungen des Gefäßlumens, wie Stenose, Kompression, Thrombose, Embolie, Aneurysma, arteriovenöse Fistel, Angiom, funktioneller Spasmus (Raynaud-Syndrom) oder Gefäßverletzungen
– Abklärung von Ätiologie und Ausdehnung von Neoplasien
– Beurteilung gefäßchirurgischer Maßnahmen wie rekonstruktive Eingriffe, Dialyseshunts oder Bypässe (z. B. zur A. carotis communis oder zur A. femoralis)
– Klärung der Gefäßanatomie vor operativen Eingriffen (Unfallchirurgie, Transplantationsmaßnahmen, Geschwulstresektion etc.).

7.8.2 Untersuchungstechnik

Die Wahl der zweckmäßigen Angiographietechnik wird beeinflußt von der Fragestellung (z. B. ob diagnostische oder therapeutische Angiographie), von der erwarteten Befundlokalisation (distal oder proximal, ein- oder beidseitig) sowie von patientenabhängigen Faktoren (wie klinischer Zustand, Besonderheiten des Gefäßsystems) und von der technischen Erfahrung des Untersuchers. Die Qualität der Gefäßdarstellung steigt mit dem Grad der Selektivität bei der KM-Injektion, die deshalb möglichst nah zum darzustellenden Gebiet erfolgen sollte. Grundsätzlich kann das KM entweder über eine Punktionskanüle (z. B. in die A. subclavia, A. axillaris oder A. brachialis) oder über einen intraluminalen Katheter appliziert werden.

Die *Injektion über eine Punktionskanüle* kann in zentraler (Gegenstromangiographie) oder antegrader Punktionsrichtung vorgenommen werden. Das hierbei zu injizierende Volumen und der KM-Fluß richten sich nach Punktionsort, -richtung, Kanülenweite und -lage sowie nach der Fassungskapazität der darzustellenden Gefäße. Für die meisten Fragestellungen sind 15–20 ml, die in 1–2 s injiziert werden, adäquat.

Die *Katheterangiographie* wird durch Einführung eines Angiographiekatheters nach Punktion einer Armarterie oder eines entfernteren Gefäßes, meistens einer A. femoralis, vorgenommen. Zur Darstellung der Gefäßabgänge aus dem Aortenbogen bedarf es einer KM-Injektion in die Aorta ascendens. Diese Technik wird in Kap. 7.1 geschildert. Zur Darstellung distalerer Abschnitte empfiehlt es sich, den Katheter von der Aorta aus selektiv in die interessierende A. subclavia vorzuschieben. Die Katheterformen, die in Kap. 7.1 beschrieben werden, eignen sich meistens auch für die Katheterisierung dieser Gefäße. Nach Sondierung des Abgangs wird ein Führungsdraht in das Lumen der gewünschten Arterie eingeführt. Der Draht streckt die Spitze des Katheters aus und dient als Führungsschiene zur atraumatischen Kathetervorschiebung. Länge und Kaliber müssen ebenso wie die Form der Katheterspitze der Anatomie des Patienten Rechnung tragen. Gegenwärtig kommen Katheter der Stärke F 6 oder F 7 (1,6 mm Außendurchmesser) bevorzugt zur Anwendung. Zur Kontrastierung der proximalen Abschnitte wird die KM-Injektion rechts in den Truncus brachiocephalicus, links in den Anfangsteil der A. subclavia vorgenommen. Bei Vorschieben der Katheterspitze in die Peripherie muß diese an Gefäßabgängen wie die A. carotis communis und vertebralis rechts und die A. vertebralis links vorbeigleiten. Die Steuerung vorbei an den Seitenästen wird durch Drehung und Vorschiebung des Katheters bei vorsichtiger Sondierung distalerer Gefäßabschnitte mit dem Führungsdraht erreicht. Testinjektionen von KM unter Durchleuchtungskontrolle geben Auskunft über die jeweilige Lage der Katheterspitze und über den weiteren Verlauf der distaleren Gefäße.

Die Angiographie wird in der Regel als *Filmserie* mit einem Blattfilmwechsler durchgeführt. Da das Format des Films begrenzt ist (i. allg. 35 × 35 cm), wird die Untersuchung meistens abschnittsweise vorgenommen. Der Arm wird dabei nach Möglichkeit vom Körper abgespreizt, der darzustellende Abschnitt auf dem Wechsler zentriert. Nach jeder Serie wird die Katheterlage unter Durchleuchtung kontrolliert und, falls erwünscht und möglich, nach distal versetzt. Je nach Kaliberstärke der Gefäße müssen pro Einstellung zwischen 15 und 25 ml KM in etwa 2 s injiziert werden. Das zeitliche Intervall zwischen Beginn der KM-Injektion und Beginn der Aufnahmeserie muß der KM-Injektionsgeschwindigkeit, der Länge des Katheters und der Entfernung der Katheterspitze vom untersuchten Gebiet angepaßt sein. Die Anfertigung einer Aufnahme unmittelbar vor dem KM-Einstrom („Leeraufnahme" bzw. „Substraktionsmaske") muß gewährleistet sein, falls eine Filmsubtraktion durchgeführt werden soll. Unter den üblichen Bedingungen werden 0,3–0,6 s Verzögerung eingestellt und acht bis zehn Aufnahmen (die ersten fünf mit einer Frequenz von 1 Bild/s, die nachfolgenden im Abstand von jeweils 2 s) zur Dokumentation der Gefäßanatomie belichtet.

Bei Verwendung von *Kassettenfilmen* können längere Formate für die Angiographie eingesetzt werden (z. B. 100 cm lang), die bei einseitiger Injektion eines längeren KM-Bolus die Darstellung der Gefäßanatomie der gesamten Extremität auf einem Film ermöglicht. Im Gegensatz zur Serienangiographie erlaubt diese Technik nicht, die Phasen der KM-Durchströmung durch den Arm zu dokumentieren. Aus diesem Grunde wird von dieser Alternative nur selten Gebrauch gemacht.

Die *Arteriographie der Hand* erfordert häufig besondere Maßnahmen. Die Katheterspitze wird wegen der verwendeten Katheterlänge, aber auch wegen der Kaliberabnahme der Gefäße nach distal und wegen der Neigung zu Spasmen im Bereich der A. brachialis, meistens proximal vom Ellenbogen plaziert sein. Diese Entfernung der Katheterspitze von den Fingern muß bei der Verzögerungswahl berücksichtigt werden. Die Verzögerung muß verlängert werden, wenn ein Spasmus der Gefäße vorliegt. Solche Spasmen werden durch die Manipulation des Katheters und durch die KM-Osmolarität gefördert und können den KM-Einstrom zur Hand stark behindern. Sie lassen sich durch intraarterielle Injektion eines Lokalanästhetikum (z. B. Meaverin 5 ml langsam injiziert) wie durch Verwendung eines niederosmolaren KM abmildern und durch Gabe eines Vasodilatators (z. B. 15–20 mg Tolazolin) u. U. beseitigen. Eine Lokalinfiltration des Plexus in der Umgebung der A. axillaris kann ebenfalls zur Dilatation der peripheren Armarterien beitragen. Mit einer KM-Testinjektion vor der Filmserie müssen die Injektionsgeschwindigkeit und die Expositionsverzögerung sowie der KM-Bedarf abgeschätzt werden.

Besondere Aspekte müssen auch bei der Darstellung eines *Dialyseshunts* berücksichtigt werden. Die KM-Injektion wird meistens lokal über eine Punktionskanüle vorgenommen. Die Punktion kann am arteriellen oder (häufiger) am venösen Schenkel erfolgen. Durch Kompression des Oberarms über dem systolischen Druck mit einer Blutdruckmanschette kann der arterielle Bluteinstrom gedrosselt werden, um eine retrograde Kontrastierung des arteriellen Schenkels auch bei venöser Injektion zu ermöglichen.

7.8.3 Röntgenanatomie

Nach ihrem Ursprung aus der Aorta respektive aus dem Truncus brachiocephalicus verläuft die *A. subclavia* im Mediastinum nach kranial. An der oberen Thoraxapertur vollzieht sie einen Bogen nach lateral. Die *A. axillaris* ist ihre direkte

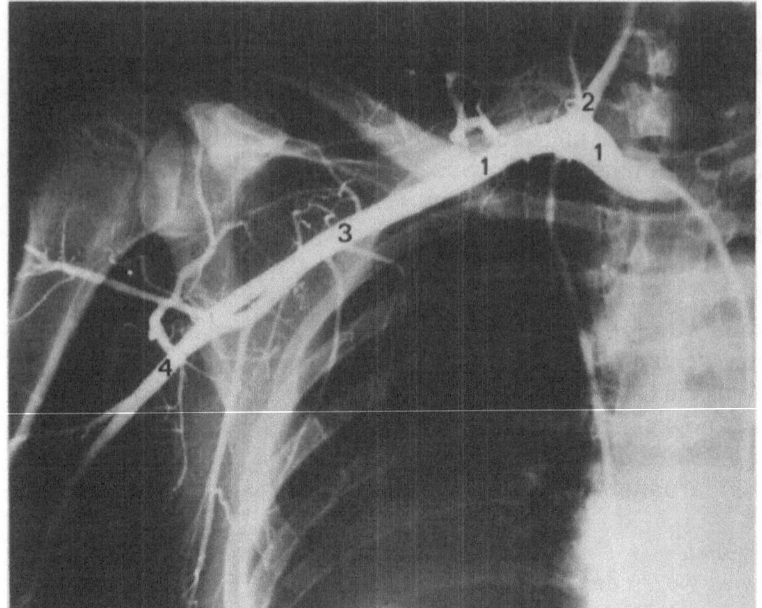

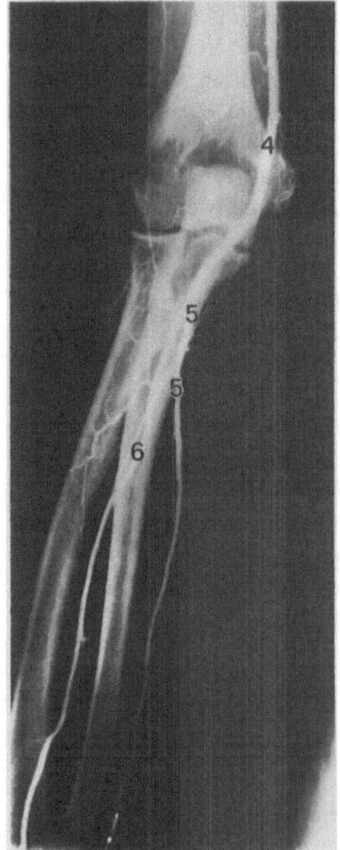

Abb. 52 a, b. Normale Arteriogramme der oberen
Extremität. **a** Thoraxapertur und Achselhöhle,
b Ellenbogengelenk und Unterarm. *1* A. subclavia,
2 A. vertebralis, *3* A. axillaris, *4* A. brachialis,
5 A. ulnaris, *6* A. radialis

Fortsetzung jenseits der 1. Rippe. Sie durchkreuzt die Achselhöhle nach lateral und kaudal bis zum Erreichen der Oberarmmuskulatur (Abb. 52). Hier beginnt dann die *A. brachialis,* die sich bis zum proximalen Unterarm erstreckt und im Bereich der Fossa cubitalis endet.

Distal gabelt sich die A. brachialis in den meisten Fällen in zwei Äste. Die laterale und häufig schmälere Arterie ist die *A. radialis.* Medial und kräftiger ist die *A. ulnaris,* aus der die Aa. interossea anterior et posterior entspringen (Abb. 52 b). Im Bereich der Handwurzel vereinigen sich terminale Äste der A. ulnaris et radialis zum oberflächlichen und tiefen Arcus palmaris.

Die arterielle Versorgung der Finger wird von den *Aa. metacarpales* und *Aa. digitales palmares* wahrgenommen. Die Anatomie ist variabel, in der Regel sind jedoch an jedem Finger ein radialer und ein ulnarer Ast, die im Bereich der Fingerspitze anastomosieren, vorhanden.

Außer im Bereich der Hand sind entwicklungsbedingte *Normvarianten,* wenn auch seltener, auch an den größeren Arterien der oberen Extremität zu beobachten. Die A. radialis oder ulnaris kann fehlen, häufig ist der Arcus palmaris superficialis oder profundus nicht angelegt.

7.8.4 Pathologische Röntgenanatomie

Arterielle Durchblutungsstörungen sind eine der häufigsten Indikationen zur Arteriographie der oberen Extremitäten. Die Höhe des Hindernisses und die wahrscheinliche Ursache sind in der Mehrzahl der Fälle durch Anamnese, klinischen Befund und Doppler-Ultraschall bereits geklärt. Die Angiographie dient zur Darstellung der exakten Lokalisation und Ausdehnung aller hämodynamisch relevanten Veränderungen und zur Beurteilung der Gefäße proximal und distal der wichtigsten Läsionen im Hinblick auf eine eventuelle Therapie.

Akute Verschlüsse können durch Kompression und nachfolgende *Thrombose* entstehen. Die häufigste Ursache eines akuten Verschlusses jedoch ist die *Embolie.* Diese kann entweder zentral (Mitralvitium, Herzwandaneurysma) oder peripher (Skalenussyndrom oder Syndrom der 1. Rippe mit poststenotischer aneurysmatischer Dilatation und Wandthromben) entstanden sein. Aufgabe der Angiographie ist nicht nur die Lokalisation des Embolus, sondern auch die Beurteilung des gesamten Zustroms der oberen Extremität zum Ausschluß einer peripheren Emboliequelle (Abb. 53).

Chronische Verschlüsse oder allmählich entstehende *Stenosen* werden am häufigsten durch arteriosklerotische Wandveränderungen hervorgerufen. Diese sind im Bereich der oberen Extremität wesentlich seltener als an der unteren. Hämodynamisch signifikante Veränderungen werden durch Kollaterale meistens weitgehend kompensiert.

Chronische Verschlüsse der peripheren Arterien (Fingerarterien) werden bei Mikroangiopathien verschiedener Ätiologie (Diabetes melitus, Arteriosklerose, Endangiitis obliterans, Sklerodermie und andere Kollagenosen sowie bei der Lepra etc.) beobachtet. Vorübergehende spastisch bedingte Engstellungen der digitalen Arterien sind beim Morbus Raynaud nach Kälteeinwirkung zu erkennen. Aufgabe der Arteriographie bei diesen Patienten ist es, andere organische Ursa-

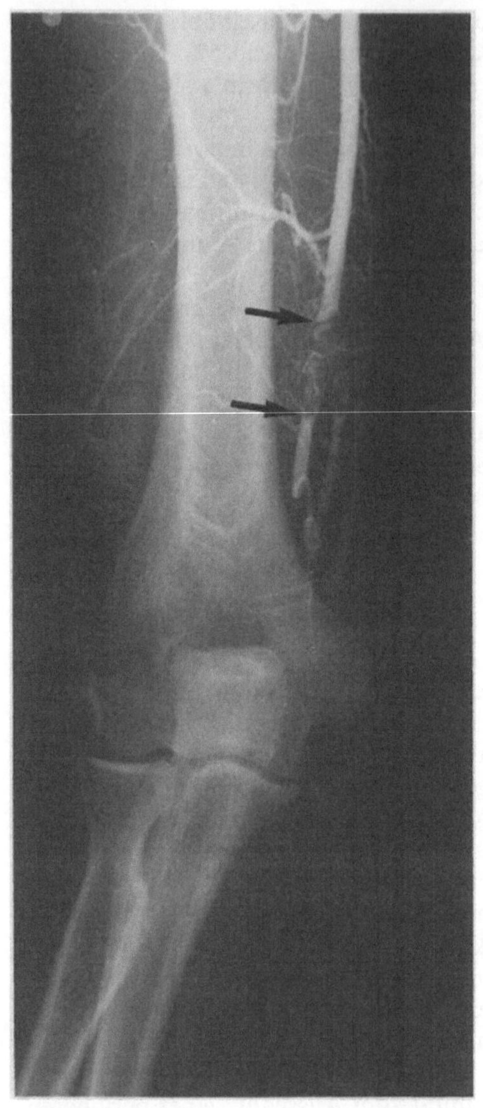

Abb. 53. Arterielle Embolie (*Pfeile*) in die rechte A. brachialis bei einem 31 jährigen Mann mit Thoracic-outlet-Syndrom

chen (wie proximale Stenosen oder distale Verschlüsse an den größeren Arterien) auszuschließen.

Die Röntgenmorphologie der *Aneurysmen* und *arteriovenösen Fisteln* (beides häufig posttraumatisch) ähnelt der anderer Gefäßprovinzen. Auch die Angiome (Abb. 54), entsprechen in ihrem Aussehen ähnlichen Gefäßmißbildungen in anderen Regionen. Die Arteriographie muß möglichst selektiv, mit einem KM-Volumen, welches dem Fassungsvermögen des Angioms und der Shuntgröße angemessen ist und mit schnellerer Bildfrequenz als gewöhnlich (2 Bilder/s) erfolgen, um sämtliche zu- und abführende Gefäße, die für die Therapie von Bedeutung sind, zu erfassen.

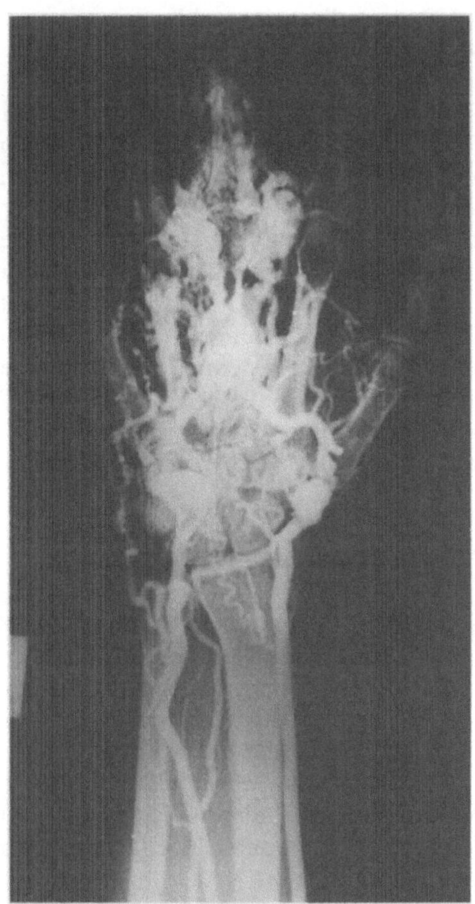

Abb. 54. Ausgedehnte Angiombildung der linken Hand bei einem 28 jährigen Mann. Befallen sind v. a. die Aa. metacarpales et digitales palmares II, III und IV. Starke Erweiterung der Unterarmarterien

Geschwülste der oberen Extremität (besonders Weichteilsarkome und Knochentumoren) werden gelegentlich präoperativ angiographisch untersucht. In zweiter Linie kann die angiographische Morphologie (wenn auch mit Einschränkungen) zur Beurteilung der Dignität einer Läsion herangezogen werden.

Literatur

Lusza G (1972) Röntgenanatomie des Gefäßsystems. Johann-Ambrosius-Barth, Frankfurt
Seldinger SI (1964) Arteries of the extremities. In: Handbuch der Medizinischen Radiologie, Bd X/3, S 400–472. Springer, Berlin Heidelberg New York
Smith PL, Lim WN, Ferris EJ, Casali RE (1981) Emergency arteriography in extremity trauma: Assessment of indications. AJR 173:803–807
Sutton D (1971) Arteriography of the upper extremities. In: Abrams HL (ed) Abrams angiography. Little, Brown & Co, Boston, p 173
Wenz W, Beduhn D (1976) Extremitätenangiographie. Springer, Berlin Heidelberg New York

7.9 Pulmonalisangiographie
M. Georgi

Die Kontrastdarstellung der A. pulmonalis wird sowohl von Radiologen als auch von Kardiologen vorgenommen. Da sie ihre speziellen Risiken von kardialer Seite hat, sollte sie vom Radiologen nur mit intensiv-medizinischem Stand-by ausgeführt werden. Neben der EKG-Ableitung, der Bereitstellung eines Defibrillators und der bei einem Herzstillstand erforderlichen Medikation übernimmt dieser auch die Druckmessung in der A. pulmonalis über den liegenden Katheter.

Wesentlich weniger Aufwand erfordert die risikoarme DSA, bei der mit einem Drittel des KM-Volumens und der Flußrate auszukommen ist. Die Applikation des KM erfolgt vor dem Herzen über eine Kubitalvene oder einen in der V. cava superior liegenden Katheter. Falls keine Druckmessung erforderlich ist oder keine Angiotherapiemaßnahmen über einen Pulmonaliskatheter geplant sind, kann fast immer auf die DSA zurückgegriffen werden.

7.9.1 Indikationen

- Nachweis oder Ausschluß einer Lungenembolie bei unsicheren klinischen und nuklearmedizinischen Befunden
- Angiotherapie der Lungenembolie über liegenden Katheter (lokale Fibrinolyse oder Katheterfragmentation eines zentralen Embolus)
- Kontrolle nach Embolektomie
- Abklärung von Lungenfehlbildungen (arteriovenöse Fisteln, idiopathische Dilatation der A. pulmonalis, Dysplasien)
- unklarer pulmonaler Hochdruck (chronisch rezidivierende Lungenembolien, primäre Gefäßprozesse).

7.9.2 Untersuchungstechnik

Die direkte Kontrastdarstellung der A. pulmonalis wird über einen im Hauptstamm liegenden Katheter vorgenommen. Somit lassen sich störende Überlagerungen mit kontrastgefüllten Venen und dem rechten Herzen vermeiden. Kontrast und Auflösung sind wesentlich besser und eine Druckmessung in der A. pulmonalis ist möglich.

Die Einführung des Katheters kann über eine Kubitalvene oder die V. femoralis erfolgen. Bei Embolieverdacht mit wahrscheinlicher Streuquelle im Bereich der unteren Extremitäten oder des Beckens ist der obere Zugang vorzuziehen. Dabei sollte möglichst eine mediale Kubitalvene als Zugang gewählt werden, damit die Katheterpassage nicht über die kaliberschwache und anatomisch ungünstige V. cephalica erfolgt. Bei Verwendung von Ballonkathetern empfiehlt sich das Einlegen einer Gefäßschleuse, wie sie vorher in Kap. 1.2.2 beschrieben wurde.

Zur Sondierung der A. pulmonalis eignen sich mehrere Katheterformen. Der einfachste Katheter weist eine um ca. 45 °C abgebogene Spitze von etwa 4 cm Länge auf, die neben Endloch mehrere Seitlöcher besitzt. Mit ihm ist die Passage über die obere und untere Hohlvene, den rechten Vorhof bis in den rechten Ventrikel meist gut möglich. Beim Wenden in Richtung Ausflußbahn kommt es öfters zu einer stärkeren Beanspruchung des Ventrikelseptums, so daß salvenartige Extrasystolen ausgelöst werden können, die nicht nur den Patienten beunruhigen. In dieser Beziehung besser ist der Gollman-Katheter, dessen Spitze ähnlich abgebogen ist, aber am äußeren Ende pigtailähnlich nach kranial ausläuft. Praktisch vollständig zu vermeiden sind Extrasystolen mit dem doppellumigen Swan-Ganz-Ballonkatheter. Sein einziger Nachteil sind das mit 7 F relativ große Kaliber (Schleuse 8 F) und der beim vorgeschriebenen Einmalgebrauch hohe Preis.

Bei Lage des Katheterendes im Pulmonalishauptstamm unmittelbar distal der Pulmonalisklappe werden zur Darstellung der gesamten Lungenstrombahn 50–60 ml KM benötigt, das mit einer Flußrate von 25 bis 30 ml/s injiziert werden muß. Die Erfassung der arteriellen und venösen Phase erfordert ca. 6 s, wobei wegen der raschen Zirkulation mit 2 Bildern/s im Format 35 × 35 cm exponiert werden sollte. Interessiert auch die indirekte Darstellung des linken Herzens und der Aorta, muß die Serie mit 1 Bild/s auf 10–20 s verlängert werden. Die selektive Darstellung einer Pulmonalarterie ist seltener diagnostisch als therapeutisch zur

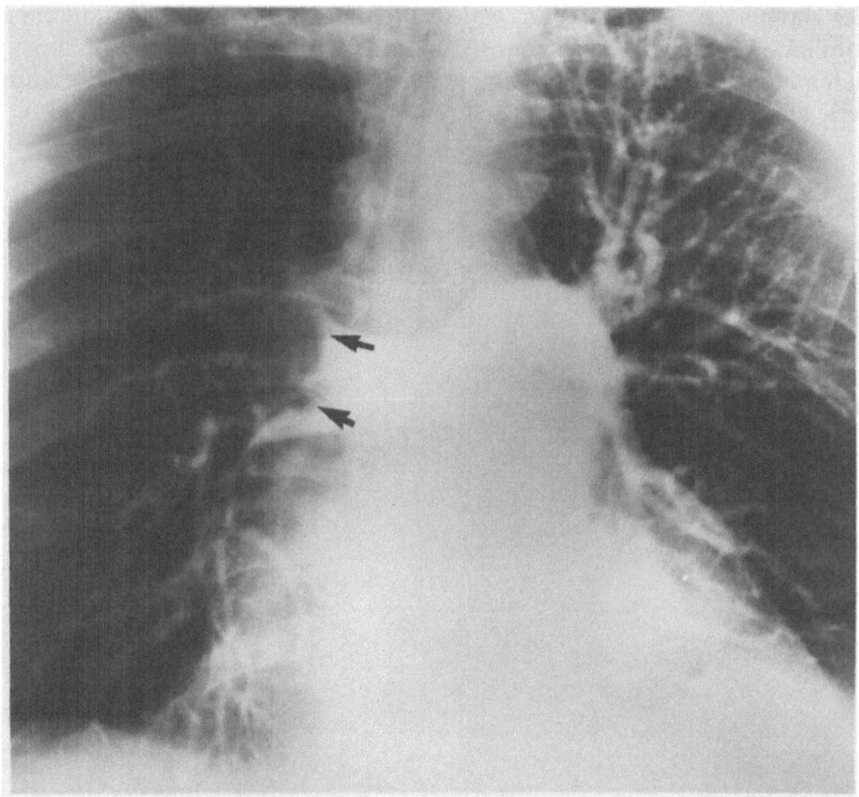

Abb. 55. Zentrale Embolie mit Verschluß des Hauptstamms der rechten Pulmonalarterie *(Pfeile)*. Geringe Restperfusion des rechten Lungenunterlappens

Angiotherapie der Lungenembolie erforderlich. Hierfür eignet sich am besten der unter Abb. 67a beschriebene Katheter, der sich im Pulmonalishauptstamm gut steuern läßt.

7.9.3 Normale Röntgenanatomie

Die Übersichtsangiographie der A. pulmonalis zeigt neben dem Hauptstamm die rechte und linke Lungenarterie, beidseits die Lappen- und Segmentarterien einschließlich der Subsegmentarterien. Die Venen sind schwächer kontrastiert, sind aber perihilär und vor der Einmündung im linken Vorhof gut dargestellt.

7.9.4 Pathologische Röntgenanatomie

Die zentrale Lungenembolie kann durch Nachweis des als Kontrastaussparung im Hauptstamm einer Pulmonalarterie sichtbaren Embolus leicht erkannt werden (Abb. 55). Der Füllungsausfall hinter einem embolisch verschlossenen kleineren Gefäßast ist ein zuverlässiger Hinweis auf periphere Embolien. Die Infiltration des Hauptstamms der A. pulmonalis spricht beim Bronchialkarzinom für Inoperabilität. Fehlbildungen der Lunge mit angeborener Aplasie eines Lappens können mit der Pulmonalisangiographie durch Nachweis des Fehlens der Lappenarterie bewiesen werden.

Literatur

Dotter CT, Rösch J, Steiner RE, Simon M, Greenspan RH (1983) Pulmonary and bronchial arteriography. In: Abrams HL (ed) Abrams angiography, 3rd edn, vol. I, pp 707–803. Little, Brown & Co, Boston

8 Kontrastdarstellung des venösen Gefäßsystems

P. Prager

Das Venensystem dient dem Rücktransport des Bluts zum Herzen und stellt außerdem einen Flüssigkeitsspeicher dar, in dem etwa 70% der zirkulierenden Blutmenge, zum größten Teil in den extrathorakalen Venen, beherbergt sind. Unterscheiden kann man die Lungenvenen, die zum linken Vorhof führen von den systemischen Venen, die sich, mit Ausnahme der Herzvenen, über zwei große Stämme, die untere und die obere Hohlvene, in den rechten Vorhof entleeren.

Die Phlebographie ist eines der wichtigsten Untersuchungsverfahren, um eine Aussage über die peripheren und/oder zentralen Venen zu erzielen. Sie ermöglicht wie keine andere Methode die exakte Beurteilung der Venenanatomie, der Venenlumina, der Innenkontur der Wand, des Zustands der Klappen und der Strömungsverhältnisse.

Zur normalen Röntgenanatomie der Venen gehören die Klappen. Sie erscheinen typischerweise als segelförmige Aussparungen, die sich von der Wand ins Lumen vorwölben. Das Venenlumen verjüngt sich zur Peripherie hin weniger schnell als dies bei den Arterien der Fall ist, außerdem fehlen den Venen die dichotomen Verzweigungen, wie sie regelmäßig bei den Arterien vorkommen. Die Venenwandkonturen weisen vielfach Unterbrechungen auf, die durch Zustrom nichtkontrastierten Bluts aus den einmündenden Seitenvenen bedingt werden. Dieser Einstrom verursacht außerdem schlierenartige intraluminale Aussparungen, häufig nah an der Venenwand, die durch mangelhafte Durchmischung des frisch eingeströmten mit dem kontrastierten Blut hervorgerufen werden. Dieser Effekt ist in Rückenlage stärker sichtbar als in aufrechter Lage, da das KM mit seinem hohen spezifischen Gewicht laminär in den abhängigen Lumenabschnitten fließt.

Die Kontrastierung einer Vene oder Venengruppe zur Beantwortung klinischer Fragen wird vielfach durch Injektion einer ausreichenden KM-Menge in die zuführende Arterie im Rahmen einer Arteriographie erzielt (s. z. B. viszerale oder renale Angiographie). Eine optimale Füllung ist jedoch in der Regel eher durch direkte intravenöse KM-Applikation zu erreichen. Diese kann, je nach Zugang zum Venensystem, in antegrader oder retrograder Flußrichtung erfolgen und wird entweder über eine Punktionskanüle (v. a. bei peripheren Venen) oder mit Hilfe eines intravenösen Angiographiekatheters (besonders bei zentralen Venen) durchgeführt. Die Kathetertechnik wird auch zur Sondierung der Venen parenchymatöser Organe zur selektiven Blutentnahme, z. B. für Metaboliten- oder Hormonbestimmungen eingesetzt.

Die Katheterisierung einer Vene wird üblicherweise in Seldinger-Technik (s. Kap. 1.2.1) mit Hilfe eines Führungsdrahts durchgeführt. Als Zugang zum Venensystem eignet sich jede punktierbare Vene, die eine ausreichende Lumenweite zur atraumatischen Einführung des Katheters bietet. Gewöhnlich wird eine V. femoralis an der Leiste punktiert, um Eintritt in die Venen der unteren Körperhälfte und in das zentrale Venensystem zu gewinnen, während der Zugang über eine Vene der oberen Extremität als Alternative v. a. bei Fragestellungen im Bereich der oberen Hohlvene und der rechten Herzhälfte sich anbietet.

Die transossäre und die transparenchymatöse Phlebographie wurden früher eingesetzt, wenn kein direkter Zugang zum venösen System bestand. Beide Techniken sind schmerzhaft und von einer Infektionsmöglichkeit begleitet, man verzichtet deshalb weitgehend auf sie.

8.1 Phlebographie der oberen Extremitäten
P. PRAGER

Pathologische Venenveränderungen kommen seltener in den oberen als in den unteren Extremitäten vor. Die Phlebographie der oberen Extremitäten wird deshalb vergleichsweise selten durchgeführt. Im Mittelpunkt des Interesses stehen meistens die Venen der Schulter- und Achselhöhlenregionen. Darüber hinaus wird die Methode der Oberarmphlebographie auch zur Darstellung der oberen Hohlvene (obere Kavographie) herangezogen.

8.1.1 Indikationen

- Zur Lokalisation und Ausdehnungsbestimmung einer tiefen Armvenenthrombose
- zur differentialdiagnostischen Abklärung unklarer Schwellungszustände eines Arms
- zur Kontrolle vor und nach operativen Eingriffen oder Lysetherapie
- zur präoperativen Abklärung bei Raumforderungen im Bereich der Achselhöhle, Schulterregion und Mediastinum
- bei oberer Einflußstauung (obere Kavographie)
- bei der Suche nach Emboliequellen bei pulmonalem thromboembolischem Syndrom.

8.1.2 Untersuchungstechnik

Das KM zur Darstellung der Oberarmvenen wird in der Regel in Stromrichtung über eine Kanüle injiziert, die distal vom erwarteten Befund eingeführt wurde. Prinzipiell ist jede oberflächliche Vene als Punktionsort geeignet. Die Punktion erfolgt mit einer weitlumigen Nadel, z. B. mit Butterflykanüle oder mit einem Abbocath. Die Verwendung eines Verbindungsschlauchs erleichtert das Hantieren. Injiziert werden 20–30 ml KM manuell in Bolusform oder mittels eines Injektors mit 5–7 ml/s. Die Injektion bei liegender Staubinde am distalen Oberarm ermöglicht die Kontrastierung sowohl der V. basilica als auch der V. cephalica unabhängig von der medialen oder lateralen Lage der Venenpunktion. Damit ist gleichzeitig gewährleistet, daß beide Vv. brachiales dargestellt werden. Wird hingegen ohne Staubinde injiziert, muß u. U. eine unvollständige Füllung der Oberarmvenen, besonders bei Injektion im Zustrom der V. cephalica, in Kauf genommen werden.

Die Untersuchung wird in der Regel im Liegen mit einem konventionellen Durchleuchtungsgerät durchgeführt. Der Patient wird dabei mit leicht abgespreiztem oder angehobenem Arm, der in Längsrichtung zum Gerät positioniert wird, gelagert. Der Einstrom des KM wird mit Durchleuchtung überwacht, um Zielaufnahmen bei optimaler Füllung anfertigen zu können. Das Format der Aufnahmen richtet sich nach der jeweiligen Anatomie: Bei Aufnahmen des Arms wird häufig ein 35 × 35 cm großer Film in Längsrichtung dreifach unterteilt. Für die Darstellung der Schulterregion wird meistens das Format 24 × 30 cm in Quereinstellung verwendet. Die Einblendung auf die interessierende Region ist bei Gebrauch einer Belichtungsautomatik wichtig.

Bei der Darstellung der Schultervenen ist die Anlegung eines Staus am Oberarm nicht notwendig. Die Darstellung der V. subclavia, besonders bei simultaner beidseitiger Untersuchung, wird ebenso wie die obere Kavographie häufig mit einem Angiographiefilmwechsler im Format 35 × 35 cm vorgenommen. Zweckmäßigerweise werden hierbei beidseits 20–30 ml KM mit 8–10 ml Flow über weitlumige Kanülen in die Vv. basilicae injiziert. Serienaufnahmen in Atemstillstand mit Zentrierung auf das Mediastinum werden nach 0,5 s ausgelöst. Bei einer Frequenz von 1 Bild/s genügen meistens sechs Aufnahmen, um den KM-Einstrom über die Vv. brachiocephalicae in die obere Hohlvene und in den rechten Vorhof zu erfassen. Das KM kann durch Handinjektion oder mit automatischem Injektor appliziert werden. Der Gebrauch eines Y-förmigen Adapters ermöglicht eine simultane KM-Injektion in beide Arme.

8.1.3 Normale Röntgenanatomie der Venen

Die Venen der Hand entleeren sich überwiegend über das Rete venosum dorsale manus am Handrücken. Aus diesem Venennetz entsteht am Unterarm die V. cephalica, die auf die Beugeseite zieht und radial proximalwärts läuft. Die V. basilica nimmt das Blut der ulnaren Seite des Unterarms auf und gelangt etwa im mittleren Drittel desselben auf die Beugeseite. In der Ellenbeuge nimmt sie die V. mediana cubiti auf und verläuft dann in der medialen Bizepsfurche zum Oberarm. Als stärkste oberflächliche Vene des Unterarms läuft sie direkt in die Tiefe und setzt sich als eine der beiden Vv. brachiales nach proximal fort. Die V. cephalica steigt in der lateralen Bizepsfurche nach proximal und tritt ventral der Achselhöhle in die Tiefe, um in die V. axillaris einzumünden. Diese entsteht in der Achselhöhle (Abb. 56) aus der Vereinigung der vielfach untereinander kommunizierenden Vv. brachiales und setzt sich dorsal der Klavikula als V. subclavia nach medial fort. Im Venenwinkel vereinigt sich diese mit der V. jugularis interna und bildet beidseits die V. brachiocephalica. Aus ihrer Vereinigung im oberen Mediastinum lateral und kranial vom Aortenbogen entsteht die V. cava superior.

Zahlreiche *Varianten* der geschilderten Anatomie können angetroffen werden. So kann die V. axillaris, ebenso wie die V. subclavia, gelegentlich gedoppelt vorkommen.

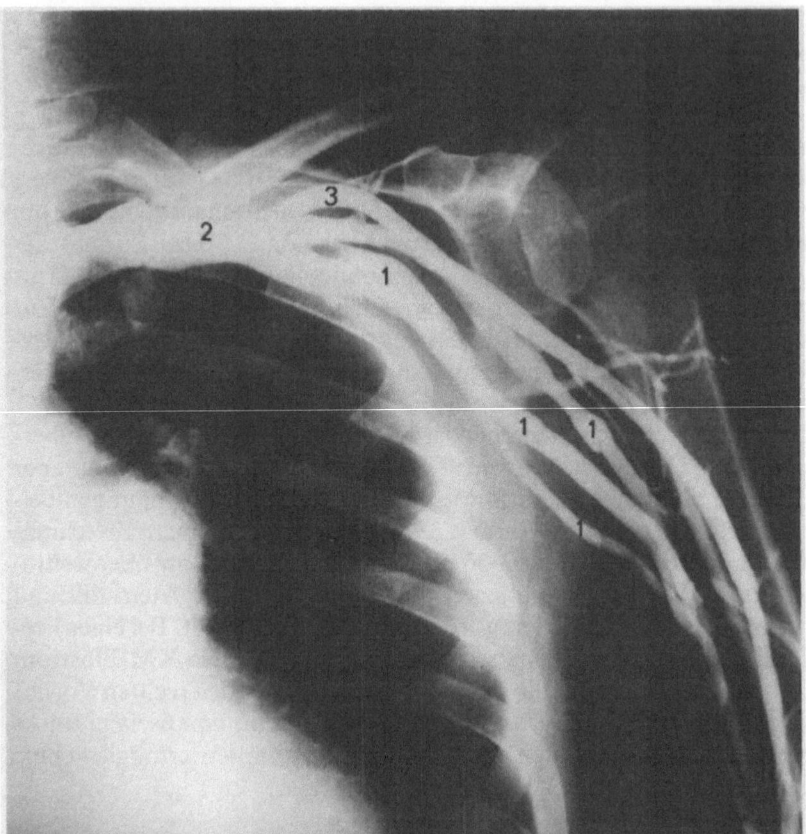

Abb. 56. Darstellung der V. brachialis, V. axillaris und der V. subclavia nach KM-Injektion in eine Ellenbeugenvene. Gedoppelte V. axillaris, sonst normale anatomische Verhältnisse. *1* Vv. axillares, *2* V. subclavia, *3* V. cephalica

8.1.4 Pathologische Röntgenanatomie der Venen

Verdrängungen und *Stenosierungen* durch Kompression von außen werden an den Venen durch raumfordernde Prozesse in ihrer Umgebung, aber auch durch narbige Schrumpfung (z. B. nach Strahlentherapie oder nach Verletzungen) beobachtet. *Ektasien* und *variköse Schlängelung* findet man im Bereich der oberen Extremitäten selten, vorwiegend bei angeborenen Anomalien, z. B. bei kavernösen *Hämangiomen,* aber auch bei *arteriovenösen Fisteln* und bei Kollateralkreislauf nach tiefen Venenthrombosen. Oberflächliche Thrombophlebitiden, die zu einem Verschluß von Hautvenen führen, sind hingegen häufig, bedürfen jedoch in der Regel nicht der Phlebographie.

Charakteristisch für die *Thrombose* der tiefen Venen sind der Füllungsabbruch, das „Kuppelzeichen", das „Konturzeichen" bzw. „Randstrom"- oder „Schienenphänomen", d.h. der Nachweis des umspülten Thrombus sowie das „Radiergummiphänomen", d. h. der Ausfall bzw. die fehlende Darstellung der er-

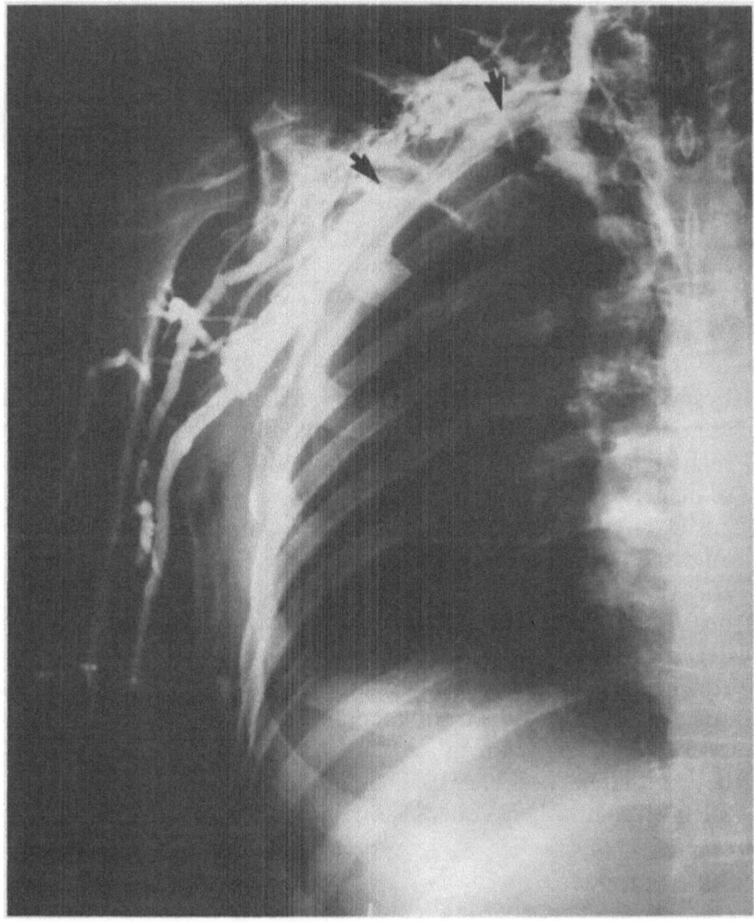

Abb. 57. Thrombotischer Verschluß der rechten V. subclavia (*Pfeile*). Bereits deutlicher Kollateralkreislauf

krankten Venen. Akute und chronische Thrombosen treten an den oberen Extremitäten v. a. im Bereich der Vv. axillares (Paget-Schrötter-Syndrom) und Vv. subclaviae auf (Abb. 57). Bei akuter Thrombose zeigen die Aussparungen scharfe Konturen. Beim postthrombotischen Syndrom erkennt man, neben dem Füllungsausfall, deformierte Klappen sowie unregelmäßige Füllungsdefekte und Gefäßkonturen. Der Kollateralkreislauf ist bei akuter Thrombose spärlich, bei chronischer kräftiger ausgebildet. Bei partieller Rekanalisierung erscheinen die betroffenen Gefäße unregelmäßig, das Lumen weist vereinzelt wandständige Aussparungen auf, während die Kontrastierung von Kollateralvenen, die meist varikös verändert sind, persistiert.

8.2 Phlebographie der unteren Extremitäten
P. PRAGER

Erkrankungen der Venen sind an den unteren Extremitäten häufig. Eine Phlebographie ist vielleicht zur diagnostischen Abklärung erforderlich. Mit dieser Untersuchung erzielt man eine Darstellung aller Venen des Beins einschließlich der Abflüsse zum Becken mit einer Aussage über die Funktion der Klappen und über den Zustand des venösen Abstroms.

8.2.1 Indikationen

– Feststellung der Lokalisation und Ausdehnung einer Phlebothrombose
– vor der Behandlung von Varizen, um hämodynamisch und anatomisch die Ursache der Varizen zu definieren und um Verschlüsse der tiefen Venen auszuschließen
– zur Darstellung der Venenanatomie vor anderen chirurgischen Interventionen an den Venen der unteren Extremitäten
– zur Abklärung der Ätiologie eines Ulcus cruris
– bei Verdacht auf Kompression oder Verdrängung durch paravenöse Raumforderungen
– zur Kontrolle operativer Maßnahmen oder einer Lysebehandlung
– zur Lokalisation einer möglichen Emboliequelle beim pulmonalen thromboembolischen Syndrom
– bei der diagnostischen Abklärung unklarer Beinschwellungen
– nach traumatischen Venenläsionen.

8.2.2 Untersuchungstechnik

Zahlreiche technische Varianten sind beschrieben worden, um eine optimale Kontrastierung sämtlicher Beinvenen bei der Phlebographie zu erzielen. Am häufigsten angewendet wird die orthostatische aszendierende Phlebographie. Weniger gebräuchlich ist die retrograde Preßphlebographie, während die transossäre Phlebographie heute weitgehend verlassen ist.

Die orthostatische aszendierende Phlebographie kann entweder durchleuchtungsgezielt oder ohne Durchleuchtung am Röntgenstativ durchgeführt werden. Die durchleuchtungsgezielte Untersuchung gestattet die Anfertigung der Aufnahmen zum optimalen Füllungszeitpunkt in der günstigsten Projektion und vermittelt dynamische Informationen über den KM-Durchstrom. Vorteil der Untersuchung am Stativ ist die günstigere Abbildungsgeometrie sowie die Tatsache, daß beliebige Kassettenformate benutzt werden können. Moderne Durchleuchtungsgeräte mit Übertischröhre stehen dem Stativ allerdings in diesen Punkten kaum nach.

Unabhängig von der verwendeten Untersuchungsvariante sollte die Venendarstellung in aufrechter oder leicht schräger (45°–60°) Stellung des Patienten stattfinden, um eine gleichmäßige lokale Durchmischung des KM mit dem Venenblut zu ermöglichen. Um die Betätigung der Muskelpumpe zu vermeiden, soll nur das kontralaterale Bein, welches auf einen Block gestellt wird, mit dem Patientengewicht belastet sein, während das untersuchte Bein frei schwebt.

Eine 23-Butterflykanüle oder eine andere kurzgeschliffene Nadel wird zur Venenpunktion am Fußrücken verwendet. Die Lokalisation einer zur Punktion geeigneten Vene wird durch ein vorheriges warmes Fußbad erleichtert. Nach Anlegung einer Staubinde oberhalb des Knöchels wird möglichst distal in zentraler Richtung punktiert. Die V. mediana dorsalis an der Großzehe eignet sich gut als Injektionsort, da sie im subkutanen Fettgewebe gut fixiert ist und in der Regel eine ausreichende Lumenweite besitzt. Von dort aus verteilt sich das KM gleichmäßig über alle Fußvenen, womit die Füllung aller tiefen Venen des Unterschenkels auf direktem Wege gewährleistet wird. Wenn näher zum Knöchel punktiert werden muß, sollte dies nach Möglichkeit in peripherer Richtung geschehen, um diese gleichmäßige KM-Verteilung im Fuß zu fördern.

Besonders bei ausgeprägter Varikositas empfiehlt es sich, das KM bei straff angezogener Staubinde zu injizieren, um eine präferentielle Füllung der tiefen Venen zu erreichen. Die Handhabung der Injektion, bei der etwa i. allg. 50–60 ml appliziert werden, wird durch den Gebrauch eines Verbindungsschlauches erleichtert. Die Verwendung nichtionischer KM oder die Verdünnung ionischer KM auf etwa 45%ige Konzentration ist zu empfehlen, um Venenreizungen vorzubeugen. Während der Injektion sollte einerseits die Punktionsstelle beobachtet werden, um Paravasate zu vermeiden, andererseits wird der KM-Einstrom in die darzustellenden Venen durch periodische Durchleuchtung verfolgt. Nach ausreichender Kontrastierung der Unterschenkelvenen und der V. poplitea werden Aufnahmen des Unterschenkels p.-a. leicht innenrotiert sowie seitlich, meistens mit dem Format 35×35 cm mit Dreierunterteilung, angefertigt. Der Gebrauch eines strahlenabsorbierenden Maßstabs empfiehlt sich zur Markierung der Perforansvenen vor einer chirurgischen Behandlung. Ebenfalls a.-p. und seitlich wird die Füllung im Kniebereich, die des Oberschenkels einschließlich Leiste in p. a.-Projektion dokumentiert. Der Patient wird dann aufgefordert, die Bauchpresse zu betätigen, um den Funktionszustand der Mündungsklappe der V. saphena magna zu überprüfen. Abschließend komprimiert der Patient die Leiste, während der Tisch in horizontale Lage gebracht wird. Nach Lösung der Leistenkompression und des Knöchelstaus und unterstützt durch Anhebung des Beins, strömt KM kräftig in die V. iliaca, deren Füllung durch eine weitere Aufnahme dargestellt wird.

Aufnahmen am Stativ (ohne Durchleuchtung) werden nach Injektion größerer KM-Volumina (120–150 ml) angefertigt. Bei normalen Strömungsverhältnissen kann dabei das gesamte Beinvenensystem simultan dargestellt werden. Bei gestörtem Abfluß allerdings muß eine mangelhafte Füllung häufig in Kauf genommen werden.

Im Anschluß an die KM-Injektion sollten 50–100 ml physiologische NaCl über die gleiche Kanüle appliziert werden, um das KM so weit wie möglich aus den Venen herauszuspülen. Damit kann die Venenwandreizung reduziert werden. Die Kanüle wird entfernt, wenn die Untersuchung von befriedigender Qualität und diagnostisch aussagekräftig ist. Nach lokaler Kompression wird schließlich ein Druckverband angelegt. Gummistrümpfe oder elastische Verbände komprimieren die oberflächlichen Venen und helfen Stasen und Thrombophlebitiden zu vermeiden. Der Patient sollte deshalb auch längeres Stehen im Anschluß an die Untersuchung meiden.

8.2.3 Normale Röntgenanatomie der Venen

Verlauf, Anzahl und Mündung der Venen sind sehr variabel. Man unterscheidet *oberflächliche* oder Hautvenen, *tiefe Venen* und *Vv. perforantes* oder communicantes. Die tiefen Venen im Unterschenkel (Abb. 58a) haben drei Hauptstämme, die paarig angelegt sind. Die *Vv. tibiales posteriores* liegen am Knöchel medial und dorsal und verlaufen dann dorsal der Tibia bis zur Wadenregion. Die *Vv. fibulares* oder peroneae entstehen im lateralen Gebiet des Knöchels und verlaufen dann nach kranial und medial. In Höhe der Wade ziehen sie dorsal der Tibia und vereinigen sich einige Zentimeter unterhalb des Tibiakopfs mit den Vv. tibiales posteriores. Die *Vv. tibiales anteriores,* die sich sehr leicht durch Betätigung der Muskelpumpe entleeren, liegen verhältnismäßig oberflächlich. Sie entstehen am

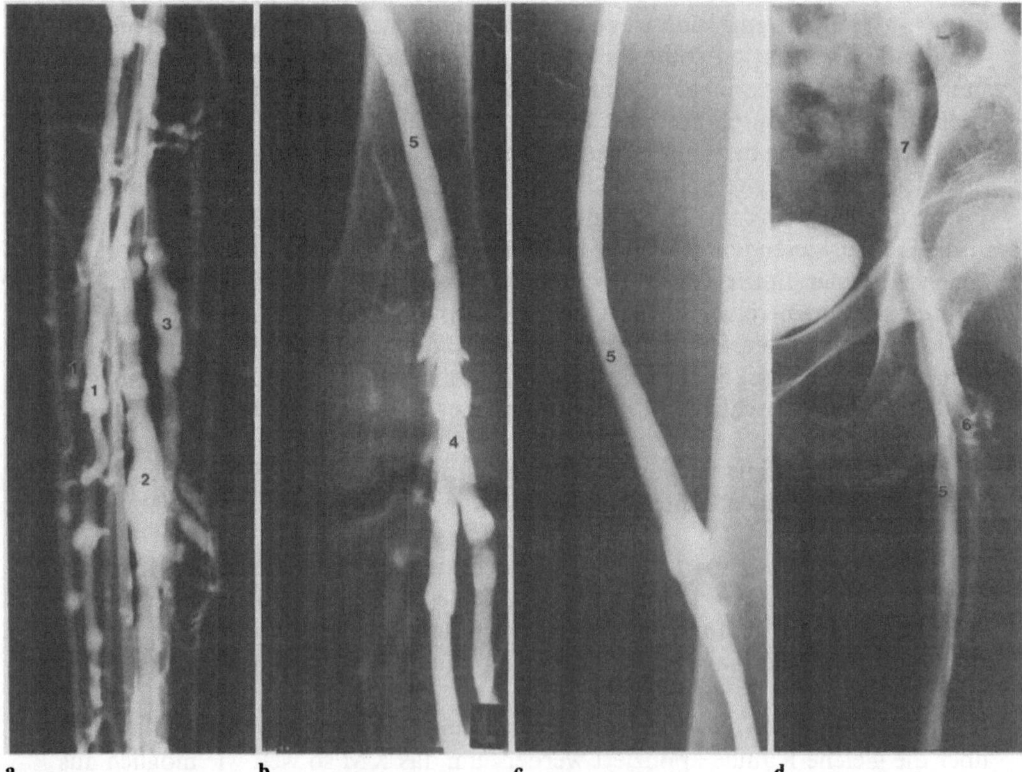

Abb. 58a–d. Aszendierende Phlebographie linkes Bein. **a** Unterschenkel p.a., **b** Knieregion p. a., **c** Oberschenkel p. a., **d** Leistenregion p. a. *1* Vv. tibiales posteriores, *2* ektatische V. fibularis, *3* V. tibialis anterior, *4* V. poplitea, *5* V. femoralis superficialis, *6* V. profunda femoris, *7* V. iliaca externa

Fußrücken, liegen am Knöchel ventral und lateral und verlaufen dann ventral der Membrana interossea nach kranial. In Höhe der Wade treten sie durch die Membrana interossea durch und vereinigen sich mit dem gemeinsamen Stamm der Vv. tibiales posteriores et peroneae. Aus dieser Vereinigung entsteht die *V. poplitea* (Abb. 58 b), aus der proximal vom Knie die *V. femoralis superficialis* wird. Diese ist bei etwa 16% der Fälle dupliziert. Sie verläuft am Oberschenkel nach kranial und medial (Abb. 58 c), nimmt die lateral und dorsal verlaufende *V. femoralis profunda* auf und setzt sich nach Durchtritt durch das Leistenband als *V. iliaca externa* nach kranial fort (Abb. 58 c, d).

Die *Muskelvenen* der Wadenregion sind Bestandteil des tiefen Venensystems und eine häufige Quelle thromboembolischer Veränderungen. Diese Venen füllen sich primär durch Verbindungen mit dem oberflächlichen Venensystem und sind in drei Gruppen unterteilt: Die *Soleusvenen*, lateral gelegen, und die *Gastroknemiusvenen*, die in zwei Gruppen medial vom Knie und proximalen Unterschenkel verlaufen.

Die *V. saphena magna* ist die kaliberstärkste und wichtigste oberflächliche Vene. Sie entsteht ventral vom Malleolus tibialis am Fußrücken und verläuft dann medial am Unterschenkel, medial und dorsal am Knie und medial am Oberschenkel, bis sie im Hiatus saphenus (Fossa ovalis) unterhalb des Leistenbands in die V. femoralis einmündet. Die *V. saphena parva* zieht dorsal des äußeren Knöchels zur Außenseite des Unterschenkels. Im mittleren oder proximalen Drittel desselben durchtritt sie die Faszie und mündet im Kniebereich in die V. poplitea. Zwischen der V. saphena magna und parva bestehen vielfache Anastomosen.

Oberflächliche und tiefe Venen sind miteinander in mehreren Etagen verbunden. Die *Vv. perforantes* führen Blut aus den Hautvenen entweder in die Muskelvenen oder direkt in die tiefen Venenstämme. Die Verbindungsvenen oberhalb vom Knöchel sind die *Cockett-Venen,* diejenigen medial von der Wade die *Boyd-Venen* und jene oberhalb vom Knie die *Dodd-Venen.*

Die meisten Venen der unteren Extremitäten besitzen Klappen, die intrafaszialen häufiger als die extrafaszial gelegenen. Die Anzahl der Klappen, die jeweils unterhalb der Einmündung von Seitenvenen sich befinden, nimmt von distal nach proximal ab. Normalfunktionierende Klappen verhindern den Rückstrom des KM von der Tiefe in die Hautvenen. Die Perforansvenen sind bei Gesunden deshalb nicht oder nur kurzstreckig bis zur ersten oder zweiten Klappe kontrastiert. Die Muskelvenen, besonders die der Gastroknemiusgruppe, sind bei Injektion mit liegender Staubinde und intakten Perforansvenen häufig schlecht kontrastiert. Für ihre Beurteilung muß deshalb die Kompression gelöst und die Muskulatur der Wade betätigt werden, gegebenenfalls nach Wiederholung der KM-Injektion. Die V. tibialis anterior wiederum ist vielfach durch Anspannung der Muskulatur entleert.

8.2.4 Pathologische Röntgenanatomie der Venen

Die wichtigsten Affektionen, die die Anatomie der Venen an den unteren Extremitäten verändern, sind die Thrombose und die Varizen. Die *Thrombose* (Abb. 59) verursacht einen Füllungsdefekt, der in allen Projektionen (mindestens

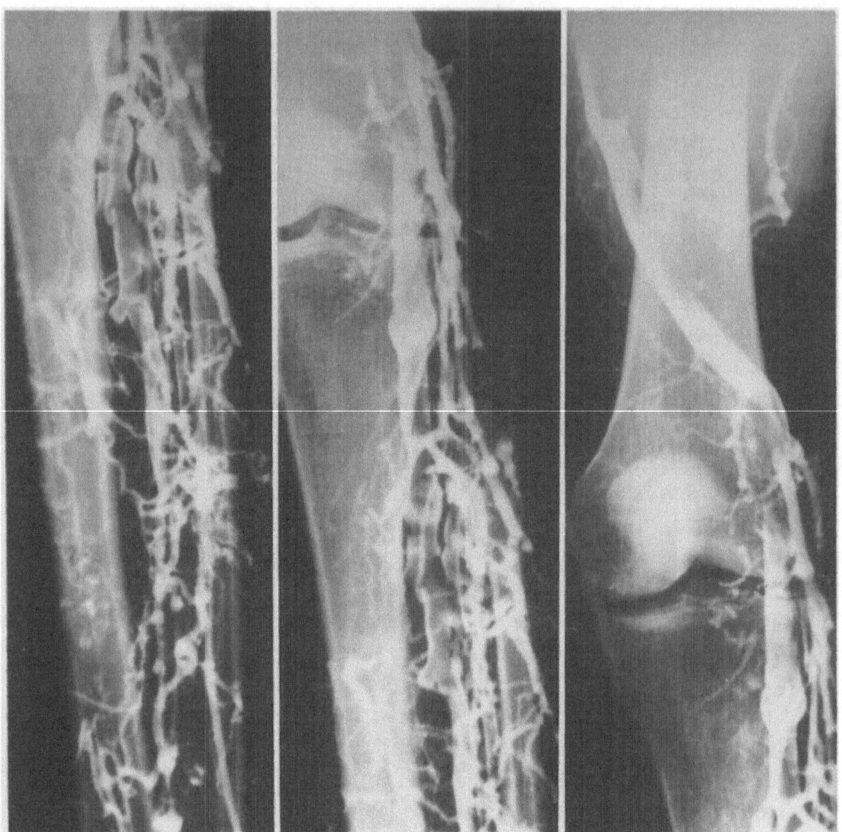

Abb. 59. Tiefe Venenthrombose im Bereich des Unterschenkels mit den typischen röntgenologischen Veränderungen

zwei Ebenen) konstant abgrenzbar ist. Ein schmaler KM-Saum zwischen der intraluminalen Aussparung durch den Thrombus und der Gefäßwand verursacht das „Konturzeichen", „Randstromzeichen" oder „Schienenphänomen". Ein plötzlicher Abbruch der KM-Säule oder die fehlende Kontrastierung eines Venenstamms („Radiergummiphänomen") sind bei sonst befriedigender Untersuchungsqualität Zeichen eines Strömungshindernisses, welches jedoch auch durch ältere Thrombosen bedingt sein kann.

Varizen (Abb. 60), die primär durch Klappeninsuffizienz der tiefen Venen oder sekundär beim postthrombotischen Syndrom nach tiefen Venenthrombosen oder bei Gefäßmißbildungen entstehen können, stellen sich als geschlängelte, dilatierte und elongierte Venen dar. Unter Durchleuchtung läßt sich ein krankhafter zentrifugaler KM-Fluß in die oberflächlichen Venen verfolgen. Die Stammvarikose der V. saphena magna oder parva entsteht durch eine Mündungsklappeninsuffizienz, die einen retrograden KM-Einstrom gestattet und dadurch zu einer Dilatation zunächst der Veneneinmündung, später auch der distaleren Abschnitte der gesamten Vene einschließlich ihrer Seitenäste führt. Die Vene wird dann zu-

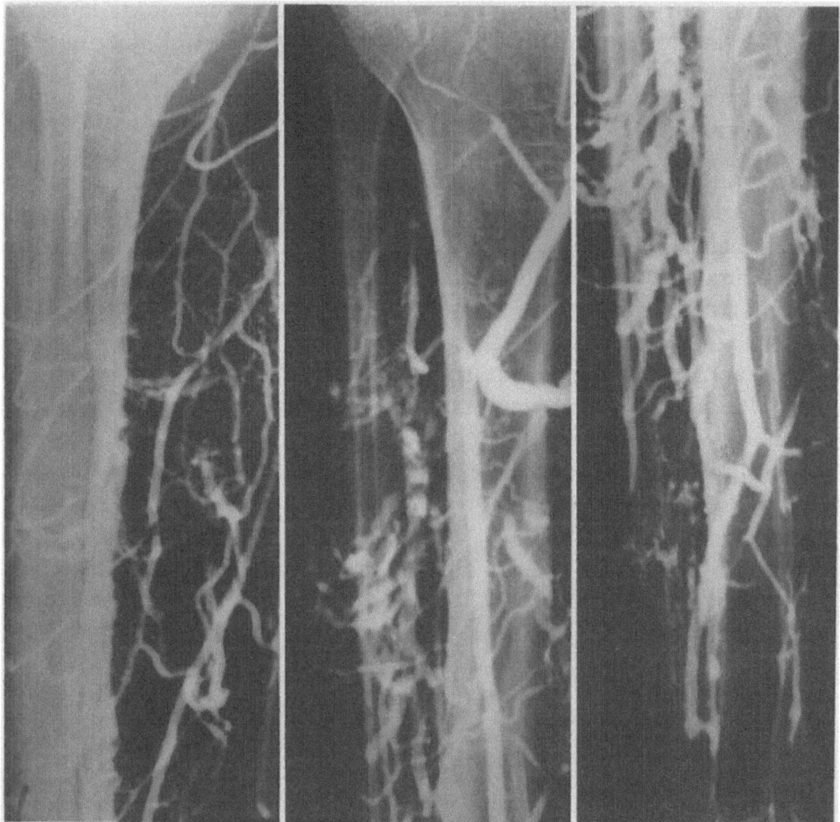

Abb. 60. Varizen bei postthrombotischem Syndrom. Die zerstörten Klappen der tiefen Venen erlauben einen KM-Rückstrom in die Vv. perforantes, die selbst ebenfalls insuffizient, geschlängelt und elongiert sind. Pathologischer KM-Übertritt in die varikös veränderten oberflächlichen Venen

nehmend geschlängelt und varikös. Der Befund ist am einfachsten bei der Untersuchung im Stehen (Aufrichten des Untersuchungstischs) und Pressen zu überprüfen. Die Perforansvarikosis wird durch Insuffizienz dieser Klappengruppe bzw. durch zu große Belastung bei Insuffizienz der tiefen Venenklappen verursacht. Die Perforansvenen füllen sich retrograd in voller Länge und gestatten einen KM-Übertritt in die oberflächlichen Stämme. Diese Venen verändern sich schließlich mit Dilatation und Elongation.

8.3 Beckenphlebographie, Kavographie
P. Prager

Die Phlebographie der Beckenvenen und der unteren Hohlvene ist eine der wichtigsten Untersuchungsverfahren, um retroperitoneale venöse Abflußstörungen abzuklären. Mit der Beckenphlebographie kann die retrograde Preßphlebographie des Beins zur Beurteilung der Oberschenkelvenen kombiniert werden.

8.3.1 Indikationen

- Abklärung einer unteren Abflußstauung (Thrombose, Tumorkompression)
- Suche bzw. Ausschluß einer Emboliequelle beim pulmonalen thromboembolischen Syndrom
- Abklärung einer retrograden Blutung z. B. nach Trauma
- Diagnostik entzündlicher retroperitonealer Prozesse (z. B. retroperitoneale Fibrose)
- topographische Abklärung retroperitonealer Raumforderungen
- Ausschluß einer Kavabeteiligung bei Affektionen ihrer Seitenäste (z. B. bei Nierenvenenthrombose)
- in Kombination mit der retrograden Preßphlebographie zur Beurteilung der Oberschenkelvenen und ihrer Klappen.

8.3.2 Untersuchungstechnik

Die Beckenphlebographie kann, abhängig von der Fragestellung, einseitig oder simultan doppelseitig durchgeführt werden. In Rückenlage des Patienten wird, meistens auf dem Angiographietisch mit Filmwechsler 35 × 35 cm, die V. femoralis in Lokalanästhesie medial des tastbaren Pulses der A. femoralis am Leistenband punktiert (s. Kap. 1). Die Punktionsnadel kann zur KM-Injektion oder zur Einführung eines Angiographiekatheters in Seldinger-Technik verwendet werden. Es können F-5- oder F-6-, gerade oder Pigtailkatheter benutzt werden. Dieser sollte mehrere Seitenlöcher haben und unter Durchleuchtung in die V. iliaca externa eingeführt werden. Diese Katheterisierungsmethode dient auch zur Sondierung der Zuflüsse der V. cava, wie z. B. der Vv. renales, suprarenales, hepaticae, der Azygosvene etc.

Nach Überprüfung der korrekten Nadel- bzw. Katheterlage wird das KM entweder manuell oder (einfacher) maschinell injiziert. Bei einseitiger Injektion werden 30–40 ml mit 8–10 ml/s appliziert. Bei beidseitiger Injektion werden zweckmäßigerweise ein Verbindungsschlauch mit Y-förmigem Adapter zur simultanen Darstellung beider Seiten und 50–60 ml KM mit 8–10 ml/s injiziert. Die Exposition der Aufnahmen, die auf die interessierende Region zentriert wurde, beginnt, nachdem etwa die Hälfte des KM eingespritzt worden ist.

Für die Darstellung der Beckenvenen werden drei bis vier Aufnahmen, auf Beckenmitte zentriert, mit 1 Bild/s belichtet. Bei Kombination der Beckenphlebographie mit der unteren Kavographie oder mit einer retrograden Preßphlebographie der Beine muß entweder eine automatische Tischverschiebung mit einem Schritt nach zwei bis drei Aufnahmen Richtung V. cava superior bzw. Oberschenkel verwendet werden, oder es muß eine zweite KM-Injektion nach entsprechender Zentrierung der Röntgenröhre erfolgen.

Bei der *retrograden Preßphlebographie* sollten die zwei und drei Aufnahmen des Beckens sowie die nachfolgenden Aufnahmen des Oberschenkels (und ggf.

des Knies) unter Valsalva-Preßbedingungen stattfinden. Die Betätigung der Bauchpresse wird auch bei der kombinierten Beckenphlebographie – untere Kavographie empfohlen, da sich hierdurch die Entleerungsgeschwindigkeit verlangsamt. Die V. cava kann dabei eine vorübergehende Kaliberreduktion erfahren, durch Strömungsumkehr kann auch eine retrograde Füllung der Seitenäste der V. cava eintreten. Für die Kavographie wird eine Aufnahmeserie auf die V. cava zentriert, vier bis fünf Aufnahmen werden mit 1 Bild/s belichtet.

Die Darstellung der Vv. iliacae internae erfordert in der Regel die selektive Katheterisierung derselben. Die Katheterform muß dem spitzwinkligen Eintritt der V. iliaca interna in die V. iliaca communis angepaßt sein. Benutzt werden meistens F-6-Katheter mit spitzwinklig deflektierter Spitze und ein bis zwei Seitenlöchern nah der Öffnung. Häufig ist es notwendig, die Originalform des Katheters in der Cava durch Einhaken in eine Nierenvene oder Lebervene wiederherzustellen. Der Katheter muß danach durch drehende Bewegungen und Herunterziehen mit der Originalform in das Ostium der V. iliaca interna unter Vermeidung anderer Seitenäste gebracht werden. Nach Kontrastierung dieser kann der Katheter u. U. über die Iliakagabel auf die Gegenseite und von hier aus in die kontralaterale V. iliaca interna geführt werden. Die simultane Darstellung beider Vv. iliacae dagegen erfordert die Punktion beider Vv. femorales, hat jedoch den Vorteil, daß nur eine Aufnahmeserie (Strahlenschutz!) erforderlich ist. Für die Darstellung verwendet man 25 ml/Seite, die unter Valsalva-Preßbedingungen mit 7 ml/s injiziert werden. Vier bis fünf Aufnahmen im Abstand von 1 Bild/s werden zur Dokumentation belichtet.

8.3.3 Normale Röntgenanatomie der Beckenvenen und der V. cava

Die V. cava inferior ist die größte Vene des Körpers. Sie entsteht dorsal der rechten A. iliaca communis, etwa in Höhe von LWK 5, aus der Vereinigung der beiden Vv. iliacae communes (Abb. 61). Sie zieht ventral von der Wirbelsäule, unmittelbar rechts paramedian im Retroperitoneum nach kranial, durchtritt das Zwerchfell und mündet schließlich in den rechten Vorhof ein. Sie dient dem Abtransport des venösen Bluts aus dem Abdomen und den unteren Extremitäten. Ihre wichtigsten Zuflüsse sind, außer den Vv. iliacae communes, die Vv. lumbales, die rechte V. spermatica oder ovarica, die Vv. renales, die rechte V. suprarenalis, die Vv. phrenicae und hepaticae. Die Vv. iliacae communes entstehen aus der Vereinigung der V. iliaca interna mit der V. iliaca externa. Die V. iliaca interna wird aus der Vereinigung parietaler Venen aus dem Becken mit solchen gebildet, die aus den Beckeneingeweiden stammen. Über die Vv. sacrales laterales, die in Verbindungen zu der V. sacralis media stehen, besteht ebenso wie über die Eingeweidevenen eine Kommunikation mit den Venen der Beckengegenseite. Außerdem bestehen Verbindungen zur V. rectalis superior und damit zum Pfortaderkreislauf. Die Vereinigung der V. iliaca interna mit der externa, die als Fortsetzung der V. femoralis am Leistenband entsteht, befindet sich etwa in Höhe von S. 1. Die Vv. lumbales ascendentes münden beidseits in die V. iliaca communis und stellen eine Verbindung zwischen dem Kavakreislauf und dem lumbovertebralen Plexus her, der selbst Anschluß an die obere Hohlvene über die V. azygos und hemiazygos bekommt.

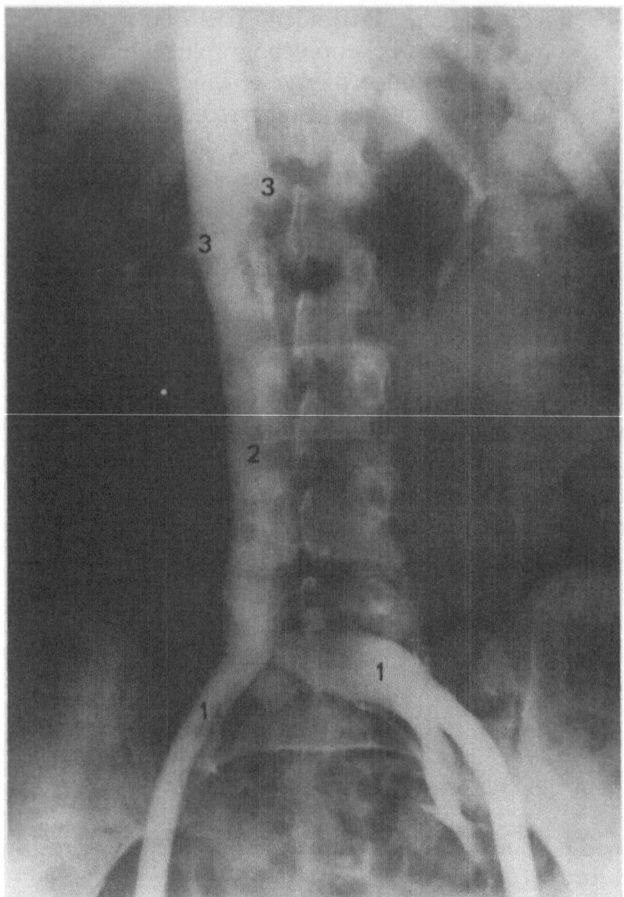

Abb. 61. Normale Kavographie. KM-Injektion in die V. iliaca externa beidseits. *1* V. iliaca communis, *2* V. cava inferior, *3* Einmündung der Nierenvenen mit Einstromphänomen

Zahlreiche seltene Anomalien und Varianten der V. cava sind beschrieben worden. Die Sinistroposition, die Doppelung, die partielle segmentale Agenesie und die ventral vom rechten Ureter verlaufende V. cava gehören zu den relevantesten.

8.3.4 Pathologische Röntgenanatomie der Beckenvenen und der V. cava inferior

Die seltenen kongenitalen Anomalien mit Beteiligung der V. cava geben sich durch Änderungen in der Lage und im Verlauf derselben zu erkennen. Verlagerung oder Abknickung, lokale Verengung, Konturunregelmäßigkeiten, Randunschärfen, inhomogene Kontrastierung und partielle Thrombosierung werden durch retroperitoneale Raumforderungen mit Beteiligung der Vv. iliacae und/ oder V. cava hervorgerufen (Abb. 62). Eine diffuse langstreckige Engstellung findet sich bei retroperitonealer Fibrose sowie bei diffuser entzündlicher oder neoplastischer Beteiligung des Retroperitoneums. Intraluminale Thrombenbildung,

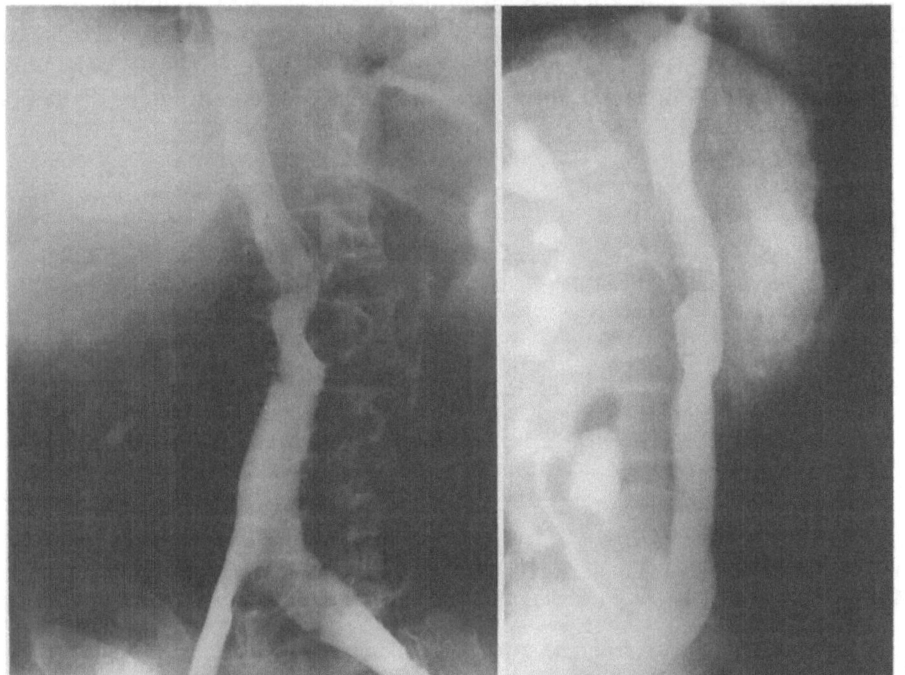

Abb. 62 a, b. Impressionen am Hauptstamm der V. cava durch Lymphknotenmetastasen.
a a.-p.-Projektion, **b** Seitenprojektion

die dieselben Erscheinungen verursacht wie an anderen Venen des Körpers, findet
sich meistens entweder durch Ausdehnung einer Thrombose von den Zuflußve-
nen (V. femoralis, Beckenvenen, Nierenvenen, Lebervenen) oder sekundär durch
Kompression und Stase bei paravenöser Raumforderung (Lymphomen, Tumoren etc.). Primäre Tumoren der V. cava (Leiomyome, Leiomyosarkome) sind eine
ungewöhnliche Ursache von intraluminalen Aussparungen. Einstromphänomene
(durch Zufluß von kontrastfreiem Blut aus Seitenvenen) verursachen an den Bek-
kenvenen wie an der Kava Füllungsdefekte, die nicht mit Thromben verwechselt
werden sollten. Die Kreuzung der rechten A. renalis dorsal von der V. cava und
der rechten A. iliaca communis über die linke V. iliaca communis kann eine „Pe-
lottierung" verursachen, die nicht als Thrombose oder als paravasale Raumforderung gedeutet werden darf.

Hämodynamisch signifikante Strömungshindernisse führen über eine Strömungsumkehr zu einem Rückstrom in Seitenvenen, die vor dem Hindernis liegen,
die damit als Kollateralkreislauf dienen. Hindernisse im Bereich des Beckens werden meistens über Kollateralen zur Gegenseite sowie über Bauchdeckenvenen
umgangen. Hindernisse im Bereich der V. cava führen häufig zur Erweiterung der
lumbovertebralen Venen.

Bei der normalen retrograden Preßphlebographie füllen sich, neben Beckenvenen, die Vv. femorales und die Vv. saphenae magnae, soweit die Klappen dies
zulassen. Dies kann bis zur zweiten oder dritten Klappe der Fall sein. Bei inkom-

petenten oder zerstörten Klappen reicht die retrograde KM-Füllung weit in die
Peripherie, die Gefäße stellen sich elongiert, geschlängelt und dilatiert dar, die
Veränderungen können sich bis zu den Unterschenkeln erstrecken. Verschlüsse
im Bereich der Beckenvenen führen ihrerseits zur Kontrastierung der Kollateralvenen.

Literatur

Castrup W, Herrmann R, Müller RP, Heitsch M (1983) Die Phlebographie der oberen Extremi-
tät: Wertung verschiedener Röntgensymptome. Röntgenblätter 36:1–5
Ferris EJ (1971) The inferior Vena cava. In: Abrams HL (ed) Abrams angiography. Little, Brown
& Co, Boston, p 641
Fuchs W (1964) Vena cava inferior. In: Handbuch der medizinischen Radiologie, Bd X/3, S 371–
399. Springer, Berlin Heidelberg New York
Gullmo AL (1964) Periphere Venen. In: Handbuch der medizinischen Radiologie, Bd X/3,
S 473–590. Springer, Berlin Heidelberg New York
Hach W (1976) Phlebographie der Bein- und Beckenvenen. Byk Gulden, Pharmazeutika, Kon-
stanz
Haid-Fischer F, Haid H (1980) Venenerkrankungen. Thieme, Stuttgart New York
Lusza G (1972) Röntgenanatomie des Gefäßsystems. Johann-Ambrosius-Barth, Frankfurt
May R, Nissl R (1971) Die Phlebographie der unteren Extremität. Thieme, Stuttgart New
York
Nylander G (1971) Venography of the lower extremities. In: Abrams HL (ed) Abrams angiogra-
phy. Little, Brown & Co, Boston, p 1251
Sexauer ER, Braun H, Hümmer N (1977) Das Paget-Schrötter-Syndrom. Röntgenblätter
30:176–180
Zeitler E, Milbert L, Richter EI, Ringelmann W, Strohm Ch (1983) Spezielle Komplikationen
der Beinphlebographie. Fortschr Röntgenstr 13:670–677

8.4 Nebennierenphlebographie
M. Georgi

Vor der Einführung der Computertomographie galt die Nebennierenphlebographie als zuverlässigstes Verfahren in der Lokalisationsdiagnostik hormonaktiver
Nebennierenerkrankungen. Im Gegensatz zur Nebennierenarteriographie können hierbei Blutproben aus den Nebennierenvenen entnommen werden, die für
Hormonanalysen zur Verfügung stehen. Die heute sehr gute morphologische
Aussagekraft der Computertomographie und Fortschritte in der nuklearmedizinischen Nebennierendiagnostik haben die Indikationen zur Nebennierenphlebographie wesentlich eingeschränkt. Sie erscheint nur noch bei folgenden Fragestellungen sinnvoll:
– computertomographische Normalbefunde bei klinisch und laborchemisch eindeutigen Hinweisen auf eine Nebennierendysfunktion
– computertomographische Zufallsbefunde im Bereich der Nebennieren bei ätiologisch unklarer Hypertonie
– Suche nach multiplen Phäochromozytomen bei negativem Nebennierenmark-
  szintigramm.

8.4.1 Untersuchungstechnik

Von uns wird eine Technik der Nebennierenvenensondierung angewendet, die sich bei mehr als 300 Untersuchungen bewährt hat. Benötigt werden drei Katheter, die Abb. 63 zeigt. Nach Punktion der V. femoralis wird ein 6-F-Katheter mit vorn gebogener Spitze (Typ a) in die V. cava eingeführt, mit dem Blutproben aus der V. cava inferior und nach Passage durch den rechten Herzvorhof auch aus der V. cava superior und der V. azygos entnommen werden können. Auch die Sondierung der linken Nierenvene ist bei normaler Anatomie in Höhe L1/L2 mit diesem Katheter leicht möglich. Nach diesem Manöver wird über den Katheter ein gerader Führungsdraht bis zum Hilus der linken Niere vorgeschoben. Dieses gelingt in der Regel leicht. Beim geringsten Widerstand sollte ein J-Draht verwendet werden. Bei sehr spitzwinklig von kaudal einmündender Nierenvene muß nach dem in Kap. 1.2.1 beschriebenen Verfahren die Katheterspitze so umgeformt werden, daß sie länger ist und dem Führungsdraht somit ein besseres Widerlager bietet. Hat dieser seine Position im Nierenhilus erreicht, kann der erste Katheter entfernt und der Typ b (s. Abb. 63) auf dem liegenden Draht eingewechselt werden. Nach dem Entfernen des Führungsdrahts wird der Katheter langsam zurückgezogen. Seine nach kranial gerichtete Spitze rastet dabei unter der Durchleuchtung sichtbar mit einem kleinen Ruck in die linke Nebennierenvene ein. Danach kann er noch etwas vorgeschoben werden. Für Hormonuntersuchungen sollte nun ohne KM-Probeinjektion Tropfblut abgenommen werden (3–5 ml in heparinisierten Röhrchen). Zur retrograden Kontrastdarstellung genügen 2–4 ml KM, das in 2 s manuell injiziert werden soll. Ohne Verzögerung ist hierbei eine aus vier Filmen bestehende Filmserie mit einer Frequenz von 2 Bildern/s zu starten.

Für die Sondierung der rechten Nebennierenvene wird der Katheter Typ b in die V. cava inferior zurückgezogen und nach Einführen des Führungsdrahts der Katheter Typ c eingewechselt. Die Sondierung gelingt am leichtesten, wenn knapp oberhalb der rechten Niere mit nach rechts und dorsal gerichteter Katheterspitze nach dem Ostium der rechten Nebennierenvene gesucht wird. Hängt diese ein und folgt plötzlich den Atemexkursionen der Niere, so ist die Katheterisie-

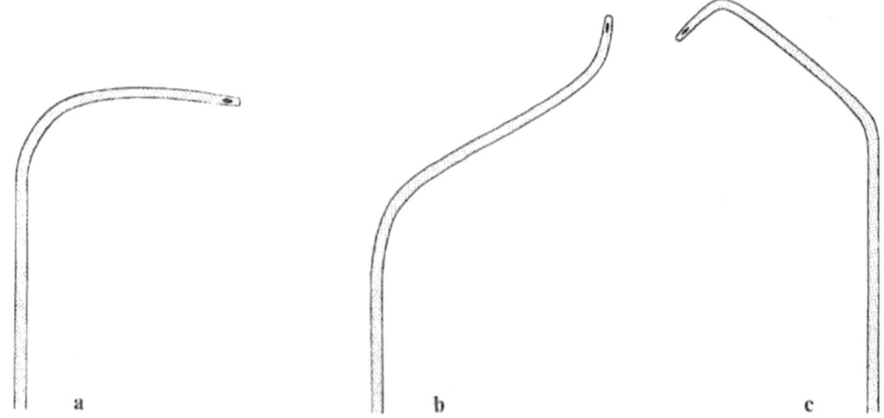

Abb. 63 a–c. Kathetertypen zur selektiven Sondierung der Nebennierenvenen

rung mit großer Wahrscheinlichkeit geglückt, und es kann Tropfblut entnommen werden. Allerdings sind Verwechslungen mit kleinen Lebervenen möglich. Zur retrograden Kontrastdarstellung der rechten Nebenniere reicht 1 ml KM in 2 s aus, wobei die Filmserie der der linken Seite entspricht.

8.4.2 Normale und pathologische Röntgenanatomie

Die linke Nebennierenvene mündet links paravertebral in die linke Nierenvene ein. Ihr Hauptstamm verjüngt sich gleichmäßig kranialwärts und nimmt dabei kleine Seitenäste aus dem Parenchym auf (Abb. 64 b). Das meist flammenförmige Organ ist normal 1,5–2 cm mal 4–5 cm groß. Die kleinere rechte Nebenniere ist überwiegend dreieckig geformt. Ihr maximal 1 cm langer Hauptstamm mündet von dorsolateral nach kranial in die V. cava inferior ein (Abb. 64 a). Nebennieren-hyperplasien wie beim Cushing-Syndrom können, müssen aber nicht mit einer

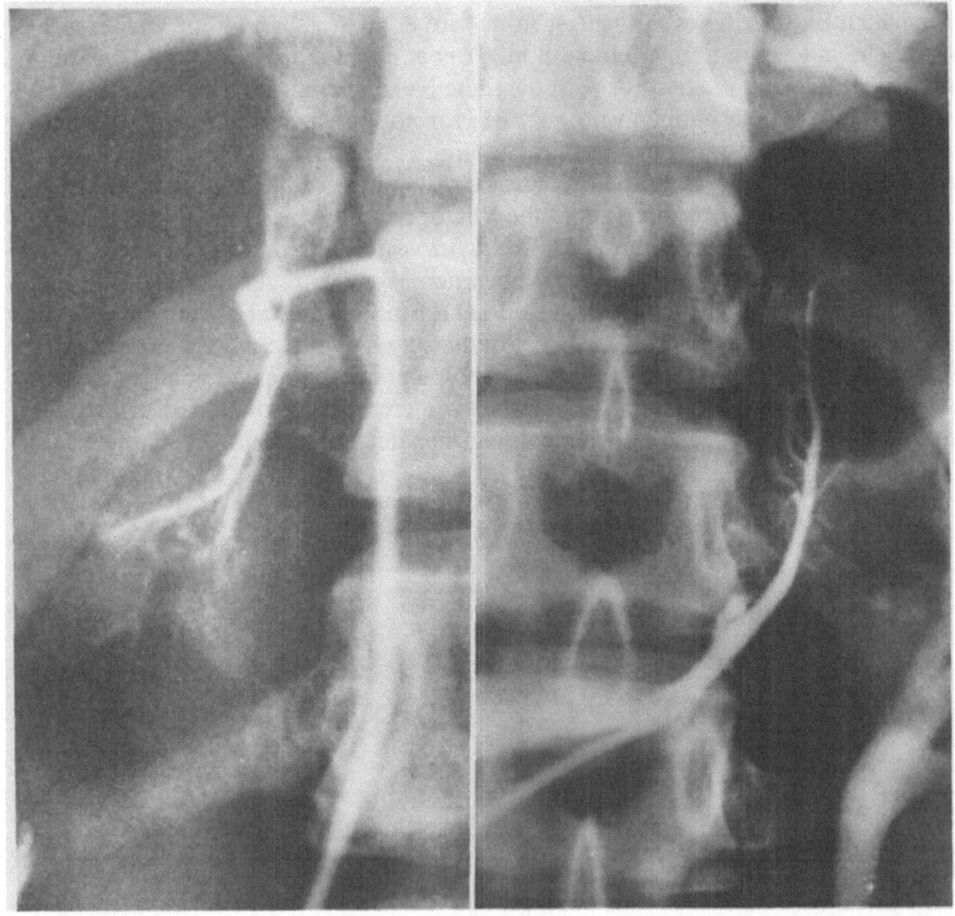

a

b

Abb. 64a, b. Normale Nebennierenphlebographie. **a** Rechte Nebenniere, **b** linke Nebenniere

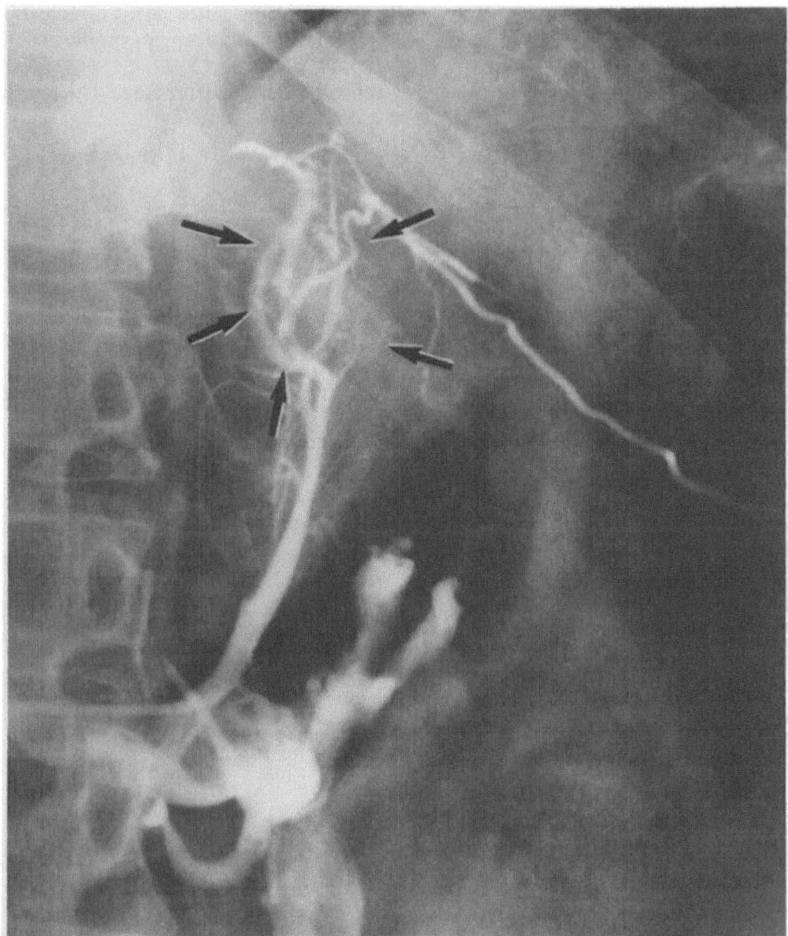

Abb. 65. Von erweiterten Parenchymvenen umgebenes, ca. 2 cm großes Cushing-Adenom der linken Nebenniere (*Pfeile*)

Vergrößerung des Organs einhergehen. Raumforderungen wie Rindenadenome (beim Conn-Syndrom selten größer als 2 cm) oder Phäochromozytome erscheinen im Phlebogramm meist avaskulär und führen zu Verdrängungserscheinungen an den Venen (Abb. 65). Seltener färben sie sich retrograd an.

Literatur

Bookstein JJ (1983) The role of angiography in adrenal disease. In: Abrams HL (ed) Abrams angiography, 3rd edn, vol II, pp 1395–1426. Little, Brown & Co, Boston
Georgi M, Günther R, Weigand H (1975) Technik und Ergebnisse der Nebennierenphlebographie. Radiologe 15:278–286

Georgi M, Hofbauer J, Weiss H, Keller W, Wunschik F, Mittelstaedt G von, Linder M (1984)
    Wertigkeit von Sonographie, Computertomographie und Angiographie in der Nebennieren-
    diagnostik. Fortschr Röntgenstr 140:373–377
Pouliadis C (1980) Röntgenologische Diagnostik der Nebennieren. Thieme, Stuttgart New
    York

8.5 Retrograde Kontrastdarstellung der V. spermatica bzw. V. ovarica
M. GEORGI

Die retrograde Sondierung der Vv. spermaticae hat in jüngster Zeit an Bedeutung
gewonnen, weil auf diesem Wege eine Okklusionsbehandlung der vorwiegend
linksseitigen Varikozelen möglich geworden ist. Eine weitere Indikation kann die
Suche nach einem nicht deszendierten Hoden sein.

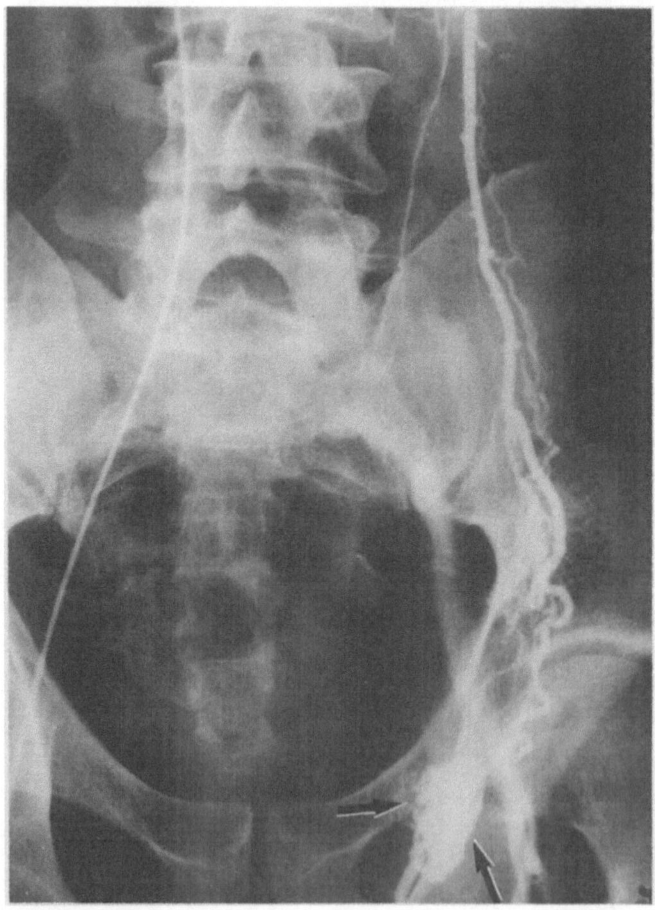

Abb. 66. Spermatikaphlebographie bei linksseitigem Leistenhoden (*Pfeile*)

8.5.1 Untersuchungstechnik

Für die transfemorale Sondierung der rechten V. spermatica oder ovarica eignet sich der in Abb. 63 dargestellte Typ c für die Nebennierenphlebographie. Für die linke Seite wird ein 6-F-Katheter mit seitlich abgebogener, ca. 4–5 cm langer Spitze benötigt, wobei diese am Ende eine ca. 1,5 cm lange Biegung nach kaudal aufweisen muß. Nach Einführung des Katheters über die Beckenetage in die V. cava inferior läßt sich leicht die linke Nierenvene sondieren. Meist bereitet es auch keine Schwierigkeiten bei weiterem Vorführen des Katheters mit der nach unten gerichteten Spitze die von kaudal einmündende linke V. spermatica zu sondieren. Varianten wie die Aufzweigung des Mündungstrichters können das Manöver erschweren oder in seltenen Fällen auch unmöglich machen. Mit Hilfe der weichen Spitze eines Führungsdrahts läßt sich der Katheter in der Regel tief in die V. spermatica einführen. Zur Kontrastdarstellung werden 15 ml KM mit einer Flußrate von 5 ml/s injiziert und fünf Bilder im Abstand von 1 s angefertigt. Bei Anwendung des Valsalva-Versuchs gelingt die Füllung bis zum Hoden bzw. Ovar ohne Schwierigkeiten.

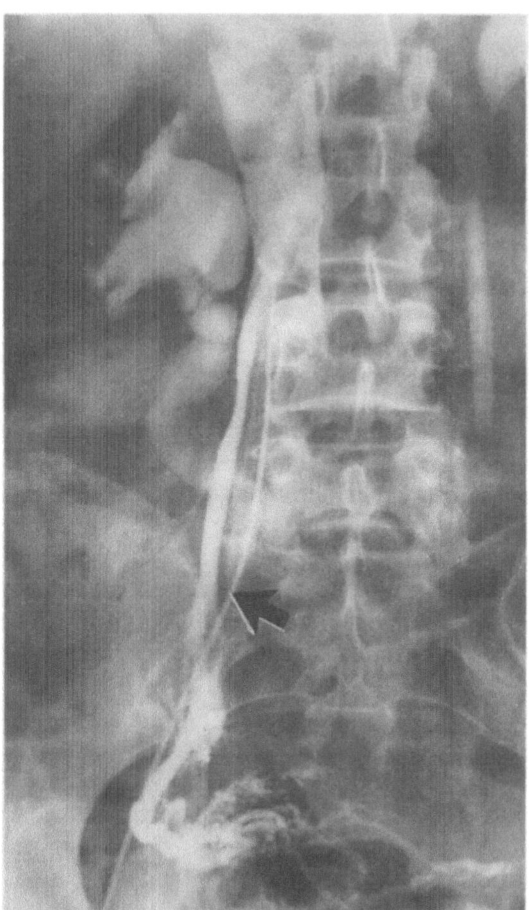

Abb. 67. Kontrastdarstellung der rechten V. ovarica beim sog. Right-ovarian-vein-Syndrom. Der *Pfeil* zeigt auf die Kreuzungsstelle der V. ovarica dextra mit dem rechten Ureter

Die rechte V. ovarica bzw. spermatica mündet meist in Höhe L 3 unterhalb der rechten Nierenvene mehr ventral in die V. cava inferior ein. Sie muß mit dem in Abb. 63 Typ c beschriebenen Katheter lateroventral gesucht werden. Auch hier können Varianten ihre Sondierung behindern oder sogar unmöglich machen. Die Kontrastdarstellung erfolgt wie für die linke Seite bereits beschrieben.

8.5.2 Normale und pathologische Röntgenanatomie

Die Lokalisation der Einmündungen der Vv. spermaticae bzw. ovaricae wurde in Kap. 8.5.1 beschrieben. Ihre Hauptstämme verlaufen über dem M. psoas kaudalwärts und verzweigen sich im Bereich des Samenstrangs bzw. des Ovars plexusförmig. Abb. 66 zeigt die Phlebographie der V. spermatica bei einem linksseitigen Leistenhoden, Abb. 67 den Ureteraufstau beim sog. Right-ovarian-vein-Syndrom.

Literatur

Seyferth W, Richter EI, Große-Vorholt R (1980) Phlebographie der Vena spermatica interna. Radiologe 20:440–444
Thelen M, Weißbach L, Franken Th (1979) Die Behandlung der idiopathischen Varikozele durch transfemorale Spiralokklusion der V. testicularis sinistra. Fortschr Röntgenstr 131:24–29
Zeitler E, Jecht E, Richter EI, Seyferth W (1980) Perkutane Behandlung männlicher Infertilität im Rahmen der selektiven Spermatikaphlebographie mit Katheter. Fortschr Röntgenstr 132:294–300

8.6 Retrograde Nierenphlebographie
M. Georgi

Die Indikationen zur Durchführung dieses Verfahrens haben sich nach Einführung der Computertomographie und der DSA drastisch verringert. Nur selten ist sie erforderlich in der Diagnostik der Nierenvenenthrombose oder der ätiologisch unklaren Hämaturie. Das mit anderen bildgebenden Verfahren nicht nachweisbare Nierenbeckenkarzinom dürfte heute nur ausnahmsweise eine Indikation zur Durchführung der retrograden Nierenphlebographie sein. Dagegen wird die Technik der Nierenvenensondierung zur Blutgewinnung im Rahmen der seitengetrennten Reninbestimmung häufig eingesetzt.

8.6.1 Untersuchungstechnik

Zur Sondierung der Nierenvenen eignen sich 6-F-Katheter mit nach lateral und kaudal gebogener Spitze, die 4–5 cm lang sein und mehrere Seitlöcher besitzen sollte. Eine möglichst komplette Darstellung der intrarenalen Venen macht die Drosselung der arteriellen Durchblutung erforderlich. Diese kann durch Injektion von 5 µg Suprarenin oder Ballonblockade über einen selektiv in der Nierenarterie liegenden Katheter erreicht werden. Unmittelbar anschließend werden 20–25 ml KM mit einem Flow von 8 ml/s injiziert und ohne Verzögerung vier Aufnahmen im Abstand von 1 s angefertigt.

8.6.2 Normale und pathologische Röntgenanatomie

Ein retrogrades Nierenphlebogramm zeigt Abb. 68. Die Venenperipherie der Nieren ist bis zu den Vv. arcuatae bzw. interlobulares darzustellen. Thrombosen der Nierenvene werden als wandständige KM-Aussparungen sichtbar oder führen zum Verschluß. Tumoren bewirken neben Verdrängungen und Stenosen ebenfalls Verschlüsse am Venensystem.

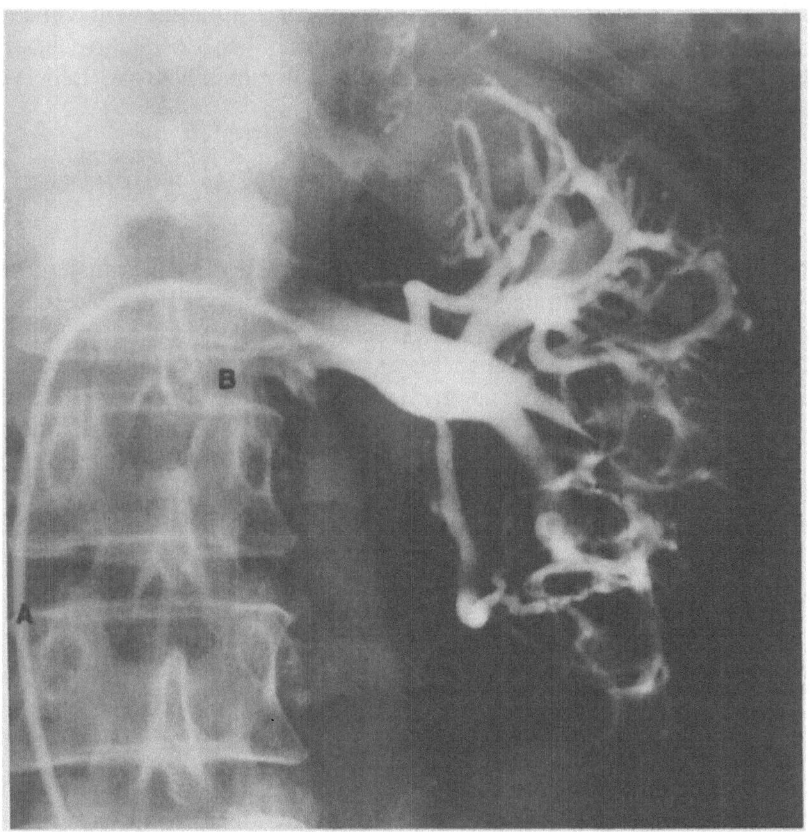

Abb. 68. Retrogrades Nierenphlebogramm bei Ballonokklusion der Nierenarterie. Parapelvine Zystenbildung mit Kompression der das Nierenbecken umgebenden Venen. Keine Zeichen der Infiltration. *A* Nierenvenenkatheter, *B* Ballonkatheter in der Nierenarterie

Literatur

Abrams HL (ed) (1983) Renal venography. In: Abrams angiography, 3rd edn, vol. II, p 1327, Little, Brown & Co, Boston

8.7 Retrograde Leberphlebographie
M. GEORGI

Die retrograde KM-Darstellung von Lebervenen spielt heute in der bildgebenden Diagnostik kaum noch eine Rolle. Da die Leber nicht von einer einzigen Vene drainiert wird, war eine komplette Darstellung auch unter Zuhilfenahme von Ballonkathetern nicht möglich. Die angiographische Sondierung von Lebervenen erfolgt daher heute vorwiegend zum Zweck der Entnahme von Venenblut für laborchemische Untersuchungen. In seltenen Fällen des Budd-Chiari-Syndroms kann der Nachweis eines thrombotischen Verschlusses von Lebervenen durch gezielte Sondierung von Nutzen sein.

8.7.1 Untersuchungstechnik

Die Sondierung der Lebervenen erfolgt in der Regel nach transfemoraler Katheterinsertion. Meist münden drei Vv. hepaticae unterhalb des Zwerchfells in die V. cava inferior ein. Ihre Anatomie ist sehr variabel. Nicht selten befindet sich die Einmündung einer Lebervene auch im rechten Herzvorhof. Zur Sondierung eignen sich Katheter mit einem Seitloch nahe der Spitze, wie sie als Typ a in Abb. 66 beschrieben wurden. Dabei ist mit der gebogenen Spitze knapp unterhalb oder oberhalb des Zwerchfells im Bereich der rechten Kavawand nach dem Ostium zu suchen. Die Sondierung ist gelungen, wenn der Katheter ohne Widerstand unter Durchleuchtung sichtbar tief in den Leberschatten hineingleitet. Eine Testinjektion von wenigen Millilitern KM beweist die korrekte Katheterlage.

8.8 Retrograde Schilddrüsenphlebographie
M. GEORGI

Dieses Untersuchungsverfahren wurde speziell zur Blutgewinnung in der Lokalisationsdiagnostik des Hyperparathyreoidismus entwickelt. Selektiv aus den Schilddrüsenvenen entnommene Blutproben zur Parathormonbestimmung erlauben durch den Nachweis von Hormonpeaks die Lokalisation von Nebenschilddrüsenadenomen. Heute wird das Verfahren nur noch angewendet, wenn nichtinvasive Verfahren wie der Ultraschall oder die Computertomographie erfolglos bleiben oder beim chirurgischen Ersteingriff das hormonüberaktive Gewebe nicht oder nur unvollständig entfernt wird.

8.8.1 Untersuchungstechnik

Da die Schilddrüsenphlebographie ein technisch nicht einfaches und zeitraubendes Verfahren ist, sollte ihre Vornahme nur durch angiographisch versierte Radiologen erfolgen. Die Entnahme von Venenblut aus möglichst allen Schilddrüsenvenen, die mit sehr variabler Anatomie in die Vv. jugulares internae bzw. brachiocephalicae einmünden, gelingt am besten mit einem Lenkkatheter. Dessen Spitze kann mit einem Steuerhebel von außen über Drahtzügel in der Katheterwand bewegt werden. Die Einführung dieses Katheters erfolgt transfemoral in Seldinger-Technik unter Passage des rechten Herzvorhofs. Einzelheiten der Untersuchungstechnik müssen in der entsprechenden Literatur nachgelesen werden.

Literatur

Günther R, Georgi M, Rothmund M, Heicke B, Kärst T (1975) Schilddrüsenphlebographie und selektive Blutentnahme zur Parathormonbestimmung beim primären Hyperparathyreoidismus. Fortschr Röntgenstr 123:419
Günther R, Georgi M, Diethelm L, Rothmund M (1976) Gegenwärtiger Stand der präoperativen Lokalisationsdiagnostik des primären Hyperparathyreoidismus. Radiologe 16:175–187

9 Direkte Kontrastdarstellung des Pfortadersystems

M. Georgi

Wie in Kapitel 7.7 ausgeführt, wird zur Kontrastdarstellung des Pfortadersystems heute die indirekte Portographie bevorzugt. Trotz des Einsatzes der Pharmakoangiographie kann nach intraarterieller KM-Applikation die Kontrastdarstellung der Pfortader und ihrer Zuflüsse unbefriedigend sein. In solchen Fällen bietet sich weiterhin der direkte Zugang zum Pfortadersystem an. Dieser ist auf drei Wegen möglich: 1. durch die mit der Punktion der Milz einhergehende Splenoportographie, 2. durch die Desobliteration und Kanülierung der Nabelvene im Bauchdeckenbereich und 3. durch die perkutane transhepatische Punktion des Pfortadersystems.

Indikationen zur direkten Portographie
- ungenügende Darstellung des Pfortadersystems bei der indirekten Portographie durch portale Hypertension (z. B. Pfortaderthrombose oder Milzvenenverschluß)
- Entnahme von Blutproben aus dem Pfortadersystem in der Diagnostik hormonaktiver Pankreasprozesse, die mit anderen bildgebenden Verfahren nicht nachgewiesen werden können
- notfallmäßige Embolisierung der V. gastrica sinistra (V. coronaria ventriculi) nach transhepatischem Zugang zum Pfortadersystem bei endoskopisch nicht stillbarer Ösophagusvarizenblutung.

9.1 Direkte Splenoportographie

Das Verfahren mit direkter KM-Injektion in das Milzparenchym wurde 1951 von Abeatici u. Campi tierexperimentell erprobt und von Leger u. Boulvin klinisch zuerst ausgeführt.

9.1.1 Untersuchungstechnik

Die direkte Splenoportographie wird meist in Lokalanästhesie durchgeführt. Die bei der portalen Hypertension fast immer stark vergrößerte Milz läßt sich in Rückenlage des Patienten palpatorisch oder auch unter Durchleuchtung gut lokalisieren. Nach gründlicher Desinfektion und steriler Abdeckung der linken lateralen Thoraxabdominalwand wird die Milz in der hinteren Axillarlinie mit einer 15–20 cm langen Katheternadel punktiert. Um einen größeren Einriß in der sehr fragilen Milzoberfläche zu vermeiden, muß der Patient hierbei die Luft anhalten, bis nach ca. 5–7 cm Eindringtiefe der Stahlmandrin der Punktionskanüle entfernt werden kann. Bei korrekter Kanülenlage in der Nähe des Hilus der Milz tropft das Blut rasch aus der Kanüle. Mit einem bereitgehaltenen Steigrohr, das mit physiologischer NaCl-Lösung gefüllt wurde, kann der Pfortaderdruck gemessen werden. Dieser liegt im Normalfall unter 20 cm H_2O (ca. 2 kPa), Werte über 25 cm sprechen für eine portale Hypertension.

Eine Testinjektion von 3 ml KM zeigt nach Anfärben des Milzparenchyms den korrekten Abfluß desselben über Milzvene und Pfortader an. Zur kompletten Darstellung des Pfortadersystems werden 25 ml KM mit einer Flußrate von 5 ml/s injiziert und sechs Filme des Formats 35×35 cm in 1 s Abstand angefertigt. Die Kanüle wird danach entfernt und eine kurze Durchleuchtung angeschlossen. Meist bleibt kurzzeitig ein kleines KM-Depot in der Milz zurück. Selten kommt es zu einer subkapsulären KM-Ausbreitung. Zur Verhütung von Nachblutungen sind die in Kap. 4 erwähnten Voraussetzungen und Nachsorgemaßnahmen zu beachten.

9.2 Transumbilikale Portographie

Die Freilegung und Kanülierung der obliterierten V. umbilicalis findet unter aseptischen Bedingungen im Operationssaal statt. In der Regel wird der operative Teil des Verfahrens von Chirurgen ausgeführt, so daß im Rahmen dieses Buchs auf eine eingehende Darstellung verzichtet werden kann.

9.3 Perkutane transhepatische Portographie

Dieses an der Universität Lund (Schweden) entwickelte Verfahren dient in erster Linie der gezielten Blutentnahme aus der Pfortader und den Pankreasvenen bei Überfunktionszuständen des endokrinen Pankreas. Bei endoskopisch nicht möglicher Sklerosierung blutender Ösophagusvarizen wird dieser Zugang auch zur Embolisation der V. gastrica sinistra benutzt. Da das Untersuchungsrisiko nicht unterschätzt werden darf, bleibt die perkutane transhepatische Portographie besonders erfahrenen Untersuchern überlassen. Ihre Technik wird deshalb nur kurz geschildert.

9.3.1 Untersuchungstechnik

Die Punktion der Leber erfolgt ähnlich wie bei der Splenoportographie von der rechten Thoraxabdominalwand aus. Da v. a. nach der Katheterinsertion mit Schmerzen durch peritoneale Reizung zu rechnen ist, empfiehlt sich die Durchführung der Untersuchung in Allgemeinanästhesie. Für die Punktion hat sich eine 25 cm lange 6-F-Katheternadel bewährt. Hierbei wird unter Vermeidung des rechten Randsinus in der mittleren Axillarlinie eingegangen und die Kanüle bis in die Gegend des Leberhilus vorgeschoben. Dieses Manöver sollte unter Durchleuchtungskontrolle in Atemstillstand erfolgen. Nach Entfernen des Stahlmandrins wird der Katheter zurückgezogen, bis kräftig Blut aus den Kanüle tropft.

Eine Testinjektion von einigen Millilitern KM zeigt, ob der Katheter in einem
Pfortaderast oder in einer Lebervene liegt. Im ersten Fall fließt das KM in periphere Verzweigungen und färbt das Leberparenchym an, im zweiten fließt es über
die Vene in Richtung rechter Herzvorhof. Wurde ein größerer Pfortaderast getroffen, wird versucht, mit einem geraden oder J-förmigen Führungsdraht den
Hauptstamm der Pfortader zu erreichen. Liegt der Draht tief genug in der Pfortader, kann nach Entfernen der Punktionskanüle in Seldinger-Technik ein speziell geformter Katheter eingeführt werden, mit dem eine selektive Sondierung der
Pfortaderzuflüsse möglich ist.

9.4 Normale und pathologische Röntgenanatomie

Ein normales direktes Splenoportogramm nach perkutaner transhepatischer
Pfortadersondierung zeigt Abb. 69. Es wurde bei einem Patienten ausgeführt, bei
dem klinisch und laborchemisch ein Insulinom vermutet wurde, das aufgrund der
Hormonanalysen in Pfortaderblutproben exakt lokalisiert werden konnte. In
Abb. 70 ist das direkte Splenoportogramm nach Milzpunktion bei einer Patientin
mit Ösophagusvarizenblutung bei Leberzirrhose dargestellt. Im Gegensatz zur indirekten Portographie sind hierbei hepatofugale Kollateralgefäße über die V.
mesenterica inferior und angedeutet über die V. gastrica sinistra gut zu erkennen.

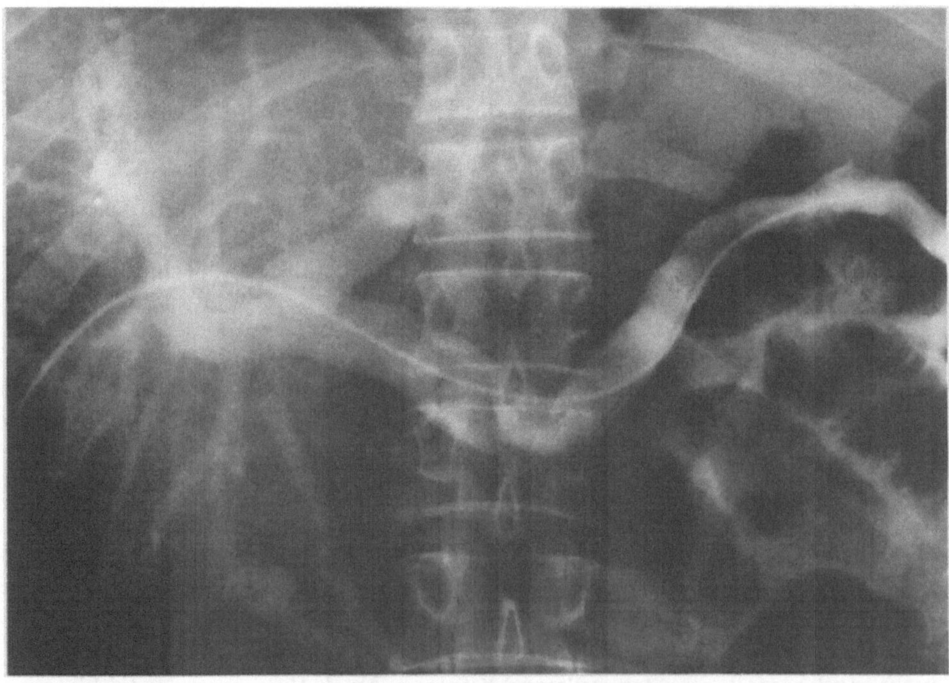

Abb. 69. Perkutane transhepatische Pfortadersondierung bei einem Patienten mit Insulinom

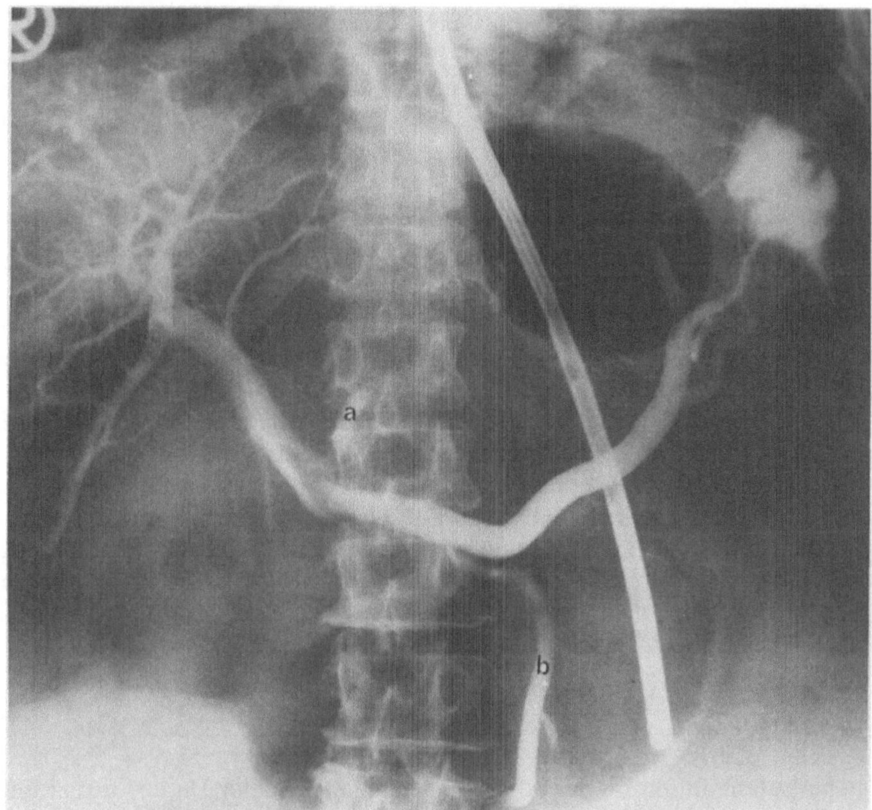

Abb. 70. Direkte Splenoportographie bei einer Patientin mit portaler Hypertension bei Leberzirrhose. Liegende Senkstakensonde bei Ösophagusvarizenblutung. Hepatofugaler Kreislauf über
V. gastrica sinistra (*a*) und V. mesenterica inferior (*b*)

Literatur

Bergstrand I (1983) Splenoportography. In: Abrams HL (ed) Abrams angiography, 3rd edn, vol
II, p 1573–1604. Little, Brown & Co, Boston
Mateev B, Wirbatz W (1976) Transumbilikale Portohepatographie. In: Handbuch der medizini-
schen Radiologie, Bd XII/1, S 215–302. Springer, Berlin Heidelberg New York
Reichardt W, Ingemansson S (1980) Selective vein catheterization for homone assay in endocrine
tumours of the pancreas. Acta Radiol [Diagn] (Stockh) 21:1–11
Wenz W (1972) Abdominale Angiographie. Springer, Berlin Heidelberg New York, S 16–17

10 Kontrastdarstellung des Hirnkreislaufs

K. Tornow

10.1 Untersuchungstechnik

Die Injektion des KM kann über eine direkte Punktion der A. carotis oder der
A. vertebralis, über die retrograde Brachialisangiographie oder durch Kathetermethoden erfolgen.

Die einzelnen Zugangswege sollen keine konkurrierenden, sondern sich ergänzende Untersuchungsmethoden sein. Bei Mehrgefäßangiographien werden in
der Regel die Kathetertechniken angewandt. Bei obliterierenden und stenosierenden Gefäßprozessen wird die tiefe perkutane Punktion der A. carotis communis
oder die retrograde Brachialisangiographie bevorzugt. Bei der Darstellung des
vertebrobasilären Stromgebiets bietet sich ebenfalls die nahezu risikofreie retrograde Angiographie der A. brachialis an. Die superselektive Angiographie ist nur
über Kathetermethoden möglich.

10.1.1 Punktion der A. carotis

Die perkutane Punktion der A. carotis erfolgt in leichter Deflexionshaltung des
Kopfs. Die sehr variable Karotisbifurkation liegt etwa in Höhe des Schildknor-
pels. Die A. carotis wird mit dem Zeigefinger und Mittelfinger der linken Hand
fixiert. Mit der rechten Hand wird die Punktionsnadel zum pulsierenden Gefäß
vorgeschoben und bei Übertragung der Pulsation auf die Injektionsnadel das Gefäß punktiert. Ist die intravasale Lage der Nadel gesichert, angezeigt durch kon-
tinuierliches pulssynchrones Ausströmen von Blut und das auch noch bei langsa-
mer Drehung der Kanüle um 360°, wird nach Einführung eines stumpfen Mandrins, der die Nadelspitze um ca. 2 mm überragt, die Injektionsnadel nach kranial
intravasal vorgeschoben. Nach einer Punktion der A. carotis communis läßt sich
die Injektionsnadel über die Karotisbifurkation selektiv in die A. carotis interna
oder in die A. carotis externa vorschieben.

10.1.2 Retrograde Brachialisangiographie

Die Punktion der A. brachialis erfolgt von einer gut palpablen Stelle im Bereich
der Ellenbeuge. Bei der rechtsseitigen retrograden Brachialisangiographie kommt
es zur Darstellung der rechten A. subclavia, des Truncus brachiocephalicus, der
rechten A. vertebralis und des Stromgebiets der A. basilaris. Bei der linksseitigen
retrograden Brachialisangiographie stellt sich lediglich die A. subclavia und die
A. vertebralis einschließlich des entsprechenden Stromgebiets der A. basilaris
dar.

10.1.3 Kathetertechnik

Bei der Seldinger-Technik wird nach der Punktion der A. femoralis ein Katheter in den Aortenbogen, von hier weiter in die zum Gehirn führenden Arterien vorgeführt (s. Kap. 7.1).

10.1.4 Technische Grundlagen der Angiographie

Die wesentlichen technischen Grundlagen der Angiographie wurden in Kap. 3 abgehandelt. Die serienangiographischen Untersuchungen im sagittalen und seitlichen Strahlengang erfolgen mit einem Blattfilmwechsler AOT der Fa. Elema-Schönander, der in beiden Ebenen bis zu 30 Aufnahmen mit einer Frequenz bis zu 6 Bildern/s liefern kann. Bei besonderen Fragestellungen kann zur Ergänzung die Projektion im axialen Strahlengang, können Schrägaufnahmen – sog. Loefstedt-Einstellung bei der angiographischen Abklärung von Aneurysmen – erforderlich sein. Bei den sagittalen Aufnahmen sollte die Röntgenröhre so weit fußwärts geneigt werden, daß sich die Pyramidenspitzen in die offenen Orbitae projizieren. Bei Aufnahmen zur Darstellung des Stromgebiets der A. basilaris ist die Röhre weiter fußwärts zu senken, bis der Zentralstrahl mit der Deutschen Horizontalen einen Winkel von 25°–30° bildet. Der Ablauf der Filmserien erfolgt so, daß mit einer geringen Verzögerung stets die erste Aufnahme sowohl im sagittalen wie auch im seitlichen Strahlengang eine für die Subtraktion erforderliche Leeraufnahme ist. Für die zerebrale Angiographie sollte sowohl das Aufnahmeformat von 24 × 30 cm wie auch von 35 × 35 cm zur Verfügung stehen. Für die Diagnostik rein intrakranieller Erkrankungen ist das Filmformat 24 × 30 cm am besten geeignet. Für die Diagnostik von stenosierenden und/oder obliterierenden Gefäßerkrankungen erlaubt erst das Filmformat 35 × 35 cm neben der Darstellung des gesamten intrakraniellen Raums auch die Abbildung der zum Gehirn führenden extrakraniellen Gefäßabschnitte (A. subclavia, A. vertebralis, extrakranielles Karotisstromgebiet).

Bei der Angiographie der A. carotis – über die perkutane Direktpunktion oder Kathetermethoden – werden max. 10–12 ml KM entweder manuell oder maschinell mit der Druckspritze und dann max. mit einer Flußrate von 8–10 ml/s injiziert, bei Säuglingen und Kindern zwischen 4–8 ml bei einer Flußrate von 2–8 ml/s. Bei der retrograden Angiographie der A. brachialis beträgt die maximale Injektionsmenge 20–50 ml bei einer Flußrate von 10–15 ml/s und bei Kindern maximal 10–20 ml bei einer Flußrate von 5–10 ml/s. Die serienangiographisch ermittelte zerebrale Zirkulationszeit (Tönnis u. Schiefer 1959) lag normalerweise bei Erwachsenen zwischen ca. 7,0–10,0 s. Dabei betrug die arterielle Phase etwa 3,0 s, die kapilläre etwa 0,5 s und die venöse etwa 4 s. Normalerweise werden je Ebene 12 Aufnahmen, die ersten sechs im Abstand von je 0,5 s, die weiteren sechs im Abstand von je 1 s abgeschaltet. Bei Säuglingen und Kindern werden kürzere, bei intrakraniellen Druckerhöhungen, venösen Abflußstörungen, bei dem Subclaviansteal-Syndrom längere Serien – bis max. 15 s – erforderlich sein.

10.1.5 Kontrastmittel (s. Kapitel 2)

10.1.6 Vergrößerungsangiographie

Durch die Vergrößerungsangiographie mit einer Feinstfokusröhre – eine direkte geometrische Röntgenvergrößerung – wird die Qualität und die diagnostische Aussage der Röntgenaufnahmen verbessert. Insbesondere pathologische Gefäßstrukturen – wie tumoreigene Gefäße und Kaliberunregelmäßigkeiten – können sehr viel deutlicher dargestellt werden.

10.1.7 Stereoangiographie

Die Stereoangiographie erleichtert die räumliche Orientierung und die genaue Zuordnung von Gefäßstrukturen.

10.1.8 Angiotomographie

Durch die Angiotomographie können sich überlagernde Gefäßstrukturen deutlicher darstellen, Aneurysmen in ihrem Ansatz und in ihrer Lagebeziehung zu benachbarten Gefäßen besser beurteilt werden.

10.1.9 Substraktionsverfahren

Durch photographische oder elektronische Subtraktionsverfahren werden störende, das Gefäßsystem überlagernde Knochenstrukturen weitgehend ausgelöscht, so daß im wesentlichen nur noch die kontrastierenden Gefäße ersichtlich sind. Die wichtigsten Bereiche für die Subtraktionsverfahren sind die hintere und mittlere Schädelgrube, die Schädelbasis, die Orbita sowie der Gesichtsschädelbereich.

10.2 Anästhesie

Die Durchführung der zerebralen Angiographie ist sowohl in Lokalanästhesie als auch in Intubationsnarkose möglich. Bei der Katheterangiographie kommt nahezu ohne Ausnahme die Lokalanästhesie zur Anwendung. Argumente für eine Intubationsnarkose bei der retrograden Brachialisangiographie und der direkten Karotisangiographie sind Schmerzfreiheit, die absolute Ruhigstellung des Patienten, insbesondere während der KM-Injektion, die bessere Beherrschung möglicher KM-Reaktionen sowie die geringere Neigung zu Vasospasmen und die Unterdrückung vasomotorischer Reflexe. Darüber hinaus sind optimale Subtraktionsaufnahmen garantiert. Bei Patienten mit erheblichen kardiovaskulären oder pulmonalen Störungen stellt die Lokalanästhesie das geringere Risiko dar.

Tabelle 6

Autor	Transitorische Störung		Fataler Ausgang		Fatale Folgen insgesamt	Angiographierte Patienten	Krankheit	Angiographietechnik
	Gering	Schwerer	Permanente Störung	Tod				
Olivecrona (1977)	18%	2,1%	0,2%	0,03%	0,23%	3 730	Alle zerebralen Krankheiten	Alle Techniken
Kerber et al. (1978)		2,1%	0,02%	∅	0,2%	603	Zerebrale Ischämie	Katheter
Mani et al. (1978)	0,28%	0,92%	0,14%	0,02%	0,16%	5 000	Alle zerebralen Krankheiten	Transfemorale Katheterangiographie
			0,07%	∅	0,07%	1 392	Davon zerebrovaskulär	
Huckmann et al. (1979)	6,6%	2,2%	∅	0,28%	0,28%	361	Alle zerebralen Krankheiten	Alle Techniken

10.3 Komplikationen und Gefahren der zerebralen Angiographie

Die zerebrale Angiographie ist eine invasive und nicht ungefährliche Untersuchungsmethode. Eine strenge Indikationsstellung ist erforderlich. Vorhergehende computertomographische Untersuchungen können die Indikation begrenzen. Die Durchführung einer zerebralen Angiographie muß vertretbar sein mit einer Abwägung der diagnostischen Aussagefähigkeit und dem zu erwartenden Nutzen. Darüber und insbesondere über die Diskrepanz zwischen dem invasiven Vorgehen und der therapeutischen Konsequenz muß der Patient aufgeklärt sein. Je geringer der therapeutische Nutzen, um so ausführlicher ist die Aufklärungspflicht. Die Risiken einer zerebralen Angiographie sind schwer abzuschätzen. Besonders hoch sind die Komplikationen bei Patienten mit zerebrovaskulären Erkrankungen. Komplikationen bei der zerebralen Angiographie können lokal, zerebral oder generalisiert auftreten. Die meisten dieser Komplikationen sind vorübergehender Natur (s. Tabelle 6).

10.4 Röntgenanatomie

Vom Aortenbogen entspringen drei Hauptarterien:
1. rechts der Truncus brachiocephalicus,
2. links die A. carotis communis und
3. links die A. subclavia.

Der Truncus brachiocephalicus teilt sich in die A. carotis communis und in die A. subclavia.

Die A. carotis communis teilt sich in die A. carotis interna und die A. carotis externa. Die A. carotis interna versorgt hauptsächlich den intrakraniellen Raum, die A. carotis externa den Kopf außerhalb der Schädelhöhle und den Hals (Abb. 71). Die A. vertebralis entspringt links isoliert aus der A. subclavia und rechts aus dem Truncus brachiocephalicus. Die beiden Aa. vertebrales vereinigen sich zur A. basilaris etwa in Höhe der Brücke und geben Äste zum Kleinhirn und zum Hirnstamm ab. Ein Endast der A. vertebralis, die A. cerebri posterior, versorgt den Hinterhauptlappen, den basalen Teil des Schläfenlappens und das Mittelhirn (Abb. 72). Die A. cerebri anterior verläuft in der Fissura longitudinalis cerebri zwischen den beiden Hemisphären über dem Corpus callosum nach dorsal. Ihr Versorgungsgebiet ist vorwiegend der mittlere und vordere Anteil des Stirnhirns, der obere Anteil des Scheitelhirns und der Balken.

Die A. cerebri media ist der stärkste unmittelbare Endast der A. carotis interna und verläuft im Sulcus cerebri lateralis. Sie versorgt vorwiegend Anteile des Stirnhirns, des Scheitelhirns und des Schläfenhirns sowie Teile der Basalganglien. Zwischen den vier großen Arterienstämmen bestehen anastomotische Verbindungen, insbesondere über den Circulus Willisii, der die großen zuführenden Arterien miteinander verbindet. So stehen die Aa. carotis internae und die A. basilaris durch die Aa. communicantes in Verbindung. Die Blutversorgung des Gehirns erfolgt zur Hauptsache durch die beiden Aa. carotides internae und Aa. vertebrales. Diese vier großen Arterienstämme erreichen das Gehirn, ohne vorher irgendwelche bedeutenden Äste abzugeben. Der venöse Abfluß vom Gehirn erfolgt aus ei-

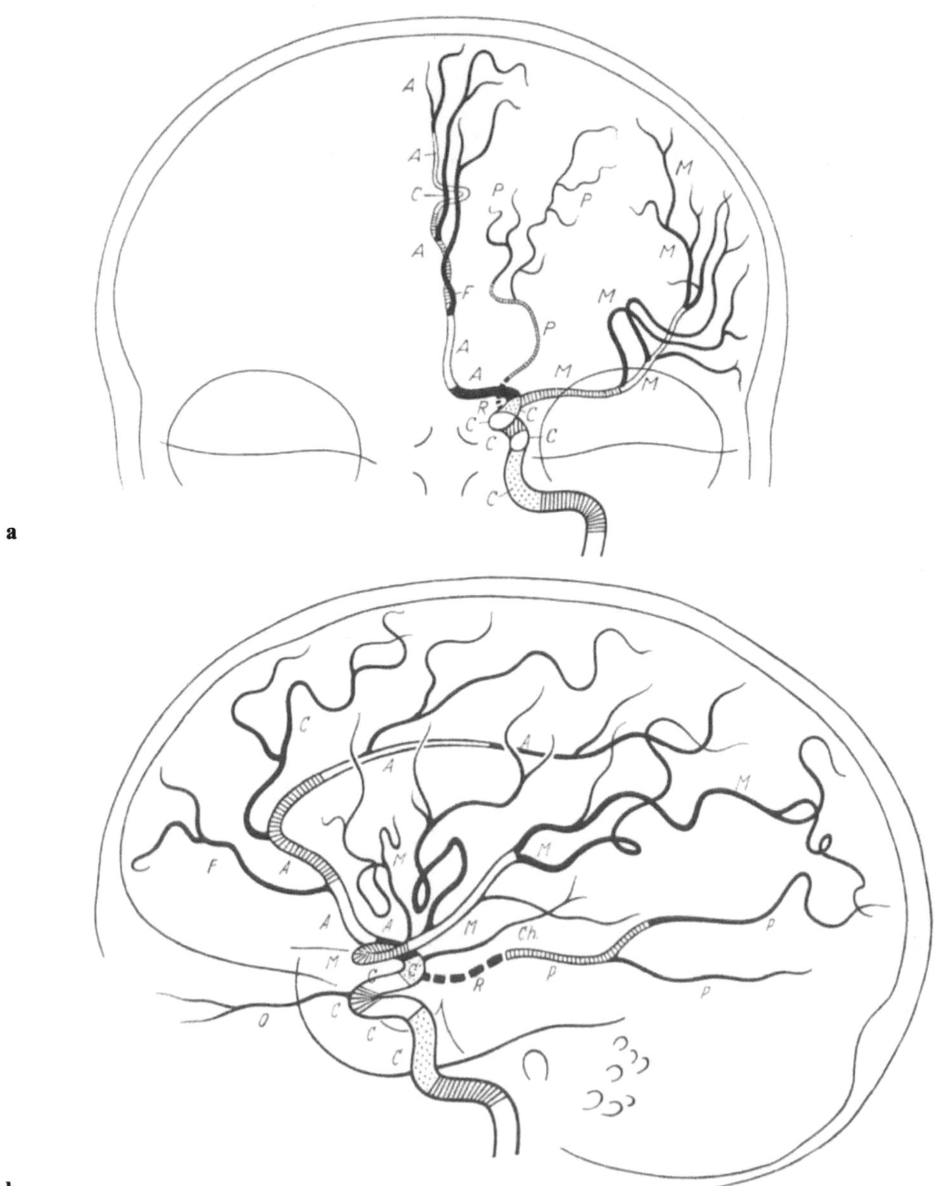

Abb. 71 a, b. Schematische Darstellung des Arteriogramms der A. carotis interna. (Nach Kautzky et al. 1976). **a** a.-p.-Projektion, **b** Seitprojektion. *C* Karotissiphon, *A* A. cerebri anterior, *M* A. cerebri media, *R* Ramus communicans anterior s. posterior, *P* A. cerebri posterior

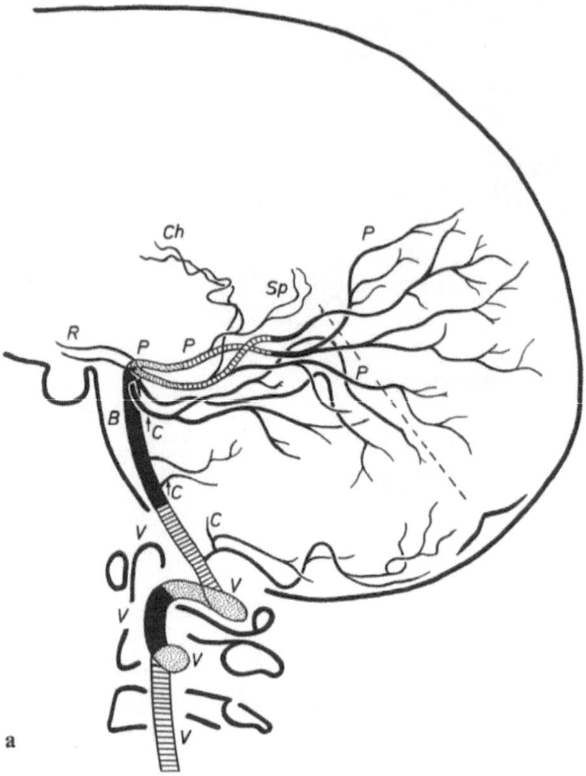

Abb. 72 a, b. Schematische Darstellung des Arteriogramms der A. vertebralis. (Nach Kautzky et al. 1976). **a** Seitprojektion, **b** a.-p.-Projektion. *V* Aa. vertebrales, *B* A. basilaris, *C* Aa. cerebelli, *P* Aa. cerebri posteriores, *R* Rr. communicantes posteriores (manchmal dargestellt)

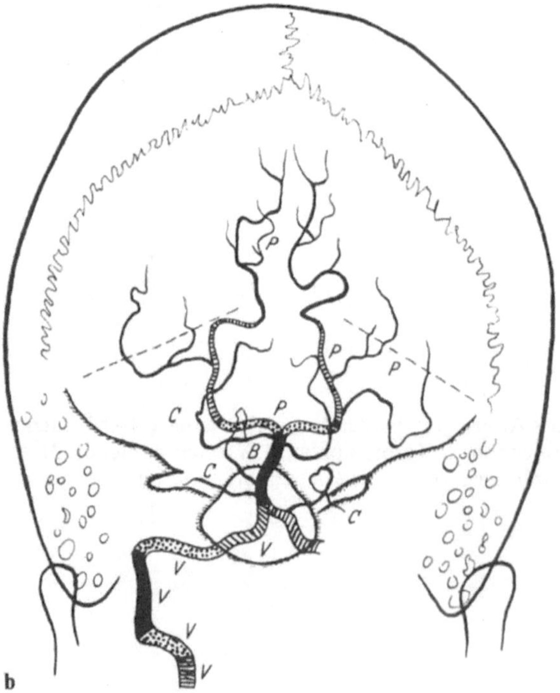

nem oberflächlichen kortikalen und einem tiefen aus dem Marklager und dem Stammganglienbereich kommenden Einzugsgebiet. In jedem Fall münden die venösen Abflüsse in die Sinus.

10.5 Indikationen und Stellenwert der zerebralen Angiographie im Kontext mit anderen bildgebenden Verfahren

Durch die Einführung der Computertomographie und der DSA hat sich die Indikation zur zerebralen Angiographie in einigen Teilbereichen geändert. Die Kernspintomographie hat zum jetzigen Zeitpunkt noch keinen beweisenden Einfluß auf die bisherigen konventionellen angiographischen Verfahren. Bei Schädel-Hirn-Traumen ist die Computertomographie die Untersuchungsmethode mit dem größten Aussagewert. Angiographische Untersuchungen sind nur bei direkten Gefäßverletzungen erforderlich. Die Indikation der angiographischen Untersuchungen bei neoplastischen intrakraniellen Raumforderungen hat sich durch die Computertomographie nur bedingt geändert. Lediglich multiple, als Metastasen erkannte oder große, auf jeden Fall inoperable Tumoren ohne die Konsequenz einer Operation oder Bestrahlung benötigen nicht mehr der angiographischen Abklärung. Bei der Diagnose der vaskulären Malformation und der venösen Abflußstörungen sind die konventionellen angiographischen Verfahren weiterhin die Methode der Wahl. Durch die Einführung der DSA hat sich auch der Stellenwert der Angiographie bei der Abklärung vorwiegend extrakranieller stenosierender oder obliterierender Gefäßprozesse gewandelt. Die Vorteile der venösen digitalen Subtraktion sind der geringere invasive Eingriff. Nachteile sind z. T. erheblich größere KM-Mengen sowie eine mitunter nicht ausreichende Kontrastdarstellung. Weiterhin sind mehrere Einstellungen allein im Halsbereich erforderlich, die intrakraniellen Gefäße werden nicht gleichzeitig dargestellt.

10.6 Pathologisches kraniales Angiogramm

Vier wichtige Veränderungen – die auch miteinander kombiniert sein können – sind Voraussetzungen des pathologischen kranialen Angiogramms.
1. Verlagerung von Gefäßen,
2. Kaliber- und Konturveränderungen,
3. pathologische Anfärbungen,
4. Zirkulationsverlangsamungen.

10.6.1 Neoplastische Raumforderung

Die wichtigste Untersuchung bei intrakraniellen Raumforderungen ist die Computertomographie. Hier kann nicht nur die genaue Lokalisation, sondern auch in einem hohen Prozentsatz (Kazner et al. 1981) eine artdiagnostische Aussage möglich sein. Zusätzliche angiographische Untersuchungen zur Klärung oder Sicherung der Artdiagnostik sind präoperativ oder vor einer geplanten Radiatio erfor-

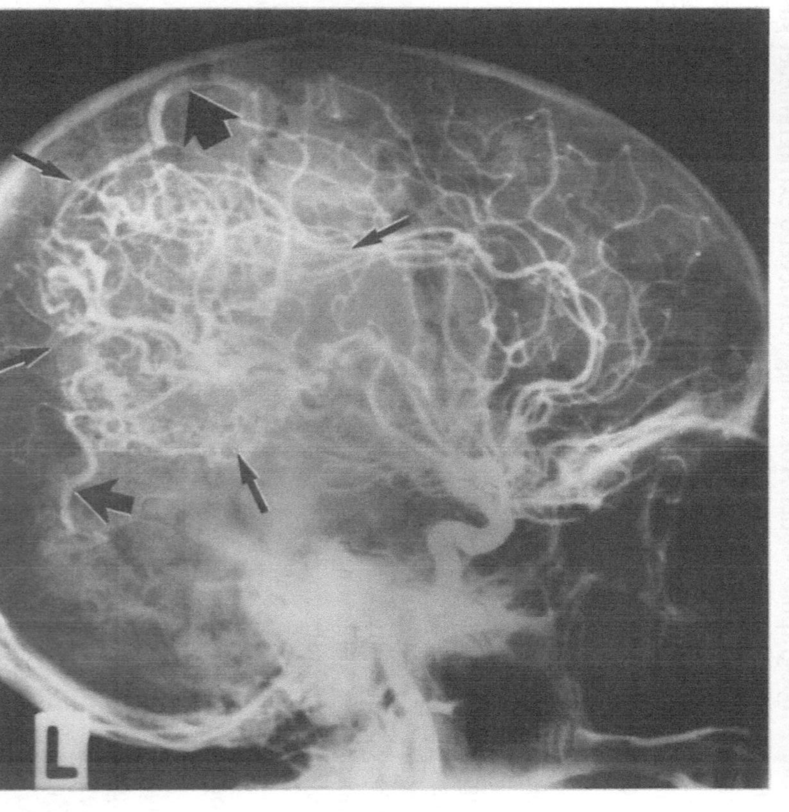

a

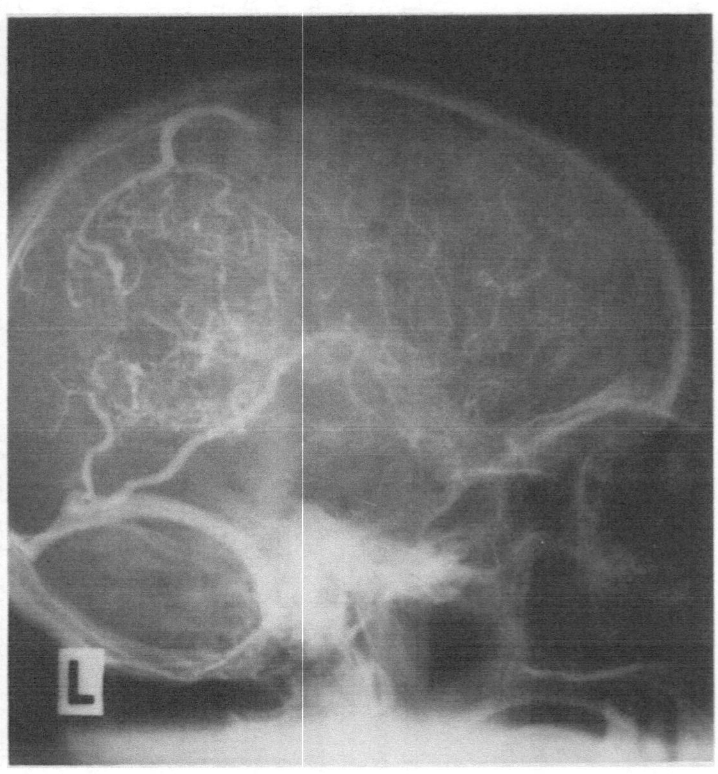

b

Abb. 73a, b. Karotisangiographie bei malignem Gliom. Gefäßreicher Tumor mit relativ glatter Begrenzung (*dünne Pfeile*). Bereits in der arteriellen Phase „frühe" Venen als Hinweis auf Malignität (*dicke Pfeile*). **a** arterielle Phase, **b** venöse Phase

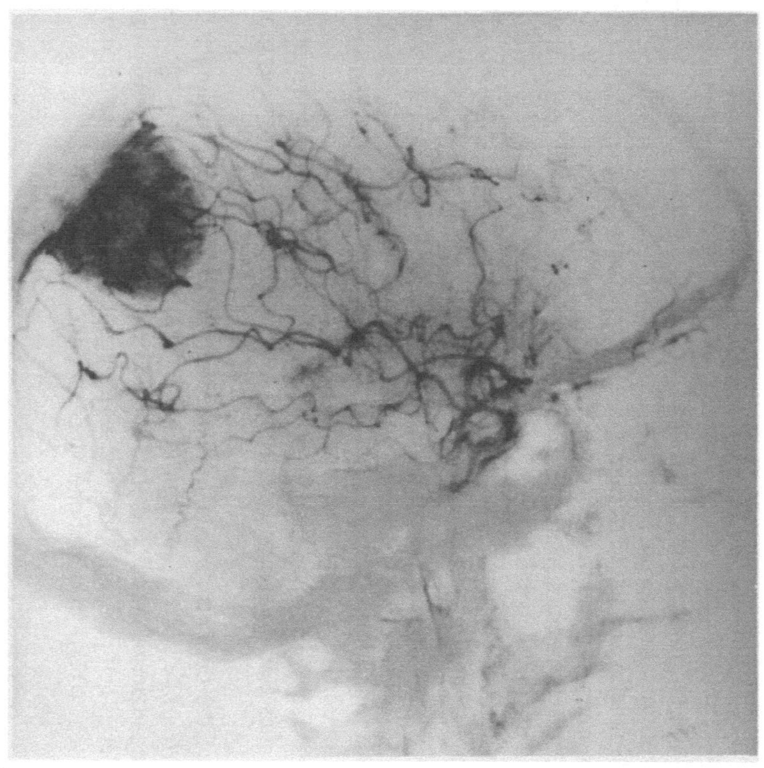

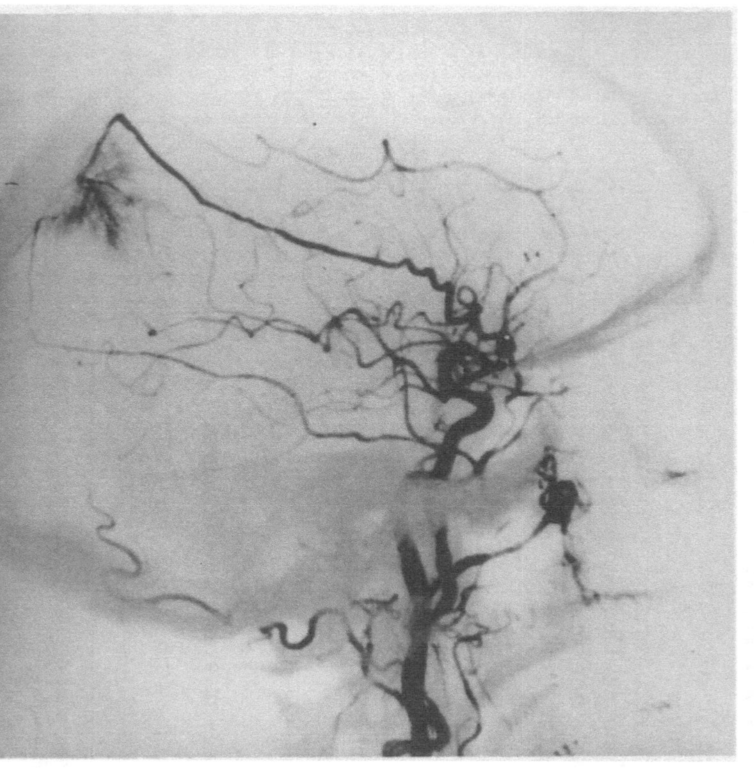

Abb. 74a, b. Parietales Konvexitätsmeningeom (Filmsubtraktion). **a** Früharterielle Phase, Anfärbung über Externa- und Internaäste der A. carotis, **b** spätarterielle Phase, intensive Anfärbung des glatt begrenzten Tumors

derlich. Eine der Hauptaufgaben der zerebralen Angiographie bei neoplastischen Raumforderungen ist neben der Lokalisation der Nachweis und die artdiagnostische Zuordnung pathologischer – also der Darstellung tumoreigener – Gefäße. Eine Reihe von intrakraniellen Tumoren lassen sich artdiagnostisch durch eine typische und manchmal auch beweisende charakteristische pathologische Vaskularisation erkennen. So sind fleckförmige Anfärbungen mit arteriovenösen intratumoralen Kurzschlüssen, sistierenden KM-Seen und frühpathologisch drainierenden Venen im Tumorbereich typisch für maligne Gliome (Abb. 73). Auch die Angioarchitektur des Meningeoms ist in der Regel ohne Schwierigkeiten artdiagnostisch einzuordnen mit nahezu homogener Anfärbung des scharf abgegrenzten Tumorbereichs bis in die spätvenöse Phase und zusätzlicher Versorgung aus Ästen der A. carotis externa (Abb. 74).

Auch das Hämangioblastom ist sowohl computertomographisch wie auch angiographisch in der Regel angioarchitektonisch klar definiert.

Zerebrale Metastasen maligner Tumoren können ein sehr unterschiedliches angiographisches Bild ergeben, in der Regel werden sie computertomographisch diagnostiziert.

Mehr als 50% der intrakraniellen Tumoren sind im angiographischen Bild avaskulär, d. h. ohne beweisende tumoreigene Gefäße und damit nur lokalisatorisch zu diagnostizieren. Avaskulär sind die meisten zystischen Raumforderungen und ein größerer Teil der sog. gutartigen hirneigenen Tumoren, aber auch maligne Gliome – ca. 20% – und manche Meningeome.

10.6.2 Entzündliche Erkrankungen

Die epiduralen Abszesse und die subduralen Empyeme werden in der Regel computertomographisch diagnostiziert. Der Hirnabszeß kann differentialdiagnostische Schwierigkeiten bereiten und wird dann zur zusätzlichen angiographischen Abklärung kommen. Der häufigste angiographische Befund ist eine avaskuläre Raumforderung, nur bei älteren Abszessen ist gelegentlich eine sog. Anfärbung – eine gefäßreiche Randzone – im Bereich der Abszeßkapsel ersichtlich.

10.6.3 Schädel-Hirn-Verletzungen

In der Diagnostik der Schädel-Hirn-Verletzungen ist die Computertomographie den angiographischen Verfahren so überlegen, daß angiographische Untersuchungen nur noch bei direkten Gefäßverletzungen wie der traumatischen arteriovenösen Fistel, dem traumatischen Gefäßverschluß und dem sehr seltenen traumatischen Aneurysma erforderlich sind.

10.6.4 Spontane intrazerebrale Blutungen

Sie entstehen durch die Ruptur von Gefäßen des zentralen Nervensystems mit einer Einblutung in die Liquorräume. Die Blutungsquellen können kongenitale

Abb. 75 a, b. Aneurysma des Ramus communicans anterior (*Pfeile*). **a** a.-p.-Projektion, **b** Schrägprojektion nach Loefstedt

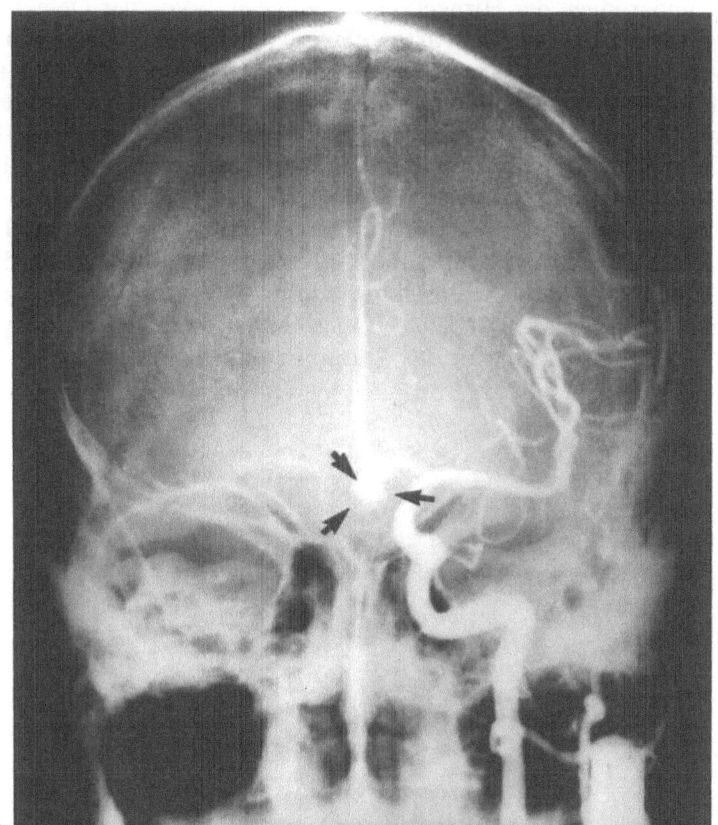

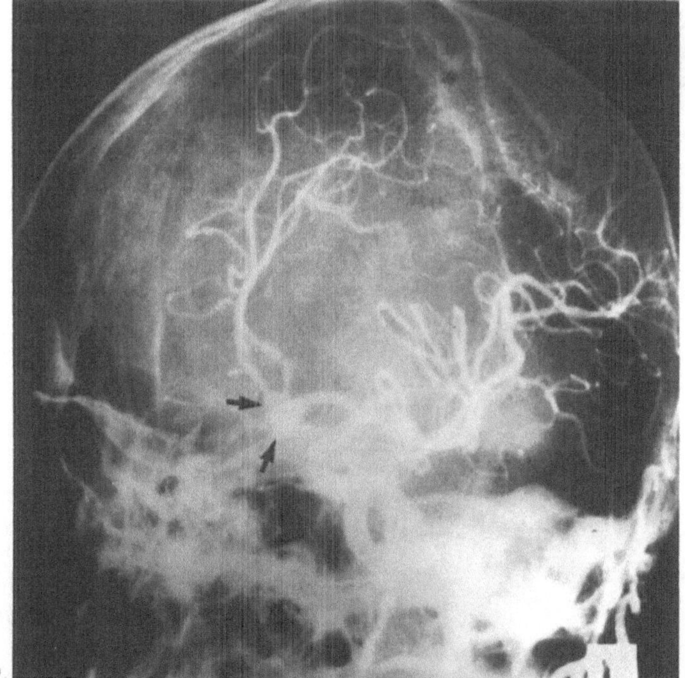

Veränderungen der Hirngefäße als Folge embryonaler Defekte und Fehlbildungen wie Aneurysmen und arteriovenöse Angiome sein. Bei einer Subarachnoidalblutung informiert eine sofortige computertomographische Untersuchung über das Ausmaß und die Komplikationen wie zusätzliche intrazerebrale Einblutung und Ventrikeltamponade und evtl. auch schon über die Lokalisation der Blutungsquelle. Je nach Art und Schwere der Subarachnoidalblutung und ihrer Einordnung in die entsprechenden klinischen Stadien wird der Zeitpunkt der zerebralen Panangiographie besprochen. Nach einer amerikanischen Sammelstudie sind die Ursachen von spontanen Subarachnoidalblutungen in 51% Aneurysmen, in 6% arteriovenöse Mißbildungen, in 15% hypertensiv-arteriosklerotische Hirngefäßveränderungen. In 22% lassen sich weder klinisch noch angiographisch noch autoptisch Ursachen für das Blutungsereignis nachweisen.

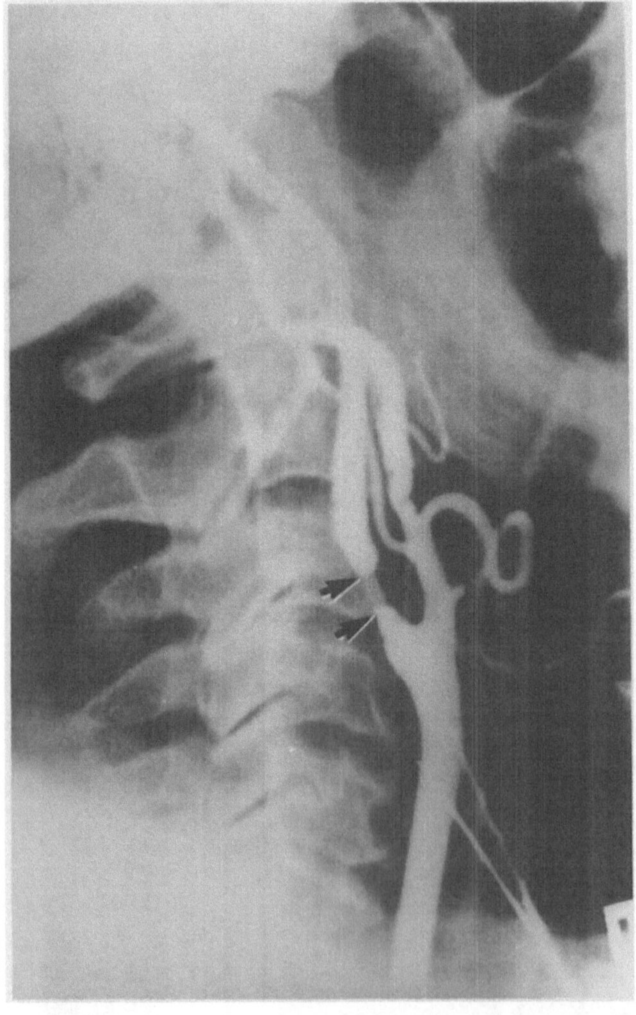

Abb. 76. Subtotale Stenose der linken A. carotis interna (*Pfeile*)

Die spontane intrazerebrale Blutung ist immer auf Gefäßrupturen zurückzuführen. Ist eine Gefäßmißbildung unwahrscheinlich, so sind ätiologisch im wesentlichen hypertonische Massenblutungen, Blutungen bei Antikoagulantientherapie, bei Blutgerinnungsstörungen, seltener auch bei entzündlichen Gefäßerkrankung und Tumorblutungen anzunehmen. Wird bei jüngeren Patienten und aus differentialdiagnostischen Gründen eine zerebrale Angiographie durchgeführt, findet sich lediglich eine avaskuläre Raumforderung.

10.6.5 Obliterierende und/oder stenosierende Gefäßerkrankungen

Die häufigsten Ursachen arterieller ischämischer Zirkulationsstörungen des Gehirns sind die Arteriosklerose mit 85–90% (Hopf et al 1983), gefolgt von 10% Embolien, wobei die restlichen Ursachen nur mit 1–5% vertreten sind. Nach Krayenbühl u. Yasargil (1979) verteilen sich die Läsionen folgendermaßen: bei 41,2% der Patienten treten Gefäßerkrankungen nur im extrakraniellen Arterienabschnitt auf, wobei die Stenosen häufiger sind als die Verschlüsse. An erster Stel-

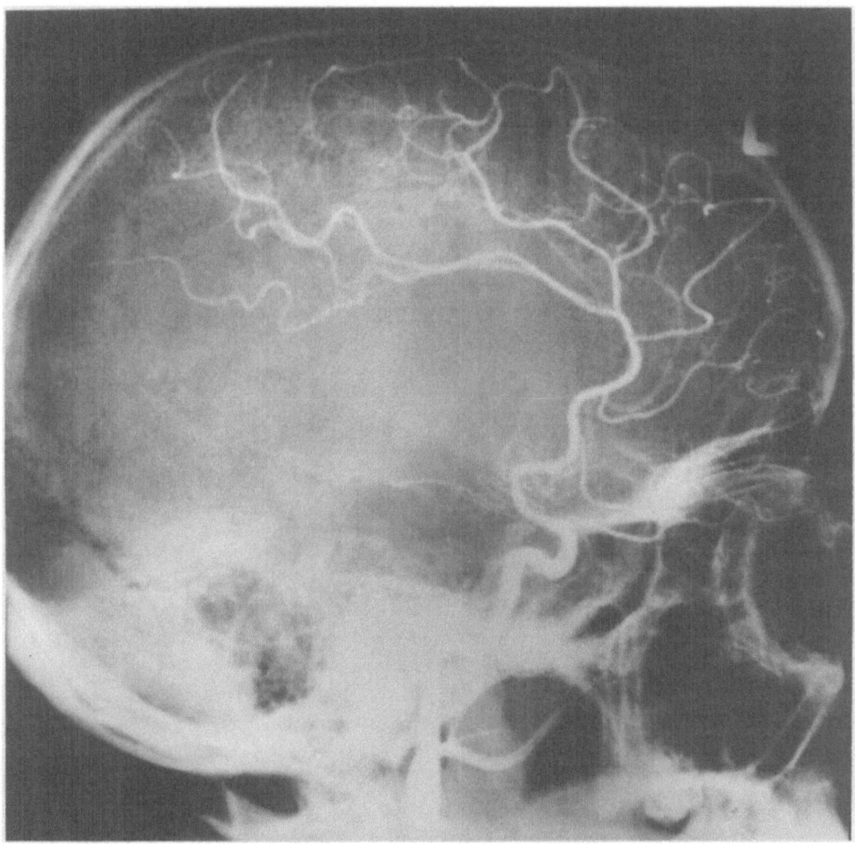

Abb. 77. Verschluß der A. cerebri media

le stehen Läsionen im Bereich der Karotisbifurkation (Abb. 76). 33,3% der Patienten weisen sowohl Veränderungen im extra- wie auch im chirurgisch nicht direkt angehbaren extra- oder intrakraniellen Abschnitt auf. Arteriosklerotische Veränderungen finden sich vorzugsweise an Biegungs- und Teilungsstellen der Arterien, d. h. an Stellen mit besonderer Wandbeanspruchung. Hirninfarkte liegen nach einer großen Statistik (320 – Nadjmi et al. 1981) mit nahezu 70% im Versorgungsbereich der A. cerebri media, während die Infarkte in Versorgungsgebieten der übrigen Hirnarterien mehr oder weniger deutlich unter 10% bleiben (Abb. 77).

Vor einer angiographischen Abklärung zerebrovaskulärer Erkrankungen des Gehirns wird in jedem Fall eine computertomographische und Doppler-sonographische Untersuchung durchgeführt. In der Regel folgt darauf eine DSA. Bei unauffälligem Doppler-sonographischen Befund und unauffälliger DSA wird lediglich bei jüngeren Patienten (in der Regel unter 50 Jahre) aus differentialdiagnostischen Gründen eine Angiographie im Bereich der klinisch nachgewiesenen Läsion durchgeführt.

Literatur

Hopf HCh, Poeck K, Schliack H (1983) Neurologie in Praxis und Klinik, Band I. Thieme, Stuttgart
Kautzky R, Zülch KJ, Wende S, Tänzer A (1976) Neuroradiologie auf neuropathologischer Grundlage, 2 Aufl. Springer, Berlin Heidelberg New York, S 70, 73 u. 84
Kazner ES, Wende Th, Grumme W, Lanksch O, Stochdorph W (1981) Computertomographie intrakranieller Tumoren aus klinischer Sicht. Springer, Berlin
Krayenbühl H, Yasargil MG (1979) Zerebrale Angiographie für Klinik und Praxis. Thieme, Stuttgart
Nadjmi M, Piepgras U, Vogelsang H (1981) Kranielle Computertomographie, Thieme, Stuttgart
Tönnis W, Schiefer W (1959) Zirkulationsstörungen des Gehirns im Serienangiogramm. Springer, Berlin, Göttingen, Heidelberg

11 Angiokardiographie

B. Stegaru

11.1 Einführung

Die Angiokardiographie ist ein Teil der Herzkatheteruntersuchung. Die zur kardiologischen Diagnostik notwendigen Informationen werden durch Sondierung der Herzkammern, Bestimmung der intrakardialen Druckwerte sowie durch angiographische Darstellung der Herzkammern, -klappen und Herzkranzgefäße gewonnen.

Die Angiokardiographie ermöglicht zusätzlich die Bestimmung kardialer Funktionsparameter und somit die Einschätzung des Schweregrades kardialer Erkrankungen.

Spezifische Verfahren wurden im Laufe der Zeit entwickelt und standardisiert. Die erste Herzkatheteruntersuchung beim Menschen führte Forßmann 1929 im Selbstversuch ohne Komplikationen durch. Die moderne Kardiologie beginnt erst mit den konsequenten Versuchen und Erkenntnissen, die von Andre, Cournand und Richards-Dickinson in den 40er Jahren gewonnen wurden. 1950 wird zum ersten Mal von Zimmermann u. Limon-Lasson die retrograde Linksherzsondierung vorgenommen. 1959 entwickelte Sones die Technik der selektiven Koronarangiographie. Ein weiterer Fortschritt bedeutete die Entwicklung der Einschwemmkathetertechnik 1970 durch Grandjean und des Balloneinschwemmkatheters durch Swan u. Ganz.

Diagnostisch brauchbare Ergebnisse der KM-Darstellung waren jedoch nur durch die gleichzeitige Weiterentwicklung der Röntgentechnik und besonders der Röntgenbildverstärker und Röntgenkinematographie möglich. Die Herzkatheteruntersuchung und die Kinematographie erleben seit den 60er Jahren, verbunden mit der Entwicklung der klinisch-therapeutischen Möglichkeit, eine rapide Verbreitung in der ganzen Welt. Dennoch wird wegen schwerer Komplikationsmöglichkeiten der Herzkatheteruntersuchung eine strenge Indikationsstellung zur invasiven kardiologischen Diagnostik gefordert. Aus den gleichen Überlegungen wird die Herzkatheterdiagnostik, einschließlich die Angiokardiographie, in speziell ausgestatteten Untersuchungsräumen – Herzkatheterlabor – durchgeführt, wo eine komplette Erhebung der zur Diagnosestellung notwendigen Daten wie auch sämtliche modernen Reanimationsmaßnahmen zur Verfügung stehen.

11.2 Indikationen

Die Herzkatheteruntersuchung und die Angiographie bleiben trotz wesentlicher Fortschritte der nichtinvasiven kardiologischen Untersuchungsmethoden der

„goldene Standard", der maximale und genaueste diagnostische Maßnahmen zur Klärung von Herzerkrankungen ermöglicht:

Allgemein wird eine Herzkatheteruntersuchung zur Klärung von Herzerkrankungen, deren anatomischen und physiologischen Schweregrades sowie zum Ausschluß oder Nachweis gleichzeitig vorhandener kardialer Erkrankungen durchgeführt

- Eine vollständige Diagnostik ermöglicht eine richtige prognostische Einschätzung der vorliegenden Krankheiten bzw. es werden daraus Entscheidungen zur weiteren medikamentösen konservativen Therapie oder die Notwendigkeit einer herzchirurgischen Behandlung getroffen
- Invasive Diagnostik wird als präoperative Untersuchung gefordert. Auch wenn klinisch und mit Hilfe nichtinvasiver Untersuchungsmethoden die Indikation zur herzchirurgischen Behandlung festliegt, soll möglichst immer eine eingehende Herzkatheter- und angiographische Untersuchung dem Chirurgen vorgelegt werden, um eine vollständige Korrektur des Leidens zu ermöglichen
- In seltenen Fällen kann die invasive Diagnostik den Nachweis fehlender Herzerkrankungen erbringen, so daß bei Patienten mit schweren Herzneurosen diese zur „Heilung" beitragen kann
- Kontrolluntersuchungen nach erfolgter Herzoperation zur Prüfung der Funktionstüchtigkeit der eingesetzten Klappenprothesen, Durchgängigkeit des angelegten aortokoronaren Bypasses sowie zum Nachweis von postoperativ aufgetretenen Erkrankungen. Diese Indikation stellt sich besonders dann, wenn keine postoperative Besserung der Symptomatik erreicht worden ist.

11.3 Kontraindikationen

Kontraindikationen zur Herzkatheteruntersuchung ergeben sich durch die Komplikationsmöglichkeiten, die bei diesen invasiven Untersuchungsmethoden auftreten können.

Entsprechend ist die *unzureichend begründete Indikationsstellung* zur invasiven Diagnostik zu nennen, die sich entweder durch fehlende klinische Symptomatik oder fehlende therapeutische Konsequenzen ergibt.

Als weitere Kontraindikation gelten die *akuten Herzkrankheiten*. In Zusammenhang mit akuten chirurgischen Therapiemöglichkeiten wird diese Kontraindikation entsprechend relativiert, besonders dann, wenn diese Untersuchungen als ultima ratio zur Rettung des Patienten führen können. In dieser Gruppe sind folgende Erkrankungen zu berücksichtigen:

- *Dekompensierte Linksherzinsuffizienz.* Die Untersuchung führt zusätzlich zu einer Volumenbelastung und Erhöhung des intravasalen osmotischen Drucks durch die notwendige Injektion von 200–300 ml hyperosmolarer KM-Lösung. Eine zusätzliche hämodynamische Belastung entsteht durch das notwendige Flachliegen des Patienten. Die Herzkathetermanipulation kann schwere Herzrhythmusstörungen auslösen. Alle diese Komplikationen können den Patienten ernsthaft in einen lebensbedrohlichen Zustand bringen
- *Frischer Herzinfarkt.* Etwa 6–8 Wochen nach einem Herzinfarkt ist der Patient hämodynamisch noch instabil, das Reinfarktrisiko ist vergrößert, es liegt eine

erhöhte Neigung zu schweren Rhythmusstörungen vor, die linksventrikuläre Funktion ist meist noch stark beeinträchtigt. Die Einführung der Therapie mit intrakoronarer Lyse bei frischem Herzinfarkt hat neue Erkenntnisse in diesem Zusammenhang gebracht. Verbunden mit therapeutischem Nutzen relativiert sich auch diese Kontraindikation, dennoch ist die Mortalität während der Untersuchung wesentlich höher, verglichen zu den unter Normalbedingungen durchgeführten diagnostischen Angiographien

- *Akute Endokarditis.* Die Kontraindikation ergibt sich aus der Gefahr der septischen Embolien und Disseminierung der Infektion. Meistens findet sich außer der Endokarditis auch eine Myokarditis und Herzinsuffizienz, so daß die Komplikationsmöglichkeiten auch diesbezüglich sich wesentlich steigern. Im Falle einer akuten Endokarditis kann auch bei ausreichender Diagnostik mit zweidimensionaler Echokardiographie ohne Herzkatheteruntersuchung die Indikation zu akuter Herzchirurgie und Herzklappenersatz gestellt werden.

11.4 Komplikationen

Ausgehend von der Tatsache, daß nur geübte Kardiologen die Herzkatheteruntersuchung durchführen, liegt die Gesamtkomplikationsrate i. allg. zwischen 1 und 3,4% (Braunwald u. Swan 1968). Häufigkeit und Schweregrad der Komplikationen haben sich in den letzten Jahren mit zunehmender Erfahrung der einzelnen Herzkatheterlaboratorien wesentlich verringert. Arten der Komplikationen, wenn auch in kleinerem Ausmaß, sind dennoch weiterhin die gleichen geblieben.

In der Reihenfolge des Schweregrads ist als erstes die *mögliche tödliche Komplikation* zu erwähnen. Große statistische Arbeiten zeigen eine durchschnittliche Mortalität von 0,16–0,4% (Adams et al. 1973). Als Ursachen für die letale Komplikation werden diskutiert die Bedeutung der Untersuchungshäufigkeit, die pro Jahr pro Labor durchgeführt werden, der kausale Zusammenhang mit Schweregrad der Erkrankung, wie z. B. Stammstenosen der linken Koronararterie, instabile Angina pectoris oder die Akuterkrankungen, die in Kap. 11.3 ausgeführt worden sind; die Erfahrung des Untersuchers und Dauer der Untersuchung selbst.

Die nächste gefürchtete Komplikation, besonders im Rahmen der Koronarangiographie, ist der *akute Herzinfarkt.* Bei Patienten mit schwerer koronarer Herzerkrankung und instabiler Angina pectoris ist das Infarktrisiko erhöht. Es wird von einer Häufigkeit von 2,85% (Kaltenbach u. Becker 1974) bzw. 2,14% (Adams et al. 1973) berichtet. Das Auftreten von Herzinfarkten kann durch katheterinduzierte Koronarspasmen, Koronarembolien oder Koronardissektionen provoziert werden.

Zerebrale Embolien. Nach Einführung der Heparinisierung konnte die Häufigkeit von 0,2% auf 0,08% gesenkt werden.

Schwere Rhythmusstörungen. Im allgemeinen treten schwere Rhythmusstörungen bei exzessiver Kathetermanipulation innerhalb des linken oder rechten Ventrikels oder während der KM-Injektion in die Koronararterie – besonders in die rechte

– auf. Patienten mit Linksherzinsuffizienz und Zustand nach frischem Herzinfarkt sind besonders anfällig bezüglich schwerer Herzrhythmusstörungen während der Katheteruntersuchung. Beschrieben werden Komplikationen der Herzrhythmusstörungen in einer Häufigkeit von etwa 1,2% (Braunwald u. Swan 1968). Herzrhythmusstörungen in Form von Kammerflimmern, Kammertachykardien, Asystolie und extremer Bradykardie, totalem AV-Block und supraventrikulären Arrhythmien können ausgelöst werden.

Vasovagale Reaktionen, ausgelöst durch die arterielle Punktion, verursachen Erbrechen, arterielle Hypotonie, Bradykardie, die ein extremes Ausmaß bis zur Asystolie erreichen kann.

Seltener werden *Perforationen* des linken oder rechten Ventrikels beschrieben, die zum Hämoperikard bis zur Herztamponade führen können. Weiterhin ist die gefürchtete Perforation der Aorta bei der transseptalen Katheteruntersuchung zu erwähnen. Diese Komplikationen erfordern eine akute herzchirurgische Intervention.

Eine *KM-Unverträglichkeit* kann ebenfalls mit Erbrechen, allergischen Hautreaktionen bis zum anaphylaktischen Schock einhergehen.

Lokalkomplikationen. Besonders gefürchtet ist bei der transbrachialen Untersuchungsmethode der Verschluß der A. brachialis, der nach der Sones-Technik bei 2,79% liegt. Es wurden außerdem AV-Fisteln im femoralen Bereich mit einer Häufigkeit von etwa 0,004% beschrieben. Weiterhin können Verletzungen des N. medianus oder N. femoralis, massive Hämatome mit kompressionsbedingten Komplikationen, wie die Thrombose der V. femoralis oder Kompression der benachbarten Nerven mit Parästhesien und Sensibilitätsstörungen auftreten.

11.5 Herzkatheterlabor

Eine spezielle Röntgenanlage bildet das Zentrum des Herzkatheterlabors. Neben einer hochwertigen Bildverstärkungsmöglichkeit und einer röntgenkinematographischen Ausrüstung muß die Röntgenanlage auch eine geeignete Patientenlagerungsvorrichtung besitzen. Um die erforderlichen Projektionen zur Darstellung des Gefäßsystems zu erhalten, ist die Richtung des Zentralstrahls um den Patienten herum zu verändern bzw. muß der Patient um eine vorgegebene Strahlenrichtung gedreht werden können.

Ergänzende Einstrahlungen in kraniokaudale und kaudokraniale Richtung sowie axiale angewinkelte Strahlenrichtungen sind notwendig. Der Bildverstärker der Röntgenanlage wird mit einem Fernsehmonitor verbunden, so daß die Untersuchung durch Fluoroskopie verfolgt werden kann.

Außer einer guten Röntgenanlage bedarf ein Herzkatheterlabor eines differenzierten Kathetermeßplatzes mit einer Mindestausstattung, die die Möglichkeit der intrakardialen Druckmessung und intrakardialen sowie externen EKG-Ableitungen bietet.

Im Katheterraum befinden sich zusätzlich EKG- und Druckmonitore und Reanimationsmöglichkeiten, wie Schrittmacher, Defibrillator, Intubations- und Beatmungsgeräte und ein entsprechender medikamentöser Vorrat.

Ebenfalls müssen die notwendigen Katheter und Führungsdrähte wie auch das sonstige Katheterzubehör zur Verfügung stehen.

Zur angiographischen Darstellung der Herzhöhlen und der großen Gefäße ist ein elektronisch gesteuerter KM-Injektor notwendig, bei dem je nach notwendigem Druck Volumen und Flußrate eingestellt werden kann.

11.6 Untersuchungstechnik

11.6.1 Vorbereitung des Patienten

Vor jeder Herzkatheteruntersuchung ist ein eingehendes Aufklärungsgespräch mit dem Patienten zu führen. Nach Aufklärung von Sinn und Nutzen, aber auch des Risikos der Untersuchung soll der Patient seine schriftliche Zustimmung bekunden.

Die Untersuchung wird am nüchternen Patienten (mindestens 6 h) durchgeführt.

Im Katheterlabor wird der Patient auf dem Untersuchungstisch auf dem Rükken flach gelagert, die EKG-Anschlüsse werden angebracht, ein venöser Zugang wird meistens am linken Arm geschaffen.

Die Katheteruntersuchung findet unter sterilen Bedingungen statt. Die Zugangsregion wird durch sorgfältige Hautdesinfektion – wenn notwendig, nach Rasieren der örtlichen Behaarung – vorbereitet. Es folgt eine Abdeckung des gesamten Körpers mit sterilen Tüchern. Ein steriler Kathetertisch wird vorbereitet, auf dem notwendiges Instrumentarium, Spritzen, Lösungen, Katheter und Führungsdrähte vorbereitet werden. Ebenso wird ein steriles Gefäß mit steriler physiol. NaCl-Lösung zur Spülung des Katheters neben dem OP-Tisch plaziert. Die Untersucher selbst sind wie unter sterilen Operationsbedingungen gekleidet.

11.6.2 Prämedikation

Eine Prämedikation und Komplikationsprophylaxe wird vor der Untersuchung vorgenommen. Diese Maßnahmen werden unterschiedlich in den verschiedenen Katheterlaboratorien gehandhabt. Unserer Erfahrung nach hat sich folgende Prämedikation bewährt:
- Sedierung des Patienten mit Diazepam 5–10 mg i. v.
- Vorbeugung der vagovasalen Reaktionen durch Vorabapplikation von Atropin (0,5–1,0 mg i. v.)
- Allergieprävention durch Kortisonapplikation (Volon 80 mg i. v.).
Ist eine Jodallergie bei dem Patienten bekannt, wird eine zusätzliche H-1- und H-2-Rezeptorenblockade durch Applikation von Avil und Targamed i. v. 30 min vor der Herzkatheteruntersuchung vorgenommen.

Sollten während der Untersuchung vermehrt ventrikuläre Extrasystolen auftreten, sind Antiarrhythmika, meistens Xylocain-Infusionen, angezeigt. Es muß gewährleistet sein, daß sowohl ausreichend medikamentöse, aber auch eine Schrittmacher- und Defibrillationstherapie sofort eingesetzt werden können.

Ein KM-induziertes Erbrechen kann zufriedenstellend durch i. v.-Gabe von Paspertin behandelt werden.

Zu Beginn der Katheteruntersuchung sollte eine Heparinisierung des Patienten vorgenommen werden, entweder durch i. v.-Applikation von 10 000 E Heparin oder durch eine sorgfältige Spülung der Katheter und Führungsdrähte mit heparinisierter NaCl-Lösung.

Ebenfalls prophylaktisch empfiehlt sich bei Patienten mit koronarer Herzerkrankung vor Durchführung der Koronarangiographie die Applikation von Nitropräparaten sublingual oder in Sprayform bzw. die sublinguale Gabe von Nifidipin, welche zu einer Koronarerweiterung führen.

11.6.3 Gefäßzugang

Der arterielle und venöse Zugang ist von der Ellenbeugenregion und/oder inguinalen Region aus möglich. Die Femoralgefäße können durch direkte Punktion und mit Hilfe der Seldinger-Technik sondiert werden (s. Kap. 1.2). Mit der gleichen Technik wird auch eine Kubitalvene des Arms kanüliert. Nach Lokalanästhesie und Punktion des gewünschten Gefäßes wird zunächst ein Gefäßdilatator und eine Gefäßschleuse, geleitet von einem Führungsdraht, vorgeschoben. Es muß beachtet werden, daß sowohl Gefäßdilatator als auch die Schleuse der Größe der anschließend zur Untersuchung notwendigen Katheterdicke angepaßt sind.

Die A. brachialis wird überwiegend durch chirurgische Freilegung des Gefäßes und Arteriotomie angegangen. Das Gefäß wird nach Freilegung mit Hilfe von Nadelbändern proximal und distal fixiert, so daß keine Reaktion des Gefäßes und kein Blutverlust bei der Arteriotomie vorkommen kann. Die Arterie wird vor Eröffnung proximal und distal heparinisiert. Nach Abschluß der Untersuchung wird ein sorgfältiger Verschluß der Arterie vorgenommen. Die gleichzeitig zur Katheterisierung benutzten Kubitalvenen müssen anschließend unterbunden werden.

11.6.4 Kathetermaterial

Zur Sondierung der Herzhöhlen und deren angiographische Darstellung haben sich bestimmte Katheterarten bewährt. Sowohl für die Dextro- wie auch für die Lävokardiographie wird am häufigsten der sog. Pigtailkatheter benutzt. Für die rechtsventrikuläre und Pulmonalarteriendarstellung kann auch der Angiographie-Swan-Ganz-Ballonkatheter verwendet werden. Die linksventrikuläre Darstellung wird auch mit Hilfe des Sones-Katheters im Rahmen der Koronarangiographie, z. B. bei Aortenstenose, vorgenommen. Die Koronarangiographie kann nach der Sones- oder Judkins-Methode durchgeführt werden. Entsprechend werden die gleichnamigen Katheter benutzt. Die zur Verfügung stehenden Katheter haben eine Dicke, die zwischen F 5 und F 9 Außenlumen liegen. Die Koronarkatheter haben, bezogen auf die Länge des distalen Katheterteils, zusätzlich unterschiedliche Größen, wie z. B. der Sones-Katheter, Größe 21 und 23, oder der Judkins-Katheter für die rechte und linke Koronararterie die Größe 3, 5, 4, 5 und 6. Die Auswahl der Katheterform und -größe muß der Untersucher abhängig von der Fragestellung und Anatomie des Herzens und der Gefäße individuell treffen.

11.6.5 Technik der Rechtsventrikelsondierung

Der Zugang zum rechten Herzen wird über die Femoral- oder Kubitalvene durch
Vorschieben des gewünschten Katheters gefunden. Die meisten Katheter können
nur mit Hilfe eines Führungsdrahts vorgeschoben und plaziert werden. Unter
Durchleuchtungskontrolle wird der Katheter in den rechten Vorhof eingebracht.
Unter tiefer Inspiration des Patienten gelingt der Durchtritt des Katheters durch
die Trikuspidalklappe in den rechten Ventrikel. Für dextrokardiographische Aufnahmen wird der Katheter distal der Trikuspidalklappe plaziert. Ist eine Pulmonalangiographie vorgesehen, wird der Katheter in die A. pulmonalis durch die
Pulmonalarterienklappe vorgeschoben. Auch zur besseren Beurteilung des linken
Vorhofs mit einer „Durchlaufangiographie" wird der Katheter in der Pulmonalarterie plaziert.

Die Sondierung des rechten Herzens von der Femoralvene aus ist etwas
schwieriger als nach transkubitaler Katheterinsertion. Zur Sondierung und Darstellung des Vorhofseptumdefekts oder aberrierender Pulmonalvenen wird der
Femoralzugang gewählt.

11.6.6 Technik der Linksherzkathetersondierung

Die Einführung des Katheters von der A. brachialis oder A. femoralis muß mit
Hilfe von Führungsdrähten mit weichem flexiblen distalen Teil (Führungsdraht
mit gerader oder J-Formendung) vorgenommen werden. Sowohl der Draht wie
auch der Katheter müssen ohne Widerstand in die Arterie gleiten. Vor dem Aortenbogen wird der Führungsdraht entfernt und der Katheter, nach Aspiration
von 4 ml Blut, sorgfältig gespült. Durch Stützen im Sinus Valsalve und Drehung
erfolgt die Sondierung des linken Ventrikels. Bei stenotisch veränderter Aortenklappe empfiehlt sich die Benutzung von Sones- oder Lehman-Kathetern. Die
transseptale und direkte Punktion des linken Ventrikels werden immer seltener
vorgenommen. Auf deren Beschreibung möchten wir im Rahmen dieses Buchs
verzichten.

11.7 Ventrikulographie

Nach Plazierung des Herzkatheters in der gewünschten Position wird mit Hilfe
einer KM-Bolusinjektion die angiographische Darstellung, die röntgenkinemato-
graphisch aufgezeichnet wird, vorgenommen. Die Filmsequenzen werden mit 25,
50 oder 75 Bildern/s aufgenommen. Routinemäßig wird sowohl in den rechten
wie auch in den linken Ventrikel 40 ml KM mit Hilfe des Injektors appliziert.
Flußrate und Druck der KM-Injektion werden nach Katheterlänge, Katheterdik-
ke und Ort der Applikation (rechter oder linker Ventrikel) eingestellt.

11.7.1 Projektionen

Die Ventrikulographie muß in zwei Ebenen angefertigt werden. Durch laterale
Bildeinstellung kann am besten die gewünschte Struktur oder Kammer untersucht werden. Standardprojektionen sind die Lateraleinstellungen 30°–40° RAO

("right anterior oblique") und 60° LAO ("left anterior oblique"), die sich am besten bewährt haben. Diese Projektionen werden sowohl für den rechten als auch für den linken Ventrikel gebraucht.

11.7.2 Dextrokardiographie

Für die rechtsventrikuläre Darstellung muß der Katheter proximal der Trikuspidalklappe plaziert werden. Durch Injektion von 40 ml KM kann in der 50°–20°-RAO-Projektion die Trikuspidalklappe inspiziert werden. Form- und Struktur-

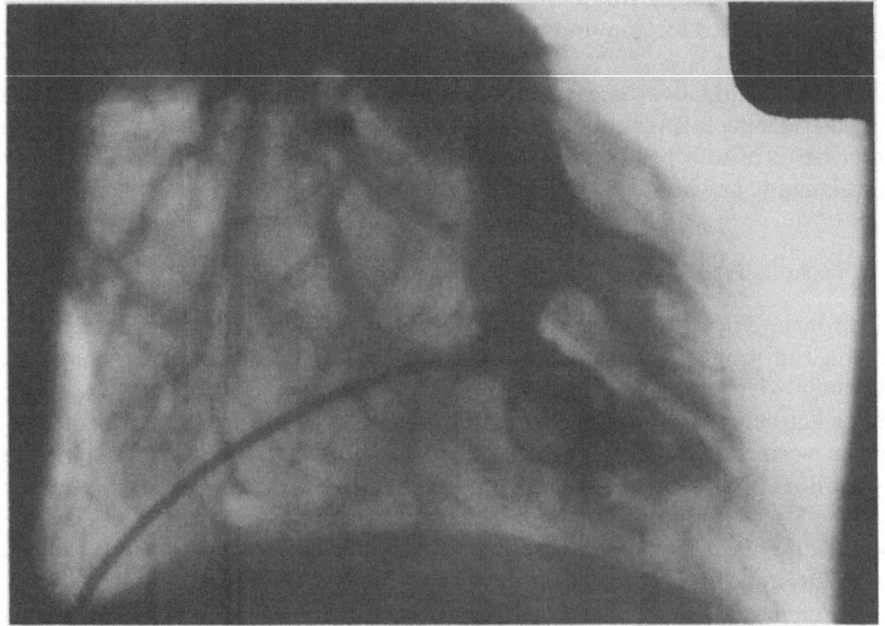

Abb. 78 a, b. Dextrokardiographie. Rechtsventrikulärer Tumor vom Septum ausgehend. **a** RAO-Projektion, **b** Schema. *PA* Pulmonalarterie, *RA* rechter Vorhof, *TR* Trikuspidalklappe, *RV* rechter Ventrikel, *TU* Tumor, *SIV* Septum

veränderungen, die Trikuspidalinsuffizienz, Dimensionen des rechten Vorhofs und rechten Ventrikels können dadurch eingeschätzt werden (Abb. 78). Die Ausflußbahn der A. pulmonalis und die Pulmonalklappe werden am besten in 60°-LAO-Projektion dargestellt. Wir gebrauchen die Dextroangiokardiographie oder Pulmonalangiographie auch zur Darstellung des linken Herzens. Durch die sog. Durchlaufangiographie gelingt nach der Lungenpassage eine gute Darstellung des linken Vorhofs, der Mitralklappe und des linken Ventrikels. Die Aufnahmen werden in 30°-RAO-Projektion durchgeführt. Diese Aufnahmen sind von besonderer Bedeutung in der Diagnostik der Mitralstenose und Mitralinsuffizienz. Bei

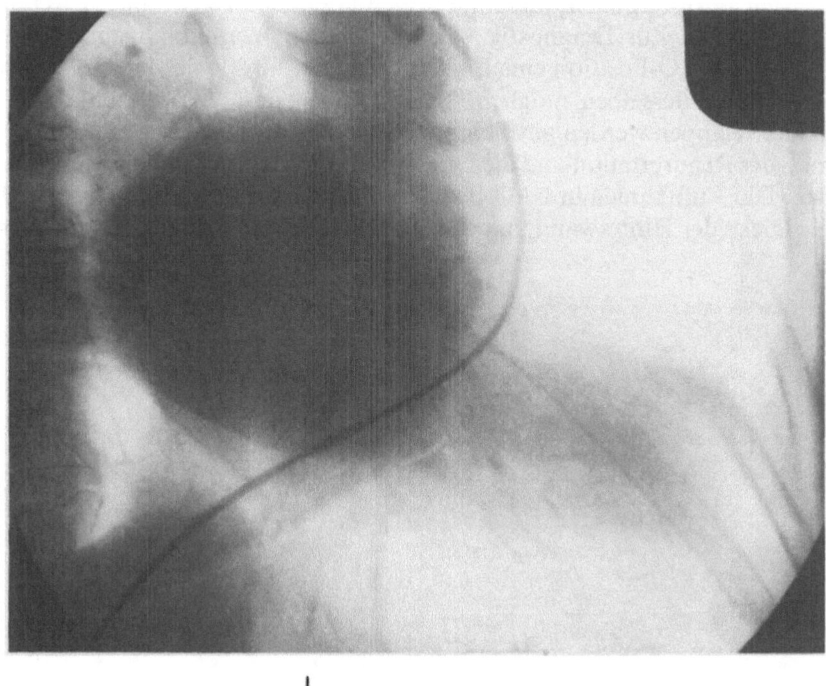

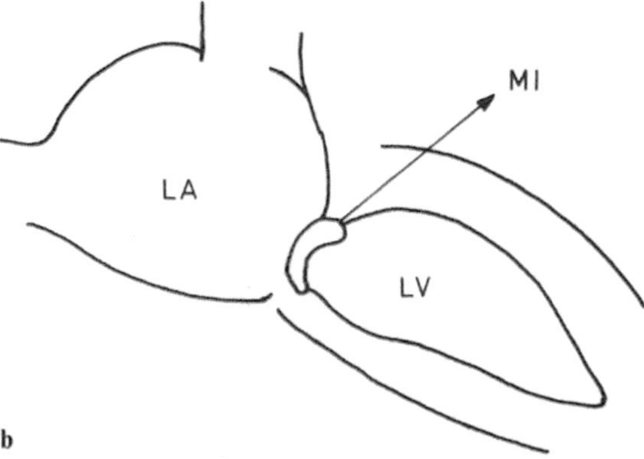

Abb. 79 a, b. Durchlaufangiographie. Darstellung des linken Vorhofs bei Mitralstenose. **a** RAO-Projektion, **b** Schema. Vorderwand des linken Ventrikels. *LA* linker Vorhof, *MI* Mitralklappe, *LV* linker Ventrikel

schweren Aortenstenosen, bei denen keine retrograde Sondierung des linken Ventrikels möglich ist, können Cavum und Wanddicke des linken Ventrikels mit Hilfe der Durchlaufangiographie beurteilt werden (Abb. 79).

11.7.3 Lävokardiographie

Die angiographische Darstellung des linken Ventrikels gehört durch die wesentlichen Informationen, die dadurch gewonnen werden können, zur Untersuchung der Herzklappenfehler und der koronaren Herzerkrankung. Auch hier sind die meisten Informationen durch die beiden lateralen Projektionen LAO und RAO zu gewinnen. Zur Diagnostik von Mitral- und Aortenklappenfehlern wird zunächst in RAO-Position eine Einschätzung der Größe des linken Ventrikels und Wanddicke derselben möglich. Verkalkungen und Veränderungen im Bereich beider Klappen werden gut sichtbar. Bei der Mitralinsuffizienz können das Ausmaß der Regurgitation und die Dimension des linken Ventrikels eingeschätzt werden. Die Aufnahmen in LAO-Projektion bringen Informationen besonders über die Dicke der Hinterwand und das Septum interventriculare, die in dieser Projek-

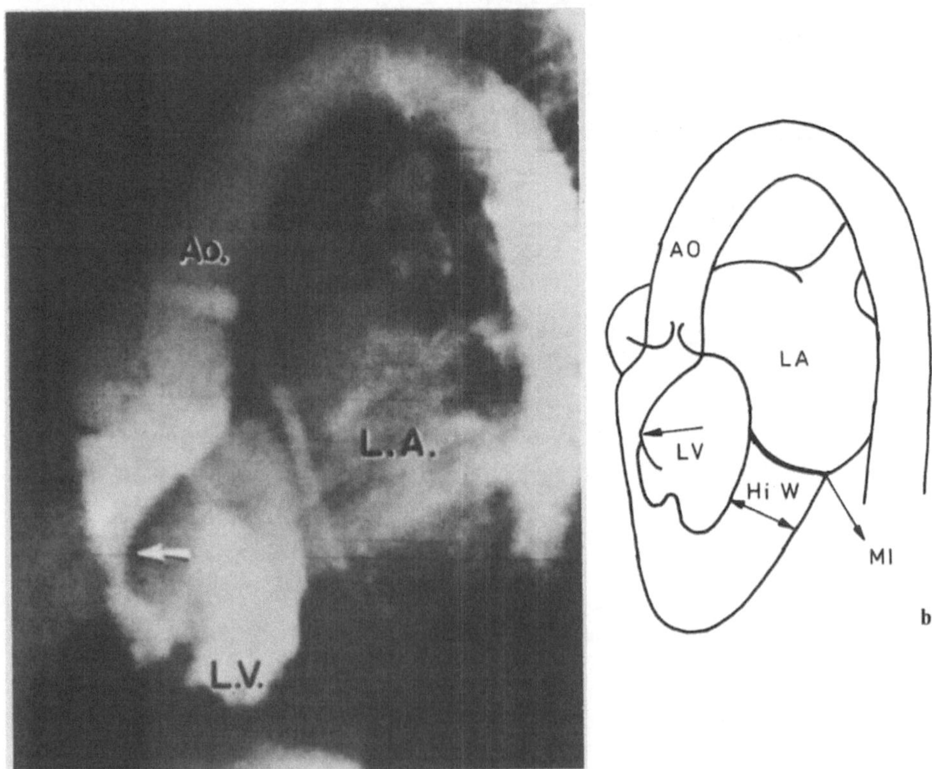

Abb. 80a, b. Lävokardiographie. Diastole bei IHSS. **a** LAO-Projektion, **b** Schema. *LA* linker Vorhof, *AO* Aorta, *MI* Mitralklappe, *LV* linker Ventrikel, *HiW* Hinterwand des linken Ventrikels, *Pfeil* Einengung der Ausflußbahn des linken Ventrikels.

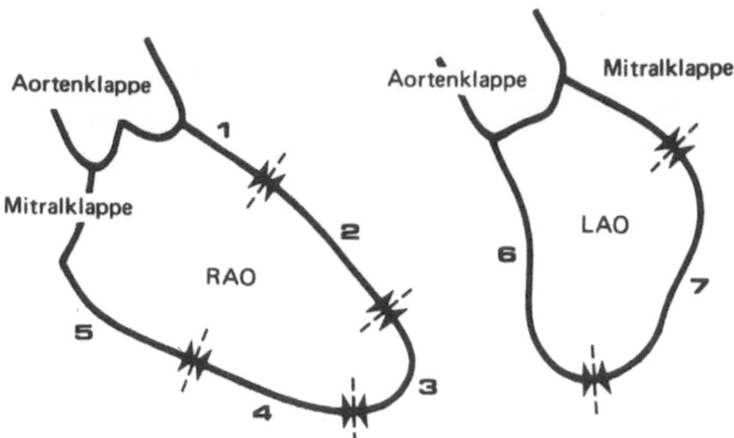

Abb. 81. Segmenteinteilung des linken Ventrikels nach Empfehlung der American Heart Association. *1* anterobasal, *2* anterolateral, *3* apikal, *4* diaphragmal, *5* posterobasal, *6* septal, *7* posterolateral

tion zur Darstellung kommen. Besonders für die Diagnosestellung der hypertrophen Kardiomyopathien ist die LAO-Aufnahme wertvoll (Abb. 80).

Ebenfalls in LAO-Projektion werden Ventrikelseptumdefekte mit Links-rechts-Shunt, bei denen der Austritt des KM in den rechten Ventrikel sichtbar wird, gut dargestellt.

Die Lävokardiographie ermöglicht weiterhin eine genaue Untersuchung von Form und Funktion des linken Ventrikels. Es können Formveränderungen und Ausmaß der regionalen Ventrikelwandkontraktionsstörungen bestimmt werden. Nach Empfehlungen der American Heart Association (Austen et al. 1975) wird bei den beiden Lateralprojektionen RAO und LAO eine Segmenteinteilung in anterobasal, anterolateral, apikal, diaphragmal, posterobasal, septal und posterolateral vorgenommen (Abb. 81).

Die Ventrikelkontraktionsstörungen, die meist nach abgelaufenem Herzinfarkt auftreten, werden unterteilt in:

- Hypokinesie: verminderte Kontraktionsamplitude
- Akinese: keine Kontraktionsamplitude
- Dyskinesie: paradoxe systolische Auswärtsbewegungen eines Wandareals
- Asynchronie: zeitlich gegeneinander verschobener Kontraktionsablauf einzelner Areale
- Aneurysma: akinetische oder dyskinetische Aussackungen des linken Ventrikels (Abb. 82).

Eine genaue Lokalisations- und Formbeschreibung der Wandkontraktilitätsstörungen ist von großer Bedeutung im Zusammenhang mit der koronaren Herzerkrankung zur Beurteilung des Schweregrads und entsprechend zur weiteren Entscheidung bezüglich der angemessenen Therapieform (Abb. 83).

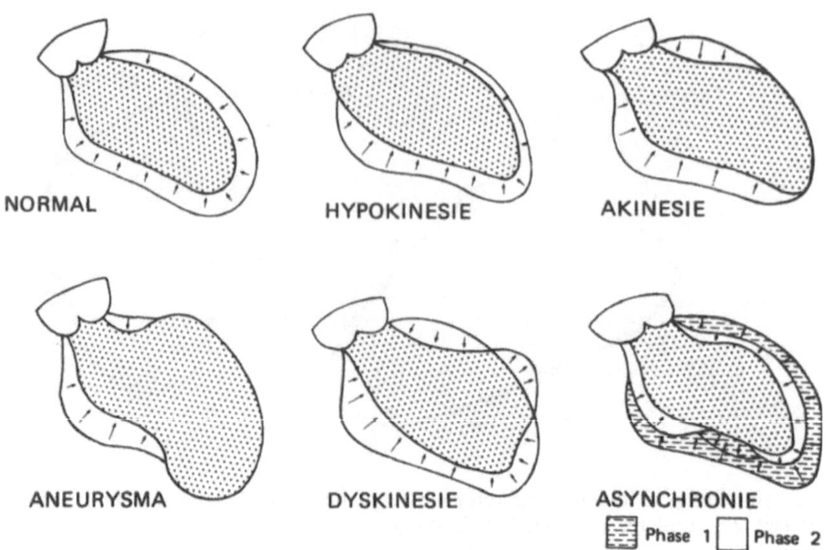

Abb. 82. Ventrikelwandkontraktionsstörungen. (Nach Hermann et al. 1967)

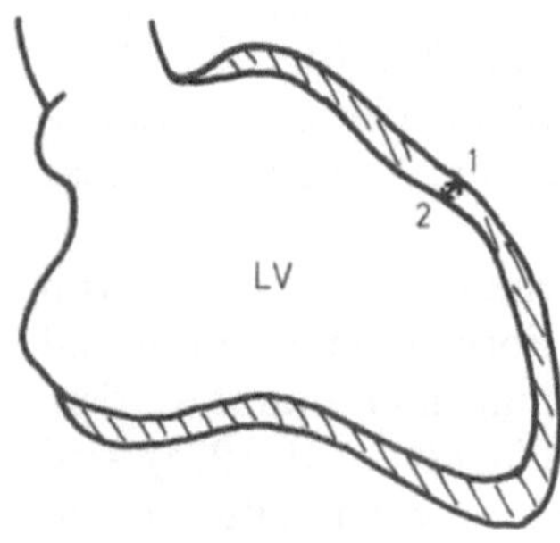

Abb. 83. Ventrikulographie bei CMP. *1* Diastole, *2* Systole

11.8 Aortographie

Im Zusammenhang mit der Angiokardiographie werden wir in diesem Kapitel besonders über die Darstellung der Aortenwurzel sprechen.

Die Untersuchung ermöglicht die Darstellung der Aortenklappe und ihrer Funktion, die Abmessung der Aortenwurzeldurchmesser und Nachweis von Aneurysmen der A. ascendens, des Aortenbogens und der A. descendens.

Zur Beurteilung der Aortenklappenveränderungen bei der Aortenstenose empfiehlt sich die Aufnahme in LAO-Projektion. Dadurch können die Strukturveränderungen der Aortenklappe und die Einschränkungen der Beweglichkeit der Aortensegel dargestellt werden. Bei hochgradiger Aortenstenose können in LAO-Projektion die sog. Preußischer-Helm-Zeichen aufgezeichnet werden, die durch eine Limitierung der Klappenexkursion und eine sehr schmale systolische Öffnung der Klappe ein helmähnliches Bild erzeugen.

Die Aorteninsuffizienz wird am besten durch Aortenwurzeldarstellung in RAO-Projektion erfaßt. Dadurch sind die Aortenklappen und die linke Herzkammer gut beurteilbar. Nach dem Regurgitationsstrahl wird die Aorteninsuffizienz angiographisch in vier Schweregrade unterteilt:

Grad 1: leichtgradig, mit frühdiastolischer geringgradiger Regurgitation im Bereich der Aortenausflußbahn,

Grad 2: deutliche Regurgitation im Bereich der Ausflußbahn ohne eindeutige systolische Entleerung des linken Ventrikels,

Grad 3: hochgradige Regurgitation mit Füllung des gesamten linken Ventrikels bis zur Spitze, mit gleicher KM-Dichte im linken Ventrikel und Aorta,

Grad 4: schwerwiegende Aorteninsuffizienz, wobei eine vollständige linksventrikuläre Füllung in der ersten Diastole stattfindet und keine systolische Ventrikelentleerung auch nach 10–15 s erreicht wird. Entsprechend ist radiographisch die linksventrikuläre KM-Dichte höher als in der Aorta.

Die Aortographie wird auch zur Darstellung der Aortenaneurysmen mit und ohne Dissektion durchgeführt. Es ist sehr wichtig, zu unterscheiden zwischen einem aneurysmatisch erweiterten Gefäß und einer arteriosklerotischen Elongation und Ektasie. Ein ektatisches Gefäß überschreitet nicht eine maximale Weite von 6 cm. Die angiographische Darstellung wird in LAO- und AP-Projektionen durchgeführt. Die Katheterplazierung muß mit großer Sorgfalt vorgenommen werden, um eine Erweiterung der Dissektion zu vermeiden. Nach De Bakey werden dissezierende Aortenaneurysmen in drei Kategorien eingeteilt:

Typ 1: Aneurysma und Dissektion der Aorta ascendens,

Typ 2: Aneurysma und Dissektion der Aorta ascendens und Aortenbogen,

Typ 3: Aneurysma und Dissektion distal des A.-subclavia-Abgangs mit Dissektion bis in den abdominalen Bereich.

Ebenfalls durch Aortographie wird ein persistierender Ductus Botalli oder eine Coarctatio aortae nachgewiesen.

11.9 Bestimmung der kardialen Funktionsparameter mit Hilfe der Ventrikulographie

Aus der Ventrikulographie können durch Darstellung der endsystolischen und enddiastolischen Durchmesser des linken Ventrikels Funktionsparameter bestimmt werden, wie enddiastolisches Volumen (EDV) und endsystolisches Volumen (ESV) des linken Ventrikels (in ml).

Die Bestimmungen können sowohl bei der in einer wie in zwei Ebenen durchgeführten Ventrikulographie vorgenommen werden. Eine Eichung des Bilds wird mit Hilfe einer Eichkugel vorgenommen, deren Durchmesser genau bekannt ist. Bei der Endberechnung der Volumina muß ein Korrekturfaktor für die Kugeleichung berücksichtigt werden, und zwar

$$K = \frac{D \text{ mm (Kugeldurchmesser)}}{D \text{ mm (Kreisdurchmesser am Film)}}.$$

Zur Volumenberechnung stehen uns zwei Methoden zur Verfügung: Die Dodge-Methode durch Volumenvergleich, die sich auf Durchmesser und Flächenlängenmessungen stützt, und die Scheibchensummationsmethode nach Simson. Die einfachste und am meisten benutzte Methode ist die von Dodge beschriebene Flächenlängenanalyse. Die Ventrikelfläche wird durch Planimetrie ermittelt, der Längsdurchmesser wird in cm angegeben. Zur Voluminabestimmung in monoplaner Projektion wird folgende Formel benutzt:

$$V = 0{,}848 \frac{F^2}{L} \cdot K^3$$

V Ventrikelvolumen in ml, F Ventrikelfläche in cm^2, L Längsdurchmesser des Ventrikels in cm, K Kugeleichungskorrektur

Weitere Funktionsparameter, die aus der Ventrikulographie berechnet werden können, sind:

– Schlagvolumen (SV) in ml; $SV = EDV - ESV$

– Auswurffraktion (EF) in %; $EF = \dfrac{SV}{EDV} \cdot 100$

– Myokarddicke (MD) in mm

– linksventrikuläre Myokardmasse (LMM) in g.

$$LMM = \frac{4}{3} n \left(\frac{L+2h}{2} \cdot \frac{M+2h}{2} \cdot \frac{N+2h}{2} - V \right) \cdot 1050$$

L Längsachse in cm in RAO-Projektion, M Querachse in cm in RAO-Projektion, N Querachse in cm in LAO-Projektion, V enddiastolisches Volumen des linken Ventrikels, 1050 spezifisches Gewicht des Muskels

Die Normalwerte der Volumina und der Masse des Herzens, bezogen auf die Körperoberfläche für den linken Ventrikel, wurden von Kennedy et al. 1966 mit folgenden Werten angegeben:

EDVI	(enddiastolischer Volumenindex)	70	± 20 ml/m^2
ESVI	(endsystolischer Volumenindex)	24	± 10 ml/m^2
SVJ	(Schlagvolumenindex)	45	± 13 ml/m^2
EF	(Auswurffraktion)	76	± 8 %
LMMI	(linksventrikulärer Myokardmassenindex)	92	± 16 g/m^2
MD	(Myokarddicke)	10,9	$\pm 2{,}0$ mm

11.10 Koronarangiographie

Zur Untersuchung der Herzkranzgefäße sind zwei Methoden gebräuchlich: Die von Sones beschriebene Technik mit transbrachialem Zugang und die Judkins-Technik mit transfemoralem Zugang.

11.10.1 Judkins-Technik

Der transkutane femorale Zugang nach Judkins hat sich wegen der einfachen Technik durchgesetzt und wird in zunehmendem Maße hauptsächlich angewandt. Nicht nur ein leichterer Gefäßzugang, sondern auch die von Judkins vorgeformten Katheter vereinfachen die Untersuchung. Die Einführung der Katheter findet von der A. femoralis statt. Die notwendigen Judkins-Katheter sind unterschiedlich in der Form für die linke, für die rechte und für die Ventrikulographie. Die selektive Sondierung der Kranzarterien ist durch gegebene Biegungen wesentlich vereinfacht.

Die Intubation der linken Koronararterie gelingt durch einfaches Vorschieben des Katheters bis vor das Koronarostium. Die Intubation der rechten Koronararterie wird durch Drehung des Katheters im Uhrzeigersinn im Ostium der rechten Kranzarterie plaziert.

Die meistbenutzten Kathetergrößen sind Charrier F 4 und F 5.

Unserer Erfahrung nach wird die Sondierung der rechten Kranzarterie erleichtert durch Auswahl eines kleineren Katheters als für die linke Kranzarterie, wie z. B. für die linke Kranzarterie der Judkins-Katheter F 4 und für die rechte Kranzarterie F 3,5.

11.10.2 Sones-Technik

Die Sones-Technik wird durch Arteriotomie der A. brachialis durchgeführt. Der Sones-Katheter wird vorsichtig und mit Hilfe eines J-Führungsdrahts in die Aortenwurzel vorgeschoben. Ein Vorteil der Methode besteht darin, daß kein Katheterwechsel notwendig ist, denn mit dem gleichen Sones-Katheter können beide Koronararterien und der linke Ventrikel sondiert werden.

Die Intubation der linken Koronararterie wird erreicht durch Aufrichten der Katheterspitze mit Stützung auf die Aortenklappentaschen. Durch leichtes Vorschieben, am besten in 30°-LAO-Projektion, wird die Intubation des Ostiums der linken Koronararterie erreicht. Die Intubation der rechten Koronararterie wird durch Drehen des Katheters im Uhrzeigersinn vom linken Sinus Valsalvae zum rechten und somit zum Koronarostium erreicht.

Für beide Methoden gestaltet sich die weitere Untersuchung gleichermaßen. Nach Intubation des Gefäßes wird die KM-Darstellung vorgenommen. Die KM-Injektion wird per Hand durchgeführt. Es sind etwa 10 ml KM/Darstellung notwendig. Unter ständigem Druckmonitoring wird der Katheter im Ostium des Gefäßes belassen, bis alle notwendigen Aufnahmen durchgeführt worden sind. Eine andere Methode besteht in der wiederholten Sondierung des Ostiums vor jeder Aufnahme. Diese Methode ist zu empfehlen bei der Judkins-Technik, bei der die Ostiensondierung wesentlich einfacher ist.

11.10.3 Projektionen

Durch gewählte Projektionen wird eine komplette Darstellung der Gefäße, deren Abgänge und deren Verästelung, der Kollateralen und der arteriosklerotischen Veränderungen ermöglicht.

Die Standardprojektionen verlaufen senkrecht zur Körperlängsachse des Patienten. Die Röntgenröhre wird um dessen Längsachse gedreht, und es entstehen

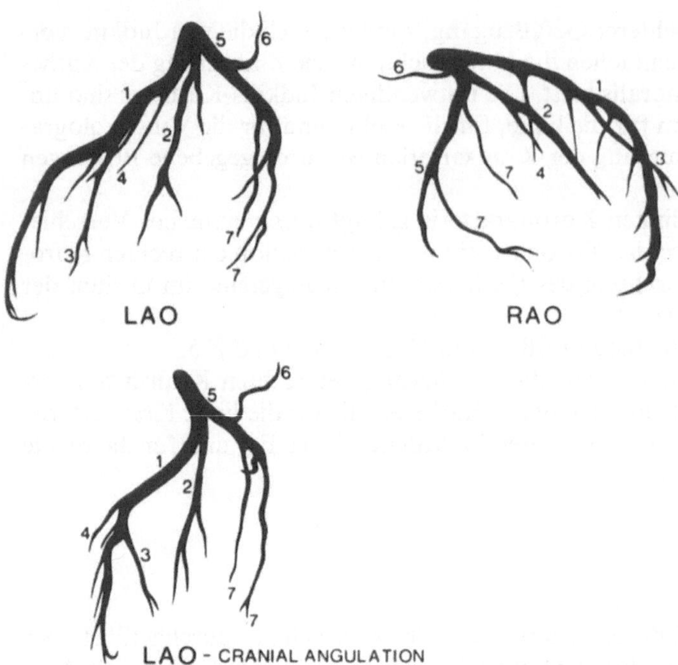

Abb. 84. Schematische Darstellung der linken Koronararterie in RAO- und LAO-Projektion. (Nach Conti et al. 1980). *1* RIA (LAD) – Ramus interventricularis anterior, *2* RD (D) – Ramus medianus (1. Ramus diagonalis), *3* RD (D) – Ramus diagonalis (2. Ramus diagonalis), *4* RSA (S) – Ramus septalis anterior (1. Septalast), *5* RCX (CX) – Ramus circumflexus, *6* RAS (AC) – Ramus atrialis sinister, *7* RMS (OM) – Ramus marginalis sinister

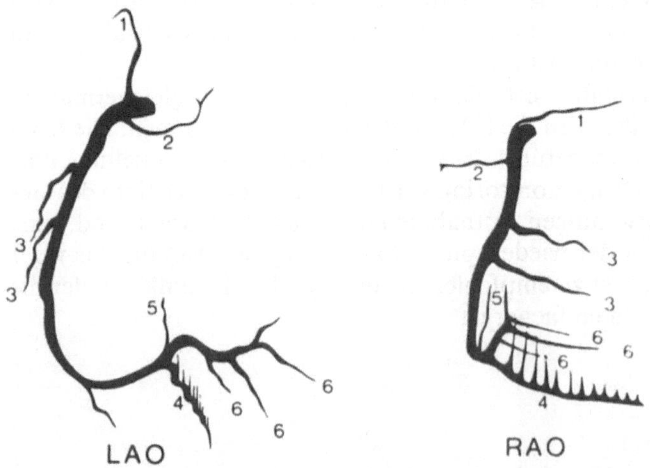

Abb. 85. Schematische Darstellung der rechten Koronararterie in RAO- und LAO-Projektion. (Nach Conti et al. 1980). *1* RCO (CB) – Ramus coni arteriosi, *2* RNS (SN) – Ramus nodi sinuatrialis dexter, *3* RMD (AM) – Ramus marginalis dexter, *4* RIP (PD) – Ramus interventricularis posterior, *5* RNAV (AV) – Ramus nodi atrioventricularis, *6* RPLD (PL) – Ramus posterolateralis dexter

die anterior-schrägen Positionen bzw. die bekannten RAO- und LAO-Positionen. Zusätzlich werden kraniale oder kaudale angulierte, sog. halbaxiale Aufnahmen durchgeführt. Zur Darstellung der linken Kranzarterie werden mehrere Aufnahmen angefertigt, die durch eine zunehmende Abwinkelung der LAO- und RAO-Projektion gewonnen werden. Es ist jedoch bekannt, daß Bewegungen unter 30° keine wesentlichen neuen Aspekte in der Darstellung der Gefäße bringen.

Als Standardprojektion haben sich bei der Koronarangiographie folgende Einstellungen durchgesetzt:

Für die linke Kranzarterie werden eine oder mehrere 30°–60°-RAO-Projektionen, eine 40°-LAO-Projektion, eine 15°-halbaxiale RAO- und 15°-halbaxiale LAO-Darstellung benötigt. Das Ostium des Ramus interventricularis anterior kann durch eine zusätzliche kraniale oder kaudale Einstellung besser beurteilt werden (Abb. 84).

Für die rechte Koronararterie reicht meistens eine RAO- und LAO-Projektion. Für Veränderungen im Bereich der Crux cordis können zusätzlich LAO-kranial angewinkelte Aufnahmen nützlich sein (Abb. 85).

11.10.4 Normales Angiogramm

Bei der Angiographie müssen alle wichtigen Arterien und Äste gut dargestellt werden. Ebenfalls müssen die Ostien und Abgänge der Gefäße gut beurteilbar sein, denn die meisten arteriosklerotischen Veränderungen sind am Abgang der Gefäße lokalisiert. Zur Beurteilung der Koronarangiographie sind detaillierte Kenntnisse des normalen Angiogramms notwendig. Zwei internationale Nomenklaturen der Koronararterien haben sich durchgesetzt. In Deutschland wird meist die Nomenklatur nach dem Leningrader Konzept von 1970 gebraucht (Kretschmann u. Kaltenbach 1971). Die zweite international verwendete Nomenklatur wird nach Empfehlungen der American Heart Association von 1975 (Anoten et al. 1975) beschrieben. Diese Nomenklaturen und Abkürzungen sind in Tabelle 7 beschrieben.

Wegen der großen Variabilität der Gefäßverteilung hat man in Abhängigkeit von der linksventrikulären Hinterwandversorgung drei wesentliche Varianten des Koronarsystems definiert:

1. Normaler oder ausgeglichener Versorgungstyp. Die Häufigkeit dieser Gefäßverteilung liegt bei etwa 75%. Merkmal dieses Versorgungstyps ist, daß die Hinterwand des linken Ventrikels sowohl von der rechten Koronararterie, die einen R. interventricularis posterior und R. posterolateralis abgibt, wie auch von der A. circumflexa mit einem R. posterolateralis etwa gleichen Kalibers, wie die rechte Koronararterie sie aufweist, versorgt wird.

2. Als weitere Variante ist der Linksversorgungstyp bekannt, der in einer Häufigkeit von etwa 8% vorkommt. Bei diesem Versorgungstyp erreicht die rechte Koronararterie nicht die Crux cordis. Der R. interventricularis posterior wird von der A. circumflexa abgegeben.

3. Der Rechtsversorgungstyp kommt mit einer Häufigkeit von etwa 5% vor, vorausgesetzt, daß nur dann ein solcher Versorgungstyp angenommen wird, wenn die gesamte Hinterwand des linken Ventrikels von der rechten Koronararterie versorgt wird.

Tabelle 7. Nomenklatur der Koronararterien mit Abkürzungen, links nach International Anatomical Nomenclature Committee in Leningrad, 1970 (Kretschmann u. Kaltenbach, 1981), rechts nach AHA Committee Report (Austen et al. 1975). (Nach Görnandt u. Roskamm 1984)

A. coronaria dextra	ACD	*right coronary artery*	RCA
R. coni arteriosi	RCO	conus branch	CB
R. nodi sinuatrialis dexter	RNS	sinus node branch	SN
R. ventricularis dexter	RVD	right ventricular branch	RV
R. atrialis dexter	RAD	atrial branch	A
R. marginalis dexter	RMD	acute marginal branch	AM
R. nodi atrioventricularis	RNAV	atrioventricular node branch	AV
R. interventricularis posterior	RIP	posterior descending branch	PD
R. septalis posterior	RSP		
R. posterolateralis dexter	RPLD	posterolateral branch	PL
R. atrioventricularis dexter	RAVD		
A. coronaria sinistra	ACS	*main left coronary artery*	MLCA
R. interventricularis anterior	RIA	*left anterior descending artery*	LAD
R. coni arteriosi		diagonal branch	D
R. diagonalis	RD	septal (perforator) branch	S
R. septalis anterior	RSA		
R. circumflexus	RCX	*circumflexus artery*	CX
R. nodi sinuatrialis sinister	RNS	sinus node branch	SN(L)
R. atrialis sinister	RAS	left atrial circumflex branch	AC
R. marginalis sinister	RMS	obtuse marginal branch	OM
R. posterolateralis sinister	RPLS	posterolateral branch	PL
R. atrioventricularis sinister	RAVS	left atrioventricular branch	

Außer dieser Einteilung nach Prädominanz eines Gefäßes ist von klinischer Bedeutung die weitere Beurteilung des R. interventricularis anterior bezüglich seiner Länge, bezogen auf die Herzspitze, das Vorhandensein eines kräftigen Diagonalasts oder sogar eines Trifurkationsasts, die die freie Wand des linken Ventrikels versorgen.

11.10.5 Pathologisches Koronarangiogramm

Die Auswertung der Filme wird mit Hilfe eines Vergrößerungsfilmprojektors durchgeführt. In der Routineauswertung werden die koronarangeographischen Filme durch eine visuelle Stenoseeinschätzung beurteilt. Dies ist mit inter- und intraindividuellen Abweichungen und Fehleinschätzungen von etwa 15% behaftet. Wesentlich zeitraubender, jedoch korrekter, ist eine Abmessung der Stenose mit Hilfe eines Zirkels, einer Präzisionsschublere, fotodensitometrischen Methoden etc. durchzuführen. Diese Verfahren werden mehr für wissenschaftliche Fragestellungen angewandt. Die prozentuale Stenose wird ermittelt durch folgende Formel:

$$\frac{dn - d\ stenose}{dn} \cdot 100,$$

wobei dn = normaler prästenotischer Durchmesser des Gefäßes und d stenose = Stenosedurchmesser darstellt.

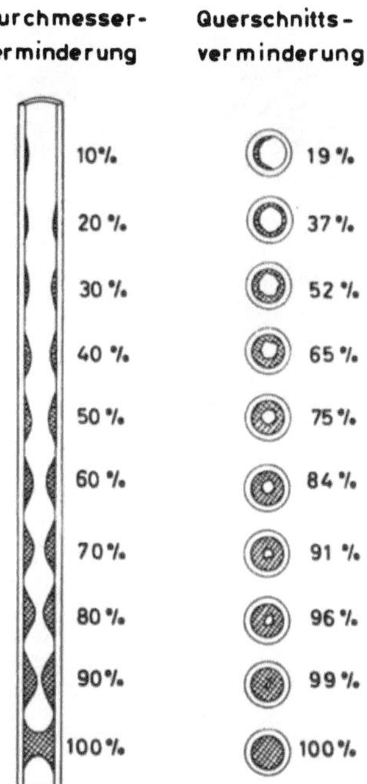

Abb. 86. Stenosegrad der Koronararterien in Durchmesser und Querschnitt. (Nach Kaltenbach u. Roskamm 1980)

Wegen der oft asymmetrischen Lage, polymorphen Gefäßwandveränderungen, Schwierigkeit einen normalen Gefäßabschnitt als Referenz heranzuziehen, müssen möglichst viele Projektionen zur Beurteilung des Stenosegrads herangezogen werden. Der höchste Grad der Stenose in einer Projektion bestimmt am zuverlässigsten das Ausmaß der Lumeneinengung (Hale u. Jefferson 1963). Die verbleibende Querschnittsfläche des Restlumens in einem stenosierten Gefäßabschnitt ist für die Reduktion des Blutflusses entscheidend. Dies kann jedoch nur indirekt rechnerisch ermittelt werden. In Abb. 86 wird die Einschätzung des Stenosegrads voll dargestellt.

Die arteriosklerotischen Koronarlumenveränderungen werden unterteilt in kurzstreckige und langstreckige Stenosen, konzentrische und exzentrische Stenosen, diffus veränderte Gefäße mit arteriosklerotischen Plaques sowie in dilatativ sklerotische Formen. Vergleiche der klinischen Einschätzung mit histopathologischen Präparaten zeigen i. allg. und weltweit eine Tendenz zur Unterschätzung des Stenosegrads. Dies ist objektiv bedingt durch häufig nicht sichere „normale" Vergleichslumina. Ein großes subjektives Moment bei der Betrachtung des Gefäßes ist mit zu berücksichtigen, denn auch intraindividuell ist eine Variabilität von etwa 6,2% beschrieben worden.

Als hämodynamisch signifikante Stenosen werden Lumeneinengungen über 50% betrachtet. Dieser Stenosegrad wird unter Belastungsbedingungen signifikant. Die Stenosen zwischen 70 und 90% sind sogar unter Ruhebedingungen hämodynamisch wirksam. Diejenigen Stenosen mit 99% werden als subtotale Stenosen beschrieben (Abb. 87, 88).

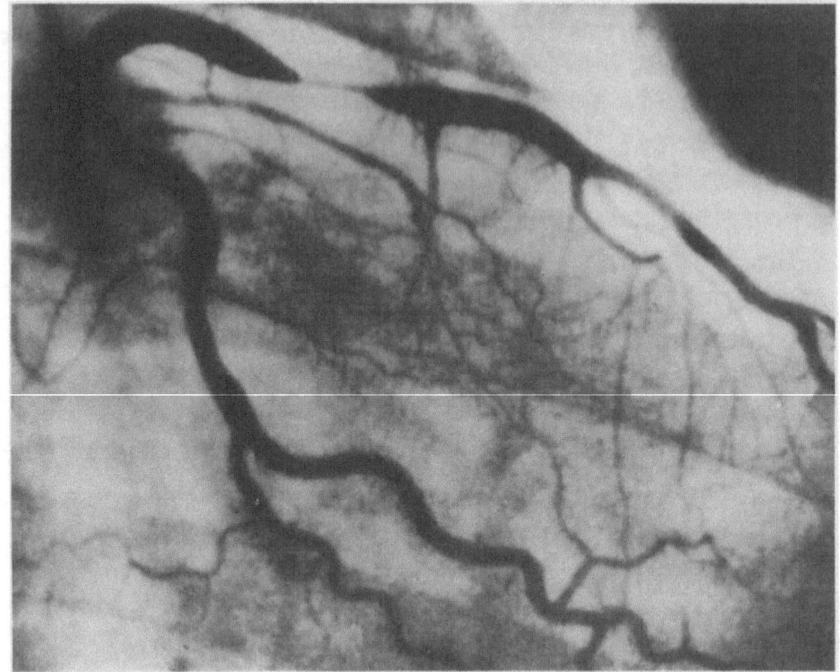

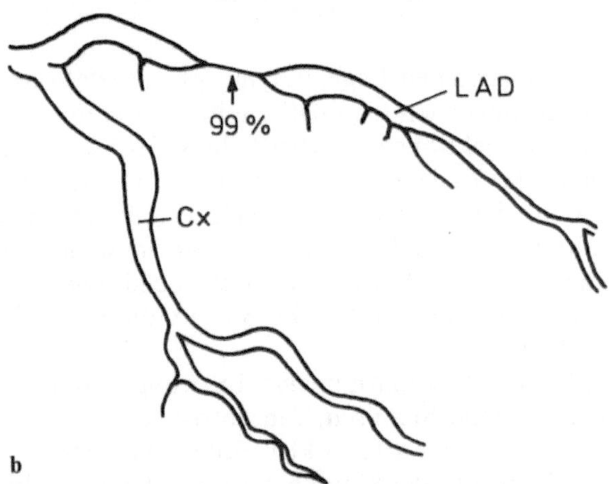

Abb. 87 a, b. Proximale, 99%ige LAD-Stenose, **a** RAO-Projektion, **b** Schema

Eine möglichst zuverlässige Interpretation der angiographischen Befunde, die einer gewissen Erfahrung bedarf, ist im Zusammenhang mit der Indikation zur Bypasschirurgie von großer Bedeutung.

Neben organischen Stenosen können spontan oder während der Koronarangiographie Spasmen auftreten, Ein Spasmus kann eine organische Stenose vortäuschen. Ohne sofortige medikamentöse Intervention durch Gabe von Nitro

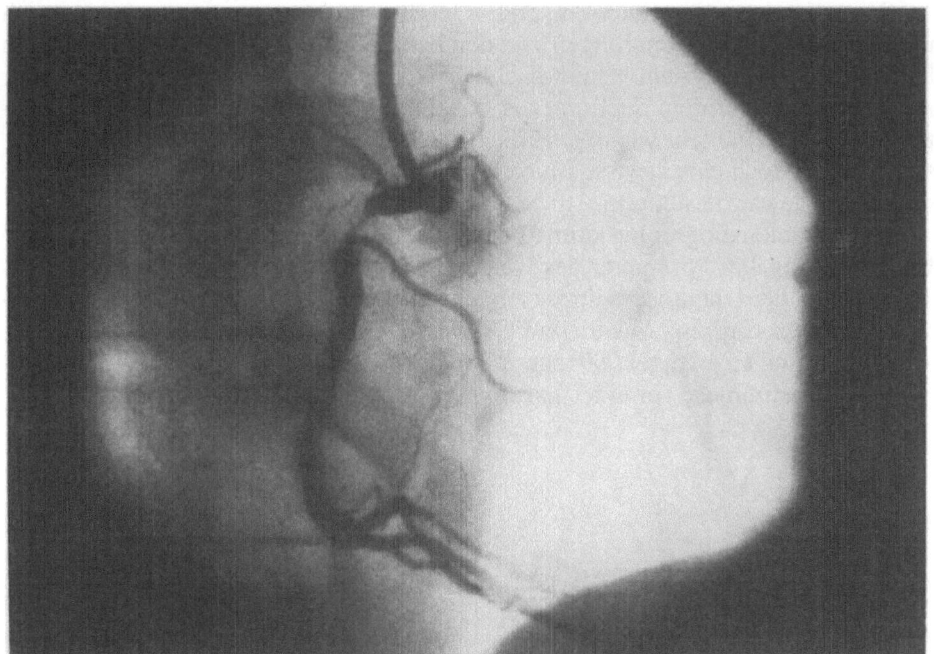

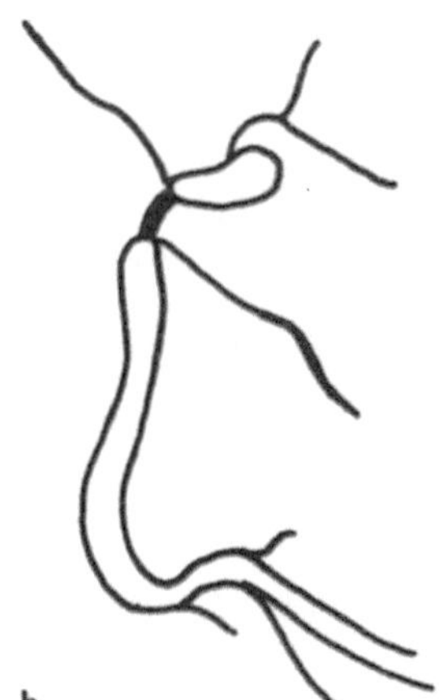

Abb. 88 a, b. Proximale, 99%ige RCA-Stenose, **a** RAO-Projektion, **b** Schema

oder Nifidipin sublingual oder intrakoronariell kann ein verlängerter Spasmus zu schwerer Myokardischämie bis zum Infarkt und zum Kammerflimmern führen.

Eine weitere Art von Stenosen können Muskelbrücken darstellen. Während der systolischen Myokardkontraktion zeigen sich hochgradige Gefäßstenosen, die in der Diastole nicht mehr nachweisbar sind. Bei entsprechender Klinik sind auch diese Stenosen operationsbedürftig.

Wenn hochgradige Stenosen oder Gefäßverschlüsse vorliegen, bilden sich meistens Kollateralverbindungen von den besser durchgängigen Arterien zu dem betroffenen Gefäßsystem. Hauptsächlich entstehen Kollateralgefäße über der Apikalregion, über dem Septum oder basal über den Konusarterien. Die Kollateralen spielen eine sehr wichtige Rolle bei der myokardialen Restperfusion. Meistens kann jedoch eine gewisse Blutversorgung des Myokards nur unter Ruhebedingungen gewährleistet sein.

Die Angiokardiographie kann nur im Zusammenhang mit vollständiger Erhebung funktioneller Parameter des Herzens beurteilt werden. Auch sind meistens zur Klärung der Diagnose mehrere angiographische Verfahren bei demselben Patienten durchzuführen. Aus diesem Grunde sind eine vollständige nichtinvasive Abklärung und eine korrekte Fragestellung, die auch das weitere Untersuchungsprotokoll bestimmen, vor einer kardioangiographischen Untersuchung notwendig.

Literatur

Adams DF, Fraser DB, Abrams HL (1973) The complications of coronary arteriography. Circulation 48:609

Austen G, Edwards JE, Freye RL, Gensini GG, Gott VL, Griffith LSC, McGoon DC, Murphy ML, Roe BB (1975) A reporting system on patient evaluated für coronary artery disease. Circulation 51:7–40

Braunwald E, Swan HJC (1968) Cooperative study on cardiac catheterization. Circulation 37 [Suppl 111]:1

Conti CR, Levine DC, Grossmann W (1980) Cardiac catheterization and angiography. Lea & Febiger, Philadelphia, p 25, 153

Görnandt L, Roskamm H (1984) Koronarerkrankungen. In: Handbuch der inneren Medizin. Springer, Berlin Heidelberg New York Tokyo, S 517

Grossmann W (1980) Cardiac catheterization and angiography, 2nd edn. Lea & Febiger, Philadelphia

Hale G, Jefferson K (1963) Technique and interpretation of selective coronary arteriography in man. Heart J 25:644–645

Hermann MV, Heinle RA, Klein MD, Gorlin R (1967) Localized disorders in myocardial contraction. A syvergy and role in congestive heart failure. N Engl J Med 277:222–232

Kaltenbach M, Becker HJ (1974) Die selektive Koronarangiographie. Dtsch Ärzteblatt 71(3):137

Kaltenbach M, Roskamm H (1980) Vom Belastungs-EKG zur Koronarangiographie. Springer, Berlin Heidelberg New York

Kennedy JW, Baxley WA, Figley MM, Dodge HT, Blockmon JR (1966) Quantitative angiocardiography I. The normal left ventricle in man. Circulation 34:272

Kennedy JW, Trenholme SE, Kasser IS (1970) Left ventricular volume and mass from single-plan cineangiocardiogram. A comparization of anterior-posterior and right anterior oblique methods. Am Heart J 80:352

Kretschmann HS, Kaltenbach M (1971) Anatomy and nomenclature of coronary arteries. In: Kaltenbach M, Lichtlen M (eds) Thieme, Stuttgart, pp 32–37

Lichtlen PR (1979) Koronarangiographie. Perimed, Erlangen

Roskamm H (1984) Koronarerkrankungen – Handbuch der inneren Medizin. Springer, Berlin Heidelberg New York

12 Angiotherapie

W. Jaschke

Unter Angiotherapie versteht man jede therapeutische Intervention unter Zuhilfenahme angiographischer Techniken. In der Regel handelt es sich dabei um eine therapeutische Blutflußreduktion bis hin zur Gefäßokklusion bzw. um eine therapeutische Gefäßrekanalisation über einen Angiographiekatheter. Beide Methoden erfordern von ihrem Anwender ein hohes Geschick bei der Katheterisierung der Zielgefäße sowie profunde Kenntnisse über den therapeutischen Nutzen sowie die spezifischen Komplikationen dieser Interventionsmethoden. Deshalb bleiben die angiotherapeutischen Verfahren besonders geschulten Angiographeuren vorbehalten. Sie sollten zudem nur an Abteilungen praktiziert werden, an denen eine gezielte Behandlung der möglichen Komplikationen möglich ist.

Aus diesen Gründen soll hier nur in Form einer Übersicht auf die verschiedenen Angiotherapieverfahren eingegangen werden.

12.1 Blutflußreduktion: arterielles System

Der arterielle Blutfluß kann durch selektive Injektion bzw. Infusion von vasokonstriktiven Pharmaka reduziert werden. Alle zur Verfügung stehenden Medikamente haben allerdings nur eine kurze Wirkdauer am Zielort und sind zudem durch systemische Nebenwirkungen (Herz-Kreislauf-System) belastet, was die Anwendung dieser Methode der Blutflußreduktion limitiert.

Alternativ dazu kann der arterielle Blutfluß durch einmalige Gabe eines Embolisats reduziert werden. Der therapeutische Gefäßverschluß kann je nach Auswahl des Embolisats im Bereich der Arterienhauptstämme und/oder im Bereich der arteriellen Endstrombahn permanent oder temporär erfolgen. Die Auswirkungen der Embolisation auf das betroffene Stromgebiet hängen zum einen von der Verschlußdauer und zum anderen von der Kollateralisation des Verschlusses ab. Organe mit funktionellen Endarterien (z. B. Niere) reagieren auf einen längerfristigen Gefäßverschluß mit einem Organinfarkt, da eine Kollateralisation des Verschlusses akut nicht möglich ist. Organe, die aus mehreren Arterien ihre Blutversorgung beziehen (z. B. Magen) erleiden nach Embolisation eines Arterienhauptstamms eine akute Drosselung der arteriellen Blutzufuhr, über Kollateralen wird in der Regel noch ausreichend arterielles Blut herangeführt, so daß es nicht zu einem Gewebsuntergang kommt.

Die Embolisation der arteriellen Endstrombahn führt hingegen fast immer zur Infarzierung des betroffenen Stromgebiets, da eine ausreichende Kollateralversorgung auf dieser Ebene des Gefäßsystems nicht mehr möglich ist.

12.2 Blutflußreduktion: venöses System

Die Reduktion des venösen Blutflusses kann einmal durch Applikation von Vasokonstriktiva in die zuführende Arterie erfolgen, aber auch durch Embolisation kleinerer Venenstämme. Beispiele dafür sind die Verödung von Ösophagusvarizen über einen Pfortaderkatheter oder die Embolisation der V. spermatica zur Therapie einer Varikozele.

Literatur

Abrams HL (ed) (1983) Abrams angiography. Vascular and interventional radiology, 3rd edn, vol III/VI (Interventional Techniques, sect II). Little, Brown & Co, Boston
Athanasoulis A, Pfister RC, Greene RE, Roberson GH (1982) Interventional radiology, sect I, chapt 5. Saunders, Philadelphia (1977)
Wenz W, Mathias K, Beduhn D (1977) Gefäßverschluß mit der röntgenologischen Kathetertechnik. Radiologe 17:483–488

12.3 Gefäßdilatations-Angioplastie

Unter perkutaner transluminaler Angioplastie (PTA) versteht man die Erweiterung oder Rekanalisation verengter oder verschlossener arterieller Gefäße mit Hilfe von perkutan eingeführten Angiographiekathetern, die speziell für diese Zwecke konstruiert sind. Wie schon erwähnt, handelt es sich hierbei um ein spezielles therapeutisches Verfahren, das dem angiographisch versierten und angiologisch geschulten Radiologen vorbehalten bleiben sollte. Im Rahmen dieses Buchs sollen deshalb nur die Grundlagen dieser Methode quasi als Einstiegshilfe vermittelt werden.

12.3.1 Untersuchungstechnik

Der derzeit am häufigsten verwendete Katheter zur PTA ist ein doppellumiger Endlochkatheter mit einem Kunststoffballon im Bereich der Katheterspitze (Grüntzig-Katheter). Dieser Katheter wird üblicherweise in Seldinger-Technik in das stenosierte bzw. kurzstreckig verschlossene Gefäß eingeführt. Der Durchmesser und die Länge des Ballons entsprechen dabei ungefähr dem Gefäßlumen des normalen Gefäßes sowie der Länge des stenosierten bzw. verschlossenen Arteriensegments. Nach Einführen des Katheters wird zunächst die von einer vorausgegangenen diagnostischen Angiographie bekannte Stenose nochmals durch eine KM-Injektion lokalisiert. Die Lokalisation der Stenose bzw. des Verschlusses wird dann auf der äußeren Haut mit röntgendichten Markern gekennzeichnet. Im Anschluß daran wird ein in den Katheter eingeführter Führungsdraht vorsichtig über die Enge bzw. den Verschluß hinweggeführt. Dann wird der Ballonkatheter über den Führungsdraht in die gewünschte Position gebracht. Die röntgendichten Markierungen des Ballons zeigen unter Durchleuchtung die richtige Position des

Katheters. Eine kurze Injektion von KM beweist die intraluminale Lage der Katheterspitze. Danach wird der Ballon mit verdünntem KM unter Durchleuchtungskontrolle aufgeblasen. Der Füllungsdruck wird über ein dazwischengelegtes Manometer kontrolliert. Der Füllungsdruck sollte dabei nicht die vom Hersteller angegebenen Grenzwerte überschreiten. Das distal der Stenose bzw. des Verschlusses gelegene Arteriensegment muß während dieses Vorgangs fortlaufend mit heparinisierter NaCl-Lösung gespült werden. Den Erfolg der Dilatation erkennt man an der freien Entfaltung des Ballons und an dem abnehmenden Füllungswiderstand beim wiederholten Aufblasen des Ballons. Dies kann zusätzlich durch eine blutige Druckmessung über den Ballonkatheter vor und nach Dilatation objektiviert werden. Wichtig ist, daß der Führungsdraht so lange mit seiner Spitze distal der Gefäßläsion verbleibt, bis die Gefäßdilatation erfolgreich beendet ist, da das erneute Überwinden des dilatierten Segments mit dem Führungsdraht mit einem erhöhten Risiko der Dissektion bzw. Gefäßperforation verbunden ist.

Nach Abschluß der Dilatation wird der Ballonkatheter und der Führungsdraht zurückgezogen und nochmals KM injiziert, um den Erfolg bzw. Mißerfolg der PTA zu dokumentieren.

12.3.2 Indikationen und Komplikationen der PTA

Die Indikation zu einer PTA sollte interdisziplinär von einem Angiologen, Gefäßchirurgen und Radiologen gestellt werden. Die häufigsten Indikationen sind die hämodynamisch wirksame Stenosierung der Becken- und Beinarterien sowie der Nierenarterien. Gefäßverschlüsse sollten nur dann angegangen werden, wenn sie kurzstreckig sind und unterhalb des Leistenbands liegen.

Die häufigste Komplikation der PTA ist die anhaltende Blutung aus der Punktionsstelle, die gelegentlich eine chirurgische Versorgung notwendig macht. Praktisch immer kommt es zu einer Intimazerreißung mit Ausbildung einer Arterienwanddissektion im Bereich der Dilatation. Dies ist jedoch nicht als Komplikation, sondern als therapeutische Folge der PTA zu werten. Selten kommt es zu peripheren Embolien, zu einem unmittelbaren Gefäßverschluß oder zu einer Gefäßperforation als Folge der PTA.

Gefäßspasmen werden gelegentlich im Rahmen einer renalen PTA beobachtet. Diese lassen sich gut durch Vasodilatatoren (z. B. Kalziumantagonisten) beeinflussen.

Literatur

Abrams HL (ed) (1983) Abrams angiography. Vascular and interventional radiology, 3rd edn, vol III/IV (Interventional techniques; sect I). Little, Brown & Co, Boston

Athanasoulis CA, Pfister RC, Greene RE, Roberson GH (1982) Interventional radiology, sect 1, chap 17. Saunders, Philadelphia

Dotter CT, Grüntzig AR, Schoop W, Zeitler E (eds) (1983) Percutaneous transluminal angioplasty. Springer, Berlin Heidelberg New York Tokyo

Zeitler E, Grüntzig A, Schoop W (eds) (1978) Percutaneous vascular recanalization. Springer, Berlin Heidelberg New York

13 Direkte Cholangiographie

M. GEORGI

Die direkte Kontrastdarstellung der Gallenwege ist auf zwei Wegen möglich. Der erste besteht in der endoskopischen retrograden Cholangiopankreatikographie (ERCP), der zweite in der perkutanen transhepatischen Cholangiographie (PTC). Da dieses Verfahren von Radiologen fast immer während der Angiographieausbildung erlernt wird, soll es hier geschildert werden. Inzwischen hat sich die von Okuda et al. 1974 eingeführte Feinnadel-PTC (FPTC) durchgesetzt, so daß sich die Darstellung auf dieses Verfahren beschränken kann.

13.1 Untersuchungstechnik der FPTC

Zunächst wird in Rückenlage des Patienten die rechte Thoraxabdominalwand desinfiziert und steril abgedeckt. Mit einer auf den Bauch aufgelegten röntgenschattengebenden Kanüle kann unter Durchleuchtungskontrolle der Punktionsort und die Punktionsrichtung auf den Leberhilus bestimmt werden. Hierbei ist auf einen sicheren Abstand zum rechten Sinus phrenicocostalis zu achten. Danach erfolgt die Lokalanästhesie in der mittleren Axillarlinie im 8., 9. oder 10. ICR rechts. Nach Setzen einer Hautquaddel wird in Richtung Leberoberfläche bis in die Tiefe injiziert. Um eine Verletzung der Leberkapsel zu vermeiden, sollte der Patient wie bei der späteren Leberpunktion kurzzeitig die Luft anhalten.

Die Punktion des Gallengangsystems erfolgt mit der von Okuda et al. angegebenen Chiba-Nadel, die einen Außendurchmesser von 0,7 mm und eine Länge von 15 cm aufweist sowie einen Innenmandrin besitzt (Abb. 89). Nach einer klei-

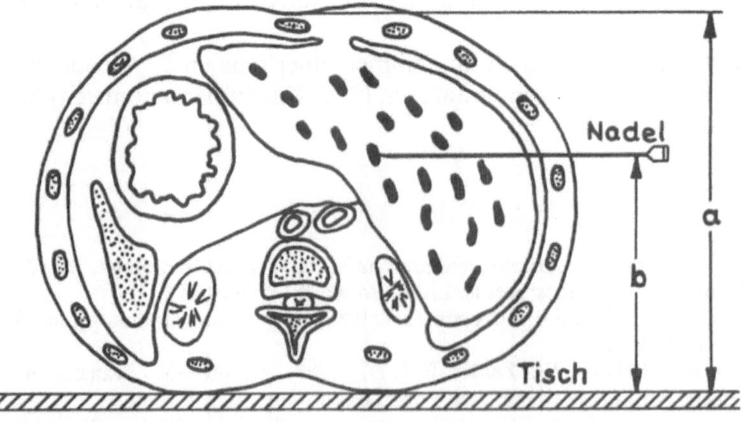

Abb. 89. Schematische Darstellung der FPTC. (Nach Okuda et al. 1974)

nen Stichinzision am Punktionsort wird sie horizontal in Richtung auf den Leberhilus vorgeschoben. Nach Entfernen des Mandrins kann der Patient weiteratmen. Da sich die Nadel mit den Atemexkursionen der Leber stark bewegt, wird von uns die KM-gefüllte Spritze über einen sehr flexiblen Kunststoffschlauch mit der Punktionskanüle verbunden. Auf diese Weise läßt sich das Verletzungsrisiko im Bereich der Leberkapsel vermindern. Unter ständiger leichter KM-Injektion wird die Nadel langsam zurückgezogen. Es entstehen dabei im Stichkanal und seiner Umgebung kleine KM-Depots, die sich bald zurückbilden. Wird ein Gallengang getroffen, perlt das KM regelrecht in das gestaute Gangsystem, während es bei einer Venenpunktion herzwärts und bei Pfortaderpunktion in der Peripherie rasch abströmt. Nach einem erfolglosen Punktionsversuch empfiehlt es sich, die Nadel nicht vollständig aus der Leber herauszuziehen, sondern noch im Leberparenchym ihre Richtung nach kranial oder kaudal zu ändern und dann erneut in Richtung Leberhilus vorzuschieben. Ein stärkerer Richtungswechsel kann durch tiefes Ein- oder Ausatmen des Patienten unterstützt werden.

Bei gestautem Gallengangsystem sind oft nur ein bis drei Punktionsversuche erforderlich, um einen Gallengang zu treffen. Mit fünf bis sechs Versuchen kann bei ca. 70% auch das nicht gestaute Gangsystem dargestellt werden. Von darüber hinausgehenden Punktionen sollte Abstand genommen werden, um Nachblutungen möglichst zu vermeiden.

Wurde ein Gallengang punktiert, so werden 10–25 ml KM benötigt, um das komplette Gallengangsystem bis zur Obstruktion zu füllen. Das Absaugen der oft zähflüssigen Galle vor der KM-Gabe mißlingt meist. Bei starker Stauung mit Unterschichtung des KM kann es sinnvoll sein, den Patienten nach der Entfernung der Punktionskanüle aufzusetzen, um die Verschlußursache im Bereich des Ductus choledochus nachzuweisen. Häufig sind hierfür zusätzliche Schrägaufnahmen erforderlich.

Die Chiba-Nadel wird wieder bei Atemstillstand des Patienten gezogen. Anschließend wird die Punktionsstelle mit Wundpflaster versorgt und der Patient aufgefordert, 6–12 h das Bett zu hüten. Bei der Feinnadel-PTC besteht keine Notwendigkeit, die Untersuchung wegen der Gefahr des Galleaustritts mit nachfolgender Peritonitis nur präoperativ auszuführen. Über mögliche Komplikationen wurde in Kap. 5 berichtet.

13.2 Perkutane, transhepatische Gallengangdrainage (PTD)

Diesem überwiegend palliativ eingesetzten Verfahren geht fast immer die FPTC voraus, damit der Eingriff mit seinen verschiedenen Möglichkeiten exakt geplant werden kann. Hierbei kommt wieder die Seldinger-Technik zur Anwendung. Die Punktion des Gallengangsystems erfolgt ähnlich der FPTC meist mit einer 6-F-Katheternadel. Nach Entfernen des Mandrins wird unter ständiger Aspiration mit einer ausgesetzten Spritze der Punktionskatheter langsam zurückgezogen, bis Galle gewonnen wird. Ist das Gallengangsystem noch angefärbt, kann unter Durchleuchtungskontrolle ein Führungsdraht mit gerader oder J-förmiger Spitze eingeführt werden, der leicht in den Choledochushauptstamm gelangen sollte. In dieser Drahtposition kann ein für die Dauerdrainage geeigneter Pigtailkatheter eingelegt werden, der mit zahlreichen Seitlöchern im Spitzenbereich die Galle nach außen ableitet. Bei größerer Erfahrung mit dieser Technik kann versucht werden, die Tumorstenose im Ductus hepatocholedochus mit dem Führungsdraht zu überwinden und den Drainagekatheter transpapillär in das Duodenum einzuführen. Ausreichend Seitlöcher im vor und hinter der Stenose gelegenen Katheterbereich sind erforderlich, um einen guten Galleabfluß zu gewährleisten.

Die Einführung einer permanenten Gallengangsprothese auf dem perkutanen transhepatischen Weg ist mit höheren Risiken verbunden und bleibt daher sehr erfahrenen Untersuchern vorbehalten.

Literatur

Günther R, Georgi M, Schaeffer HJ (1980) Transvenöse Cholangiographie und perkutane transhepatische Feinnadelcholangiographie. Dtsch Med Wochenschr 105:255–262

Okuda K, Tanikawa K, Emura T, Kuratomie S, Jinaouchi S, Urabe K, Sumikoshi T, Kanda Y, Fukuyama F, Muska H, Mori H, Shimokawa Y, Yakushiji F, Matsuura Y (1974) Nonsurgical, percutaneous transhepatic cholangiography-diagnostic significance in medical problems of the liver. Am J Dig Dis 14:21

Ring EJ, Oleaga JA, Freiman DB, McLean GK (1983) Interventional biliary radiology. In: Abrams HL (ed) Abrams angiography, 3rd edn, vol III, pp 2349–2380. Little, Brown & Co, Boston

14 Technik und Anwendung der Digitalen Subtraktionsangiographie (DSA)

H.-P. Busch

14.1 Aufbau und Funktion von DSA-Anlagen

Mit der Fernsehdurchleuchtungstechnik und der Entwicklung leistungsfähiger Computer wurde ab 1980 die klinische Anwendung der DSA möglich. Die hohe Kontrastverstärkung der DSA erlaubt eine Darstellung arterieller Gefäße nach intravenöser KM-Injektion. Bereits während der KM-Passage kann auf Sichtgeräten eine Beurteilung der Gefäßdarstellung erfolgen. Unterschiedliche Möglichkeiten der Wiedergabe und Nachverarbeitung stehen unmittelbar nach Speicherung der DSA-Bilder für eine diagnostische Auswertung zur Verfügung.

Bei der DSA werden die Bilder am Bildverstärkerausgang durch eine Fernsehkamera aufgenommen und anschließend von einer Rechnereinheit gespeichert und verarbeitet. Zur Übertragung der Bildinformation in den Rechner wandelt ein Analog-Digital-Konverter die analogen Videosignale in numerische Informationen um. Das Fernsehbild, welches aus 625 Zeilen besteht, wird zeilenweise als Zahlenmatrix von 512×512 Elementen abgespeichert. Entsprechend der Auflösung des Analog-Digital-Wandlers werden die Grauwerte für jedes Bildelement („Pixel") in 512 bzw. 1024 Stufen unterteilt. Mit der Computereinheit kann eine Vielzahl von Bildbearbeitungsprogrammen auf die gespeicherten Bilddaten angewandt werden. Neben einer direkten Bildvorverarbeitung mit der Videofrequenz von 25 bzw. 50 Bildern/s („on-line") kann bei Bedarf eine Bildnachverarbeitung („postprocessing") durch den Benutzer erfolgen. Die direkte Bildverarbeitung beschränkt sich auf die Subtraktion bzw. Mittelwertbildung von Videobildern. Zur Eliminierung der Hintergrundstrukturen wird bei der DSA ein Maskenbild vor KM-Injektion von den Füllungsbildern subtrahiert (Abb. 90). Durch Verstärkung der Differenzbilder wird die hohe Kontrastauflösung der DSA erreicht. Zur Darstellung der gespeicherten DSA-Bilder auf einem Videomonitor ist durch einen Digital-Analog-Wandler eine Rücktransformation der numerischen Informationen in analoge Videosignale notwendig.

Als Betriebsarten einer DSA-Anlage sind ein serieller und ein kontinuierlicher Betrieb sowie die sog. Zeitintervall-Differenztechnik (TID) möglich. Bei dem seriellen Betrieb wird mit einer Frequenz von 2–6 Bildern/s ein Maskenbild von den anschließenden Füllungsbildern subtrahiert (Abb. 91). Die Masken- und Füllungsbilder stellen den Mittelwert einer Anzahl von Videoeinzelbildern dar. Die Mittelwertbildung von 2–6 Videoeinzelbildern verringert das Bildrauschen und verbessert damit die Bildqualität der DSA-Aufnahmen. Der Röntgenstrahler wird im seriellen Betrieb nur während der Einzelaufnahmen gepulst.

Bei kontinuierlichem Betrieb wird ein gemitteltes Maskenbild mit einer Frequenz von 25 bzw. 50 Bildern/s von den folgenden Videoeinzelbildern subtrahiert (Abb. 92). Der Röntgenstrahler bleibt während dieser Zeit konstant eingeschaltet

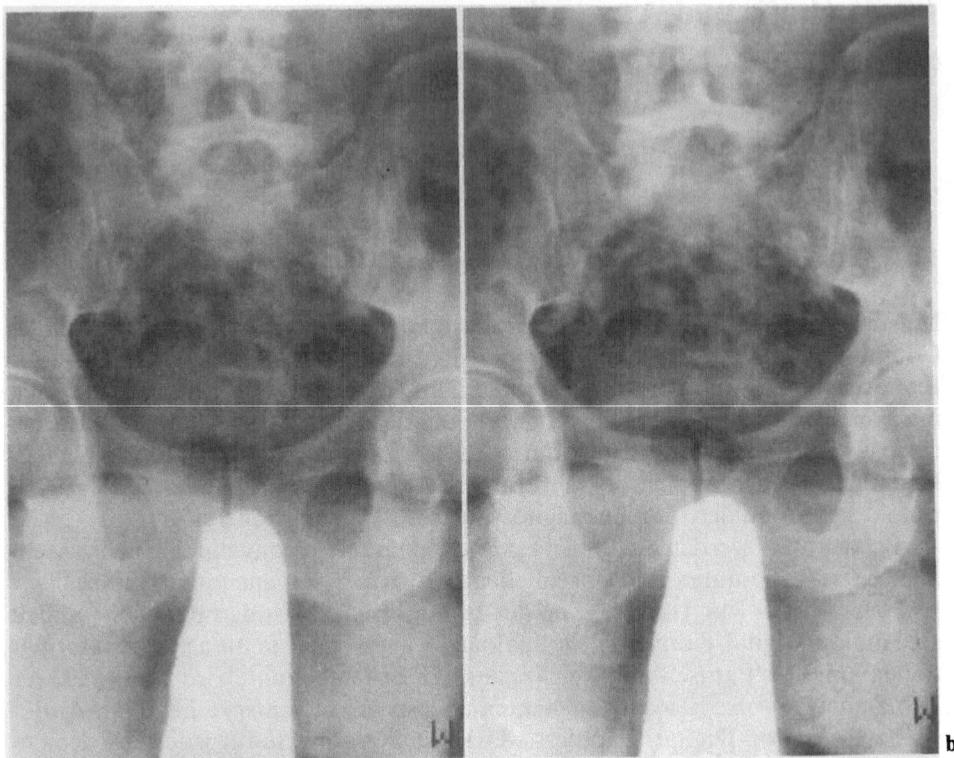

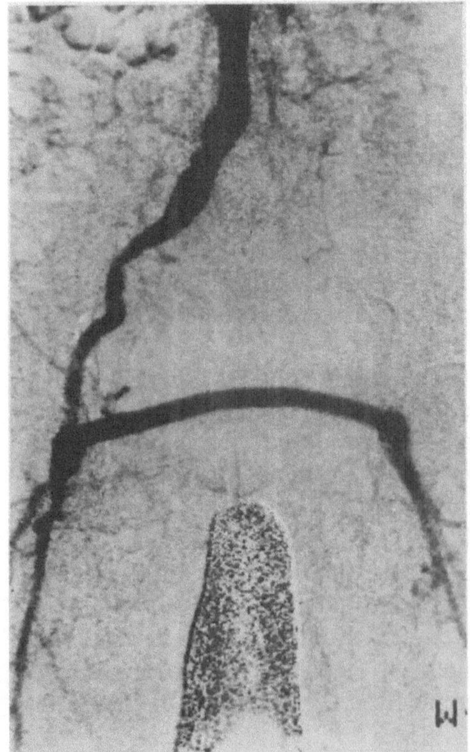

Abb. 90a–c. DSA-Darstellung eines femoro-femoralen Bypasses (**c**) nach Subtraktion des Maskenbilds (**a**) vom Füllungsbild (**b**)

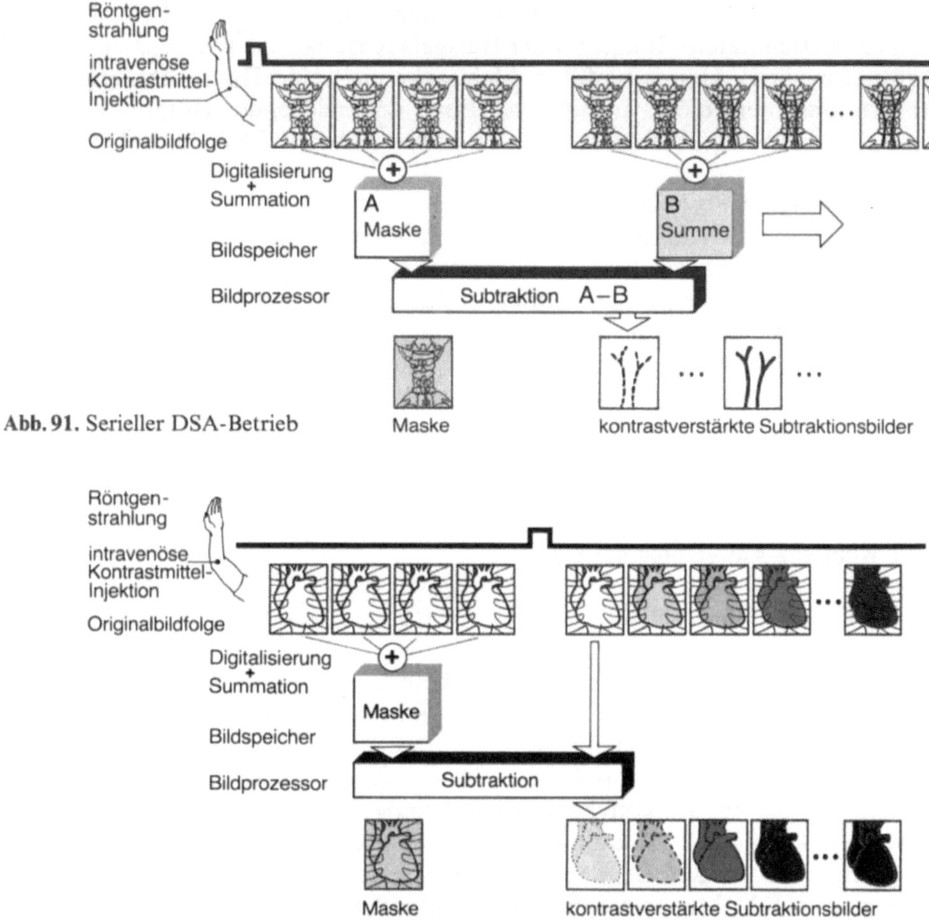

Abb. 91. Serieller DSA-Betrieb

Abb. 92. Kontinuierlicher DSA-Betrieb

oder wird in schneller Folge gepulst. Anwendungen für diese Betriebsart sind kardiale Untersuchungen oder die hämodynamische Analyse von Durchblutungs- oder Bewegungsparametern.

Bei der Zeitintervall-Differenztechnik bleibt der Zeitabstand zwischen aktuellem Füllungsbild und Maskenbild konstant. Somit werden Bewegungsvorgänge, die in dieser Zeit ablaufen, im Differenzbild akzentuiert dargestellt. Ein Anwendungsbeispiel ist die Beurteilung von Herzwandbewegungen.

Die unterschiedlichen Abbildungseigenschaften der DSA gegenüber der konventionellen Röntgenaufnahme werden durch eine Darstellung der Kontrasterkennbarkeit deutlich. Bei hohem Kontrast ergibt sich eine bessere Auflösung der Röntgenfilmdarstellung, während bei geringem Kontrast die Abbildungseigenschaften der DSA günstiger sind.

Wegen der hohen Kontrastverstärkung der DSA ist der darstellbare Dynamikbereich, d. h. der Objektbereich zwischen minimaler und maximaler Absorption im Vergleich zum konventionellen Röntgenbild geringer. Bei DSA-Aufnahmen der Extremitäten-, Lungen- oder Halsgefäße ist daher durch zusätzliche Absorptionsmedien (Aluminiumfilter, Mehlsäcke etc.) eine Homogenisierung der Absorptionsunterschiede notwendig. Eine unzureichende Homogenisierung kann durch Übersteuerungsartefakte zu unbrauchbaren DSA-Aufnahmen führen.

Ein spezielles Problem der DSA ist die Beeinträchtigung der Bildqualität durch Bewegungsartefakte. Die Subtraktion des Masken- von den Füllungsbildern verstärkt nicht nur die KM-enthaltenden Gefäße, sondern auch Veränderungen der Bildhintergrundstrukturen in diesem Zeitabschnitt. Bewegungsartefakte werden verursacht durch kontrollierbare Bewegungen des Patienten (Körperbewegung, Schluckbewegung, Atembewegung) und unkontrollierbare Bewegungen (Herzbewegung, Darmgasbewegung, pulsatile Gefäßbewegung). Zur Verminderung dieser Bewegungsartefakte wurden spezielle Aufnahmetechniken und Auswerteverfahren entwickelt, wie sie im folgenden beschrieben werden.

14.2 Klinische Anwendung der DSA

14.2.1 Untersuchungstechnik

Das Anwendungsspektrum der DSA wurde in den letzten Jahren ständig erweitert. Neben der Gefäßdarstellung nach i.v. KM-Injektion wird die DSA zunehmend bei i.a. KM-Injektion angewandt.

Die Untersuchungstechnik bei *i.a. KM-Injektion* unterscheidet sich nicht wesentlich von der bei der konventionellen Angiographie. Wegen der hohen Kontrastverstärkung der DSA kann in einigen Fällen auf eine selektive Katheterisierung verzichtet werden. Bei der i.a. DSA ist eine erhebliche Verminderung der notwendigen KM-Menge möglich. In der Regel soll bei einer Verdünnung des KM auf 20–30% (60–90 mg J/ml) die Injektion etwa mit dem gleichen Volumen und gleichem Fluß wie bei der konventionellen Angiographie durchgeführt werden. Bei einer zu geringen KM-Konzentration erfolgt eine unzureichende Gefäßdarstellung, eine zu hohe Konzentration verhindert den „Transparenzeffekt", d.h. eine Beurteilung der Vorder- und Rückfläche der Gefäße. Bei der i.a. DSA muß im Gegensatz zur i.v. DSA das Maskenbild vor der KM-Injektion aufgenommen werden. Die Aufnahmefrequenz sollte bei möglichst kurzer Integrationszeit der Einzelbilder etwa 3–8 Bilder/s betragen. Dies ermöglicht eine konturscharfe Gefäßabbildung, eine gute hämodynamische Beurteilung der KM-Passage und eine klare Abgrenzung der arteriellen, parenchymatösen und venösen Darstellungsphase. Zur Verbesserung der örtlichen Auflösung soll bei der i.a. DSA ein möglichst kleines Bildverstärkereingangsfenster gewählt werden. Eine Verringerung des BV-Eingangsfensters von 23 auf 17 cm erhöht in diesem Fall die örtliche Auflösung um 50%.

Ein großes Anwendungsgebiet der DSA ist die Darstellung arterieller Gefäße nach *i.v. KM-Injektion*. Die KM-Injektion kann peripher über einen Kurzkatheter oder zentral in die V. cava erfolgen. Bei peripherer Injektion wird eine ausreichend großkalibrige Ellenbeugenvene mit einer Katheternadel (Abbocath 16–

Der im Vergleich zur konventionellen Röntgenbilddarstellung (5 Lp/mm) geringeren örtlichen Auflösung (1,5–2 Lp/mm) der DSA stehen als Vorteile die Reduzierung der KM-Menge und die schnelle Verfügbarkeit der DSA-Aufnahmen gegenüber. Die kürzere Untersuchungszeit und die Verringerung der notwendigen KM-Menge führen zu einer Minderung des Untersuchungsrisikos. Unbestritten ist, daß bei einigen klinischen Fragestellungen auf die hohe Auflösung der konventionellen Angiographie nicht verzichtet werden kann.

14.2.3 Darstellung der Halsgefäße

Die Darstellung der Halsgefäße ist eine häufige Anwendung der DSA. Während in den ersten Jahren der DSA-Entwicklung die geringe Invasivität der i. v. KM-Injektion im Vordergrund stand, wird wegen der besseren Bildqualität zunehmend die i. a. DSA zur Darstellung der Halsgefäße angewandt.

Bei der i. v. DSA wird über einen zentralen Venenkatheter eine KM-Menge von 40 ml mit einem Fluß von 20 ml/s injiziert (Abb. 93). Als Frequenz der DSA-

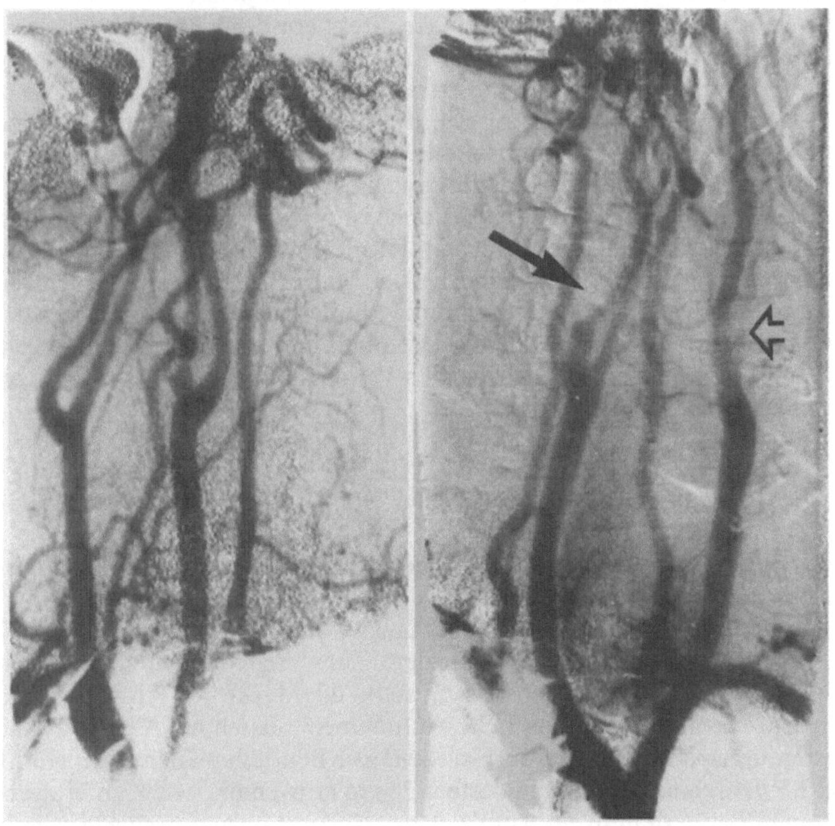

a

b

Abb. 93 a, b. DSA der Halsarterien. **a** Normalbefund, **b** Hochgradige Stenose der A. carotis interna rechts (*Pfeil*) und subtotaler Verschluß der A. carotis externa links (*offener Pfeil*)

Aufnahmen sind 2 Bilder/s ausreichend. Die Halsarterien werden zur Beurteilung der Gefäßabgänge in a. p. bzw. 20°-LAO-Projektion dargestellt. Anschließend erfolgen DSA-Aufnahmen der Karotisbifurkation in 45°–75°-RAO- und -LAO-Projektion. Durch eine entsprechende Einblendung und die Verwendung von seitlichen Kupfer- und Aluminiumfiltern wird eine Homogenisierung der Absorptionsunterschiede erreicht. Häufig wird die Bildqualität durch Schluckbewegungen während der DSA-Aufnahmen beeinträchtigt. Eine gute psychologische Führung des Patienten kann diese Bewegungsartefakte erfolgreich vermindern. Weitere Möglichkeiten sind die Anwendung der DSA-Doppelenergie-(Hybrid-)Technik, eine erneute Maskenwahl ("remasking") oder eine Verschiebung von Masken- gegen Füllungsbild ("pixelshift").

Eigene Erfahrungen und Veröffentlichungen verschiedener Autoren ergaben bei der Anwendung der i. v. DSA zur Darstellung der Halsgefäße eine ausreichende Bildqualität bei etwa 80% der Untersuchungen. Durch Bewegungsartefakte, geringe Kontrastierung oder Gefäßüberlagerungen sind 20% der Aufnahmen diagnostisch nicht eindeutig beurteilbar.

Zur i. a. DSA wird in Seldinger-Technik ein Katheter von der Leiste in die Aorta ascendens vorgeschoben. Anschließend wird das KM in einer Verdünnung von 100–150 mg J/ml als Bolus (40 ml; 20 ml/s) injiziert. Im Gegensatz zur i. v. DSA muß bei der i. a. DSA die Maske direkt vor der KM-Injektion gesetzt werden. Die Bildfrequenz bei i. a. DSA Anwendung sollte 3–6 Bilder/s betragen.

Indikationen zur Darstellung extrakranieller Gefäße durch die DSA sind zervikalarterielle Strömungsgeräusche, die transitorisch intermittierende zerebrale Ischämie (TIA), die Gefäßdarstellung nach ischämischem Insult sowie eine Kontrolle nach Gefäßoperationen. Während die i. v. DSA eine ausgezeichnete Methode zur Kontrolle nach Gefäßoperationen ist, wird ihr Wert bei der präoperativen Darstellung unterschiedlich beurteilt. Kleinere Gefäßveränderungen können unterhalb der Auflösungsgrenze liegen oder durch Überlagerung nicht eindeutig diagnostizierbar sein. Als ergänzendes Untersuchungsverfahren hat sich der Doppler-Ultraschall bewährt. Die Kombination von Doppler-Ultraschall und i. v. DSA erlaubt in vielen Fällen einen Verzicht auf eine i. a. DSA oder eine konventionelle Karotisangiographie.

14.2.4 Darstellung pulmonaler Gefäße

Die DSA ermöglicht mit einem geringen Untersuchungsaufwand und Risiko eine gute Darstellung der Lungengefäße.

Nach transkubitaler Katheterisierung wird ein KM-Bolus (20–30 ml; 20 ml/s; 300–370 mg J/ml) in die V. cava injiziert. Zur Vermeidung von Überlagerungseffekten durch das KM in der V. cava sollte die Maske vor KM-Injektion gesetzt werden. Die anschließenden DSA-Aufnahmen müssen bei Atemstillstand in der Inspirationsphase durchgeführt werden. Zur Beurteilung der gesamten Lunge ist ein BV-Durchmesser von mindestens 30 cm notwendig. Mit Kupferblechen oder Aluminiumfiltern muß ein Ausgleich der Absorptionsunterschiede zwischen Mediastinum und Lunge erfolgen. Bei den DSA-Aufnahmen mit einer Frequenz von 2–4 Bildern/s werden die Lungenarterien, die Parenchymphase und die Lungenvenen beurteilt. Eine Verminderung der Bildqualität durch Bewegungsartefakte in herznahen Lungenbereichen kann erfolgreich durch eine EKG-Triggerung der DSA-Aufnahmen verhindert werden.

Indikationen zur Anwendung der DSA sind die Darstellung der Lungengefäße bei Lungenembolie, Tumoren und arteriovenösen Mißbildungen. Im Vergleich zur konventionellen Pulmonalisangiographie wird die geringere örtliche Auflösung der DSA durch eine höhere Kontrastanhebung teilweise ausgeglichen. Neben einer Verkürzung der Untersuchungszeit und der Verringerung der Filmkosten wird das Untersuchungsrisiko (Arrhythmie, Asystolie, Perforation des rechten Ventrikels) bei der DSA durch die Katheterlage in der V. cava verringert. Ein Nachteil der DSA ist die Notwendigkeit des Atemstillstands während der Aufnahmen (5–10 s). Bei schlechtem Allgemeinzustand des Patienten oder einer ausgeprägten Dyspnoe kann die Durchführung der DSA unmöglich werden.

14.2.5 Darstellung der Nierenarterien

Eine häufige Anwendung der i. v. DSA ist die Darstellung der Nierenarterien als Screening-Untersuchung bei Hypertonikern. Da Nierenarterienstenosen nur in weniger als 5% der Fälle die Ursache für eine Hypertonie sind, ist die i. v. DSA wegen der geringen Belastung des Patienten eine geeignete Untersuchung im Rahmen der Hypertoniediagnostik (Abb. 94).

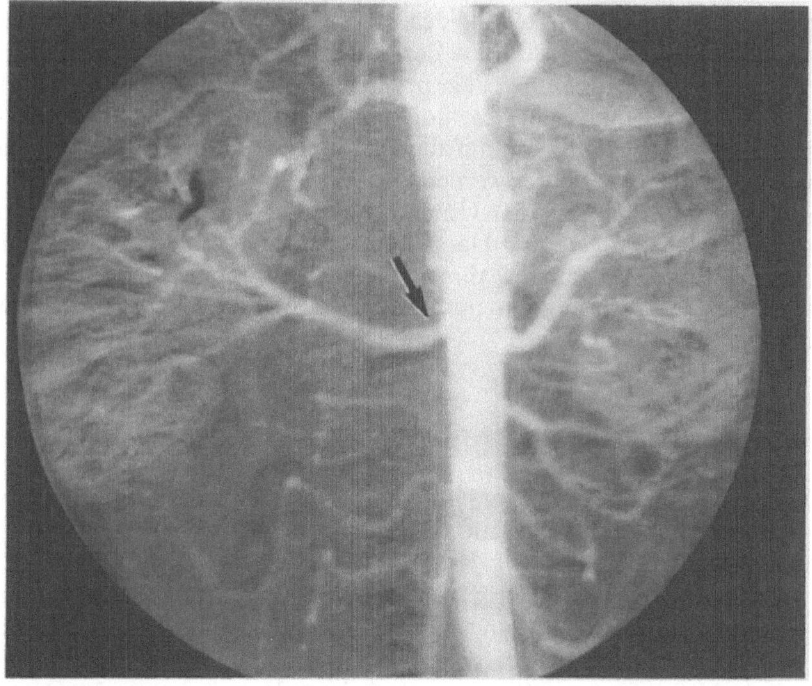

Abb. 94. DSA der Nieren. Nierenarterienstenose rechts (*Pfeil*) bei chronischer Hypertonie

Über einen zentralen Venenkatheter wird ein KM-Bolus (40 ml; 20 ml/s, 300–370 mg J/ml) in die V. cava injiziert. Obwohl in der Regel der transkubitale Zugang gewählt wird, kann bei einer Einführung des Katheters über die V. femoralis neben der Angiographie eine Reninblutentnahme erfolgen. Vor der KM-Injektion werden zur Unterdrückung von Darmgasbewegungen 40–80 mg Hyoscin-N-Butylbromid (Buscopan) (Kontraindikation: Engwinkelglaukom) über den Venenkatheter injiziert. Ein aufblasbares Kompressorium dient neben der Patientenfixierung der Unterdrückung der Darmgasbewegungen im Bereich der Nierenarterien. Die DSA-Aufnahmen werden bei Atemstillstand in Expiration durchgeführt. Zur Beurteilung der Nierenarterien erfolgt eine Darstellung in a.p.- bzw. p.a.-Projektion sowie in 30°-LAO- und -RAO-Projektion. Durch diese Einstellungen können bei fast allen Untersuchungen die Nierenarterien mit den Gefäßabgängen beurteilt werden. Durch die Kontrastverstärkung der DSA wird eine gute Darstellung der Parenchymdurchblutung erreicht. Nicht in allen Fällen lassen sich bei i. v. KM-Injektion die Nierenvenen beurteilen. Nach der DSA können zur Beurteilung des Nierenbeckenkelchsystems, der Ureteren und der Harnblase Ausscheidungsaufnahmen der Nieren angefertigt werden.

Indikationen zur i. v. DSA sind neben der Beurteilung von Nierenarterienstenosen die Gefäßdarstellung zur Operationsplanung und zur Kontrolle bei transluminaler Angioplastie (PTA) oder Embolisation von Tumorgefäßen. Mit der i. v. DSA kann bei Transplantatnieren eine Stenosierung der Anastomose oder der Nierenarterie ausgeschlossen werden. Einzelne Autoren bevorzugen bei der Untersuchung der Transplantatnieren eine intraarterielle KM-Injektion wegen der erheblichen Verringerung der notwendigen KM-Menge. Eine gute Bildqualität der i. v. DSA bei der Darstellung der Nierenarterien wird in der Literatur von verschiedenen Autoren bei 80–90% der Untersuchungen angegeben. Die Zuverlässigkeit der DSA-Aufnahmen liegt bei 85–90%. Wegen der begrenzten Auflösung ist die i. v. DSA ungeeignet zur angiographischen Untersuchung von Nierentumoren. In diesem Fall kann auf die Qualität einer konventionellen Blattfilmangiographie nicht verzichtet werden.

Die i. a. DSA hat bei der Untersuchung der Nierengefäße bisher nur wenig Anwendung gefunden. Zur Darstellung mehrerer Untersuchungsgebiete (Hals Nieren, Becken, Beine) im Rahmen einer Angiographie bietet sich die i. a. DSA wegen der Verringerung der notwendigen KM-Menge/Serie zur Untersuchung einzelner Organe an.

14.2.6 Darstellung der mesenterikosplenoportalen Gefäße

Die hohe Kontrastverstärkung und die Bildhintergrundsubtraktion ergeben eine vorteilhafte Anwendung der i. a. DSA zur Darstellung der mesenterikosplenoportalen Venen.

Nach selektiver Katheterisierung werden 20 ml KM (300 mg J/ml) mit einem Fluß von 5 ml/s in den Truncus coeliacus und 25 ml KM mit einem Fluß von 5 ml/s in die A. mesenterica superior injiziert. Durch i. v. Injektion von 80 mg Hyoscin-N-Butylbromid (Buscopan) wird eine Verminderung der Darmgasbewegungen erreicht.

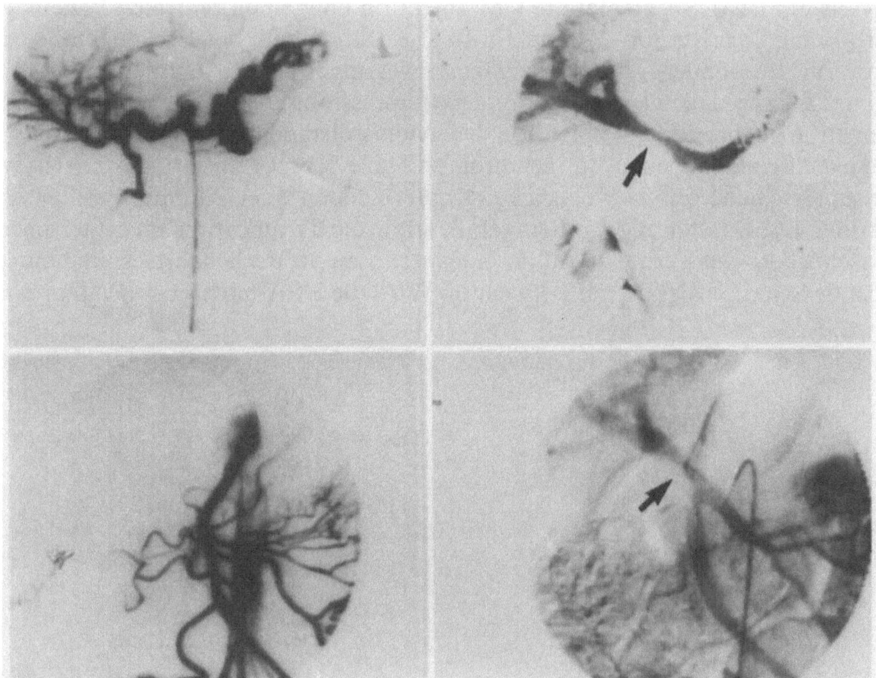

Abb. 95. Infiltration mit Stenosierung der Pfortader (*Pfeil*) bei Pankreaskarzinom

Indikationen für eine Anwendung der DSA sind die Beurteilung der peripankreatischen Gefäße bei Pankreastumoren (Abb. 95) und die Darstellung der mesenterikosplenoportalen Venen bei portaler Hypertension. Die Gefäßdarstellung bei Pankreastumoren dient der Resektabilitätsbeurteilung, während bei portaler Hypertension die Angiographie vor und nach Anlage eines splenorenalen oder portokavalen Shunts zur Planung bzw. Kontrolle der Gefäßoperation durchgeführt wird. Ein Vergleich mit der konventionellen Blattfilmangiographie zeigt, daß die i. a. DSA zu einer gleichwertigen, teilweise besseren Darstellung der mesenterikosplenoportalen Venen führt. Bei der Resektabilitätsbeurteilung von Pankreastumoren ergab die i. a. DSA in keinem Fall einen von der konventionellen Angiographie abweichenden Befund. Der Vorteil der i. a. DSA liegt in der schnellen Subtraktion des Bildhintergrunds und in einer kontrastverstärkten Darstellung der Gefäße. Im Vergleich zur konventionellen Angiographie benötigt die i. a. DSA ein deutlich geringeres KM-Volumen bei niedrigerem KM-Fluß. Die Untersuchungszeit wird um 50% und der Kostenaufwand für die Untersuchung um etwa 80% reduziert.

14.2.7 Darstellung peripherer Gefäße

Für die DSA ergeben sich bei der Angiographie der peripheren Gefäße insbesondere der Becken-Bein-Arterien zahlreiche Anwendungen.

Bei der i. v. DSA erfolgt die KM-Injektion über einen zentralen Venenkatheter (40 ml; 20 ml/s; 300–370 mg J/ml). Die Darstellung der Beckengefäße erfordert zur Verminderung der Darmgasbewegungen eine i.v. Injektion von 40–80 mg Buscopan sowie eine Abdomenkompression. Die DSA-Aufnahmen erfolgen in a.p.- bzw. p.a.-Projektion bei Atemstillstand. Für die Darstellung der Beingefäße ist eine enge Einblendung und eine Homogenisierung der Absorptionsunterschiede durch Mehlsäcke, Kupferblenden oder Aluminiumfilter erforderlich. Die Darstellung der Beingefäße sollte die Trifurkation am Unterschenkel einschließen. Bei Verdacht auf Abgangsstenosen im Beckenbereich sind entsprechende Schrägprojektionen notwendig. Wird die DSA mit einem BV-Durchmes-

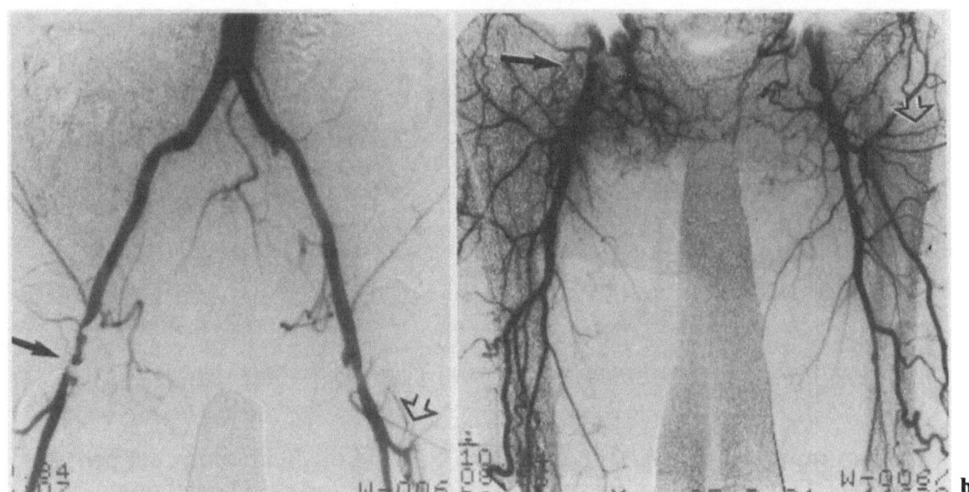

a   b

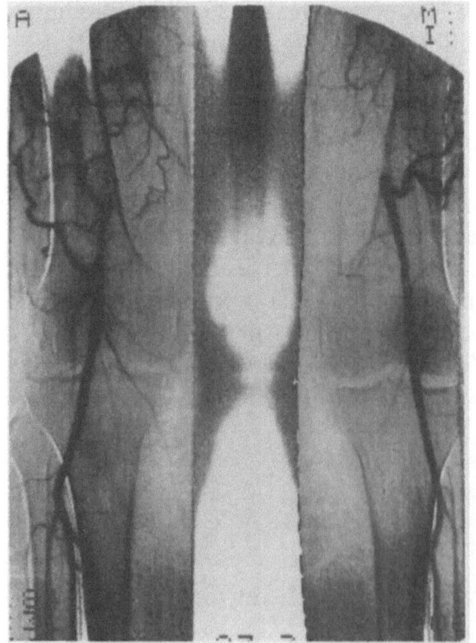

c

Abb. 96a–c. DSA-Darstellung der Becken-Bein-Gefäße nach i.a. KM-Injektion, Stenose der A. femoralis communis rechts (*Pfeil*), Verschluß der A. femoralis superficialis beidseits. (Katheter – *offner Pfeil*). **a** 1. Einstellung, **b** 2. Einstellung, **c** 3. Einstellung

ser von 23 cm durchgeführt, sind fünf bis sechs Einstellungen zur Darstellung der Becken-Bein-Gefäße von der Aortenbifurkation bis zur Unterschenkeltrifurkation notwendig. Ein BV-Durchmesser von 54 cm reduziert die Anzahl der Einstellungen auf zwei bis drei.

Bei der i. a. DSA wird in Seldinger-Technik ein 5-F-Pigtailkatheter transfemoral bis in Höhe der Aortenbifurkation vorgeschoben. Die KM-Injektion erfolgt nach Verdünnung auf etwa 100 mg J/ml mit einem Volumen von 30 ml und einem Fluß von 10 ml/s (Abb. 96). Die i.a. DSA der Becken- und Beingefäße kann mit ionischem KM durchgeführt werden (Kostenreduktion!). Die untersuchten Patienten gaben bei der hohen Verdünnung des KM keine Schmerzen und kein unangenehmes Wärmegefühl während der KM-Passage an. An einem Angiographiearbeitsplatz, welcher sowohl die konventionelle Blattfilmangiographie als auch die DSA ermöglicht, lassen sich die Vorteile beider Untersuchungsverfahren verbinden. Zunächst wird zur Übersichtsdarstellung eine konventionelle Angiographie mit Tischverschiebung durchgeführt. Zur Darstellung von gering kontrastierten Gefäßen wird anschließend die DSA eingesetzt. Die hohe Kontrastverstärkung der DSA ermöglicht eine ausgezeichnete Darstellung von Kollateralgefäßen und Anschlußgebieten bei langstreckigen Gefäßverschlüssen. Sind mehrere

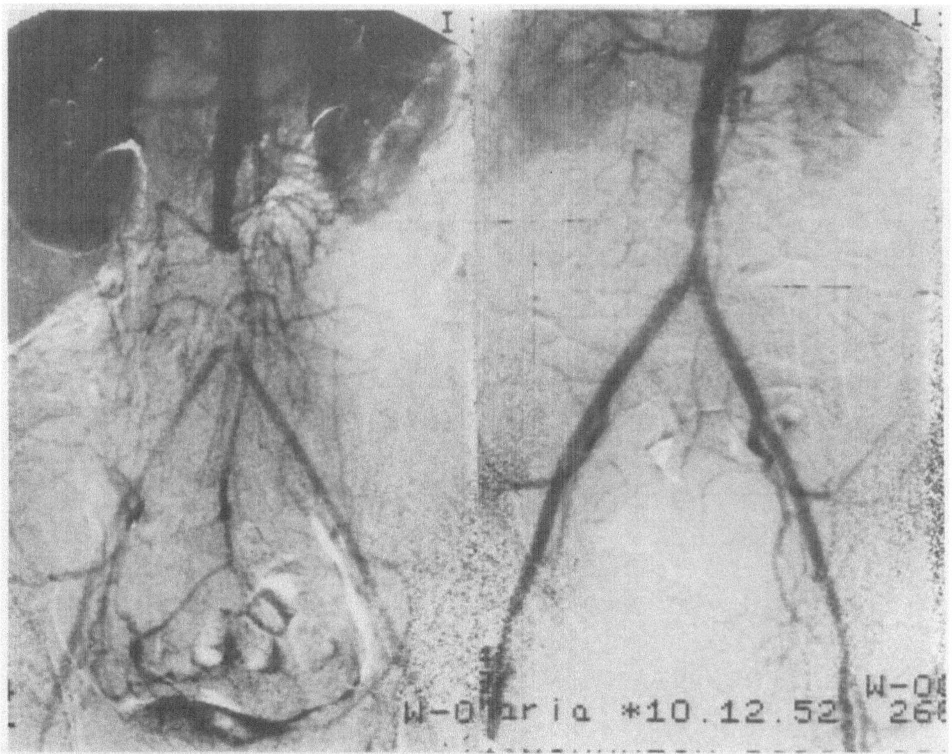

a   b

Abb. 97 a, b. Akuter Verschluß der Aortenbifurkation bei einer 33jährigen Patientin (a). Kontrolle einen Tag nach transluminaler Thrombektomie (b). (i. v. KM-Injektion, BV-Durchmesser 54 cm)

Projektionen erforderlich, bietet sich wegen der geringen benötigten KM-Menge die i. a. DSA an.

Indikationen für eine i. v. DSA sind die Darstellung von Gefäßveränderungen im Becken-Bein-Bereich sowie die Kontrolle nach perkutaner transluminaler Angioplastie (PTA) oder Gefäßoperation (Abb. 97). Bei guter Herz-Kreislauf-Funktion erfolgt in der Regel eine zufriedenstellende Gefäßdarstellung bis zur Unterschenkeltrifurkation. Wegen der begrenzten Auflösung der i. v. DSA kann präoperativ insbesondere zur Beurteilung der Anschlußmöglichkeiten eine i. a. DSA-Darstellung oder eine konventionelle Blattfilmangiographie erforderlich sein. Bei der i. v. DSA stellt sich als Vorteil die geringe Invasivität dar, welche Verlaufskontrollen bei ambulanten Patienten ermöglicht. Ein Nachteil ist die Anzahl der Einstellungen und damit der KM-Injektionen, die bei einem BV-Durchmesser von 23 cm zur Darstellung der Becken-Bein-Gefäße notwendig ist. Ein Großbildverstärker, der universell auch für Lungen-, Magen-, Darm- und Lymphographiedarstellungen verwendbar ist, hebt diesen Nachteil auf und ermöglicht mit zwei bis drei KM-Injektionen eine Darstellung der Gefäße von der Aortenbifurkation bis zur Unterschenkeltrifurkation.

Literatur

Brody WR (1984) Digital radiography. Raven Press, New York
Digital subtraction angiography: A special issue. Cardiovasc Intervent Radiol 6, 1983
Felix R, Lissner J, Meaney TF, Niendorf HP, Zeitler E (1983) Contrast media in digital radiography. Excerpta Medica, Amsterdam
Kruger RA, Riederer SJ (1984) Basic concept of digital subtraction angiography. Hall Medical, Boston
Taenzer V, Zeitler E (1983) Contrast media. Thieme, Stuttgart New York
Thurn P, Felix R (1984) Standortbestimmung der Digitalen Subtraktionsangiographie (DSA). Schering Buchreihe, Berlin

Sachverzeichnis